Manfred Neuhold

Ganzheitliche Naturkosmetik

aus Blüten und Kräutern

stv

Manfred Neuhold

GANZHEITLICHE NATURKOSMETIK

aus Blüten und Kräutern

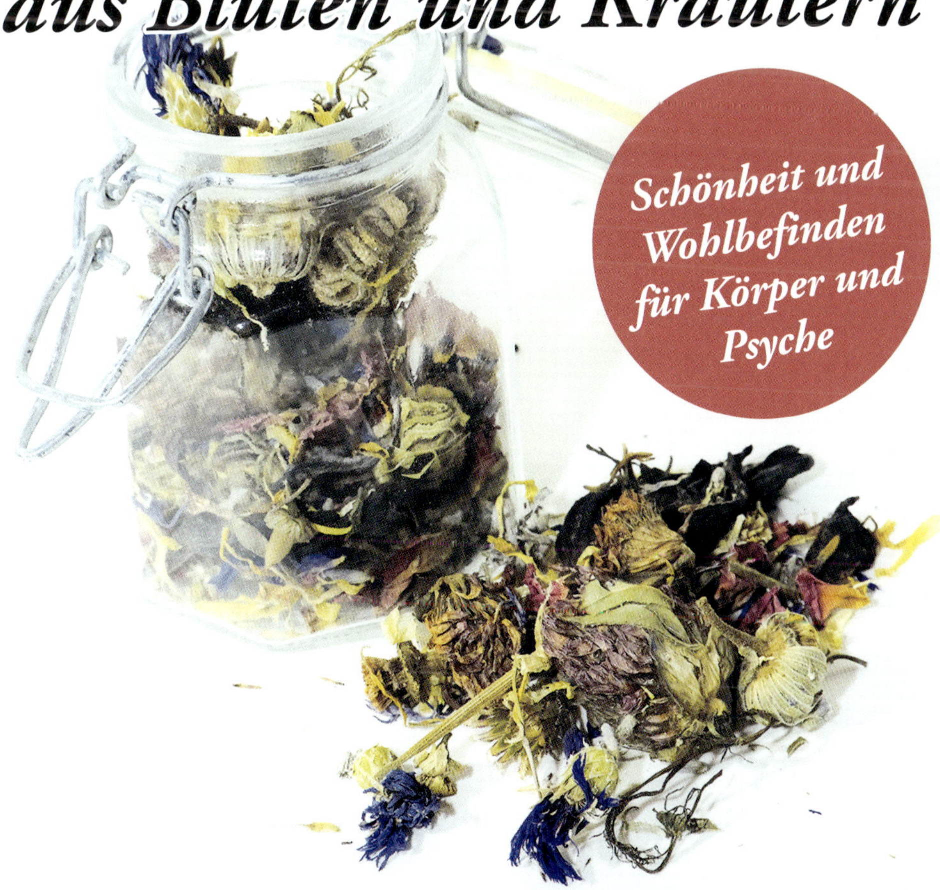

Bitte beachten Sie:

- **Hautproblemen** können Sie mit heilkosmetischen Mitteln selbst beikommen. **Hauterkrankungen** dagegen bedürfen auf jeden Fall der fachärztlichen Diagnose und Behandlung.
- Auch natürliche Zutaten können **Unverträglichkeiten**, **Reizungen** und **allergische Reaktionen** auslösen. Testen Sie jedes Produkt vor der Anwendung auf einer kleinen Hautfläche an der Innenseite eines Unterarms und versichern Sie sich, dass keine unerwünschte Reaktion auftritt.

Umschlaggestaltung: Werbeagentur Rypka, A-8143 Dobl/Graz
Titelbild: iStock.com/Esin Deniz
Illustrationen, Fotos, Grafik und Satz sowie © aller Einzelelemente: Manfred Neuhold

Bibliographische Information der Deutschen Nationalbibliothek
Die Deutsche Nationalbibliothek verzeichnet diese Publikation in der Deutschen Nationalbibliographie; detaillierte bibliographische Daten sind im Internet über http://dnb.d-nb.de abrufbar.

Hinweis:
Dieses Buch wurde auf chlorfrei gebleichtem Papier gedruckt. Die zum Schutz vor Verschmutzung verwendete Einschweißfolie ist aus Polyethylen chlor- und schwefelfrei hergestellt. Diese umweltfreundliche Folie verhält sich grundwasserneutral, ist voll recyclingfähig und verbrennt in Müllverbrennungsanlagen völlig ungiftig.

Auf Wunsch senden wir Ihnen gerne kostenlos unser Verlagsverzeichnis zu:
Leopold Stocker Verlag GmbH
Hofgasse 5 / Postfach 438
A-8011 Graz
Tel.: +43 (0)316/82 16 36
Fax: +43 (0)316/83 56 12
E-Mail: stocker-verlag@stocker-verlag.com
www.stocker-verlag.com

ISBN 978-3-7020-2293-8

Inhalt

Unsere Haut 7

Unter die Haut geschaut 9

Aufbau der Haut 9

Die Oberhaut 9

Die Lederhaut 13

Das Unterhautgewebe 19

Hauttypen 20

Die Haut – unser Lebensabschnittspartner 25

Die pubertäre Haut 26

Die erwachsene Haut 28

Die reife Haut 29

Die Haut und ihre Netzwerke 33

Haut, Leber und Darm 36

Haut und Hormone 39

Haut und Seele 43

Pflege der Haut 45

Waschen, duschen, baden 47

Der Haut Gutes tun 49

Die Haut füttern 53

Gesichtsmassagen 54

Garten und Wiese als Kosmetikladen 63

Herstellung und Zusatzstoffe 89

Alkohol 91

Aloe-vera-Gel 92

Bienenwachs 94

Bienenhonig 95

Konservierungsmittel 96
Lanolin, Wollwachs 96
Öle 97
Propolis 101
Weihrauch 106
Ätherische Öle 110
Blütenessenzen 119
Selber machen! 137
Trocknen 137
Tinktur – der alkoholische Auszug 139
Der Ölauszug 141
Infus – der wässrige Auszug 144
Cremen 144
Fett- und Nährcremen 162
Salben 165
Reinigungscremen und Peeling 172
Bodylotions 177
Tonics 184
Speziell für den Mann 193
Rasierseife 194
Rasierwasser 197
Rasiercreme 201
Bartöl 202
Bartbalsam, Bartpomade und Bartwichse 205

Sie ist unser größtes Organ, begleitet uns durch unser ganzes Leben und macht alle unsere Veränderungen mit:

Unsere Haut

Die Haut umgibt alles, was wir darstellen. Sie präsentiert uns nach außen und schützt uns nach innen. Sie symbolisiert die zutiefst persönliche Verbindung unserer Innenwelt mit der uns umgebenden Außenwelt. Sie ist Schutzmantel und Klimaanlage, aber auch eine Projektionsfläche für unseren Seelenzustand. Viele uns geläufige Redewendungen weisen darauf hin, wie eng unser emotionales Wohlbefinden und der Zustand unserer Haut miteinander verbunden sind. Im Idealzustand fühlen wir uns rundum wohl in unserer Haut. Manches geht uns unter die Haut, vielleicht zeigt sich das als Gänsehaut, vieles lassen wir nicht an unsere Haut. Und wenn uns etwas juckt, tut es das auch auf der Haut. Dahinter steckt mehr als bloß Redensart. Beispielsweise verursacht Stress oft rote Flecken, nervöses Jucken oder sogar Pickel.

Eine schöne frische Haut wollen wir wohl alle haben. Aber weil die Haut so eng mit unserem ganzen Wesen – nicht bloß mit unserem Körper – verbunden ist, hängt ihr Erscheinungsbild von unserem gesamten körperlichen und seelischen Zustand ab. Klarerweise altert die Haut mit uns mit. Das ist ein natürlicher Vorgang, an dem nichts auszusetzen ist. Die Kosmetik, speziell die Heilkosmetik, soll verhindern, dass uns die Haut beim Altern überholt. Sie soll Spuren unseres Lebens auf der Haut möglichst gering halten und kleine Schäden reparieren. Darüber hinaus soll sie der Haut alles an Nährstoffen und Pflege geben, was sie braucht, um in ihrer natürlichen Schönheit zu erstrahlen.

Ganzheitliche Naturkosmetik ist Heilkosmetik. Wie schon das Wort impliziert, soll sie in erster Linie der Heilung der Haut dienen. Heilung braucht die Haut nicht nur bei ernsthaften Erkrankungen – dann braucht sie einen Termin in einer dermatologischen Praxis, nicht bloß Kosmetik –, sondern auch bei den sichtbaren Folgen unserer Lebensbedingungen und unserer Lebensweise. Weil dieser Umstand mehr umfasst als nur Äußerlichkeiten, muss auch die Heilkosmetik unser gesamtes Wesen im Blick haben. Sie ist eine ganzheitlich ausgerichtete Kosmetik. Ihre Wirkstoffe kommen von vitalen Kräutern und der Energie ihrer Blüten. Und das Beste daran: Wir können damit alles, was unsere Haut gesund und schön erhält oder macht, auf einfache Weise selbst herstellen.

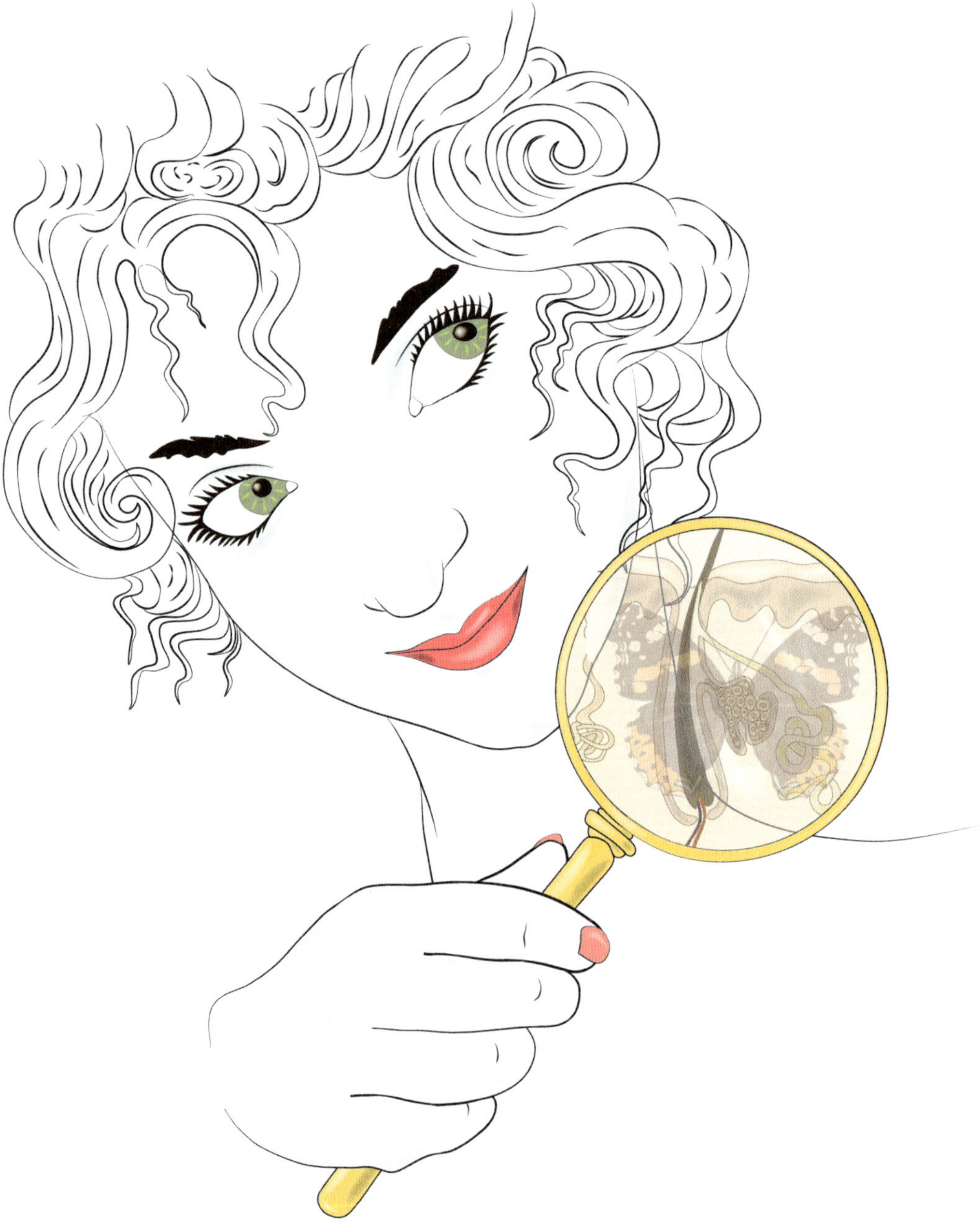

Jeder Mensch hat seine eigene Haut, aber ihr Aufbau ist immer gleich:

Unter die Haut geschaut

Mit durchschnittlich etwa zwei Quadratmetern ist sie unser größtes Organ: die Haut. Sie umschließt alles, was wir in uns tragen. Sie ist unsere Grenzregion, das Behältnis, in dem unser Leben vor sich geht. Sie nimmt Eindrücke und Informationen aus der Umwelt wahr und gibt sie an unser Gehirn zur Verarbeitung weiter. Im Gegenzug zeigt sie aber auch nach außen hin an, wenn sich der Körper, einzelne Organe oder die Psyche nicht im ausgewogenen Gleichgewicht befinden. Oft ist die Haut ein Objekt der Begierde für die Sinne – und die Haut – eines anderen. Und sie ist der Lebensraum für eine Vielzahl von Bakterien, Pilzen, Viren und Keimen.

Die Haut schützt uns wie eine Fassade mit Säurebeschichtung vor allen unerwünschten Eindringlingen in unseren Körper, vor Krankheitserregern, Allergien und Giftstoffen. Sie wirkt auch als Klimaanlage und schützt uns vor Überhitzung, vor Abkühlung und davor, zu viel Wasser zu verdunsten und deshalb auszutrocknen.

Um diese primären Aufgaben zu erfüllen, analysiert die Haut ständig unsere unmittelbare Umgebung. Sie kontrolliert die Temperatur, nimmt Licht auf und wandelt es zu Wärme, prüft mittels Sinneszellen, Härchen und Tastsinn, ob etwas heiß oder kalt, nass oder trocken, weich oder hart ist und leitet überdies alle möglichen Flüssigkeiten, Sekrete und Schadstoffe aus dem Körper nach außen.

Aufbau der Haut

Jeder Mensch hat eine andere, seine ganz eigene Haut. Deren Aufbau ist aber immer der gleiche. Von innen nach außen unterscheidet man das Unterhautgewebe (Subcutis), die Lederhaut (Dermis) und die Oberhaut (Epidermis).

Die Oberhaut

Jener Teil der Haut, den wir direkt sehen und spüren können, ist die Oberhaut oder Epidermis. Sie ist unser Schutzschild nach außen und ihr Zustand ist die Grundlage für das Aussehen der Haut. Ob die Haut zart, rosig oder rau, fleckig und schuppig aussieht, entscheidet die Geschmeidigkeit der Hornzellen, aus denen die Oberhaut zum Großteil be-

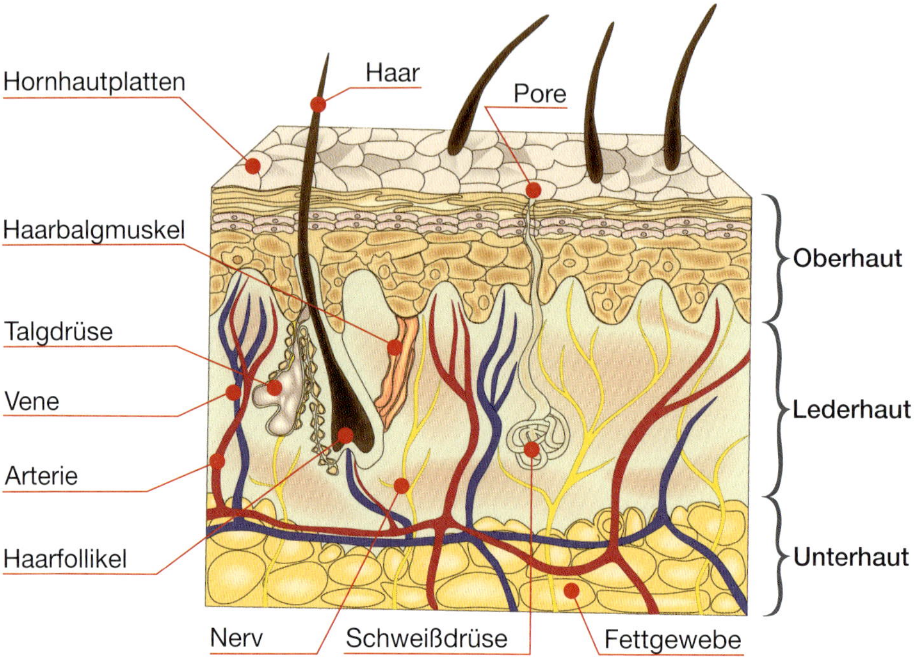

steht. Im Normalfall ist die Oberhaut nur etwa einen Zehntelmillimeter dick. An Stellen mit hoher Druckbelastung, etwa an den Fußsohlen, kann sie aber bis zu zwei Millimeter verdicken und auch Schwielen ausbilden.

Die wichtigste Funktion der Oberhaut ist jene einer Barriere. Deshalb ist die Oberhaut wie eine Mauer aufgebaut. Die Hornzellen sind quasi die Ziegel. Der Mörtel zwischen den Ziegeln besteht aus einer Mischung von Eiweiß und Fettstoffen. Eine wichtige Komponente der Fettstoffe sind die Ceramide. Sie sind der Kleber, der alles zusammenhält, und bestehen aus Cholesterin und freien Fettsäuren. Ceramide dichten die Verbindungsstellen zwischen den einzelnen Hornzellen ab und machen auf diese Weise die Oberhaut wasserdicht. Das verhindert nicht nur das Eindringen schädlicher Substanzen, sondern schützt auch den Körper vor dem Austrocknen. Ohne unsere Oberhaut würden wir täglich etwa zwölf Liter Wasser verdunsten!

Die Ceramide in unserer Oberhaut haben aber noch eine weitere Funktion: Sie halten die Haut weich und geschmeidig. Junge und gesunde Haut bildet ausreichend Ceramide. Fehlen sie aber oder werden sie nur in unzureichender Menge gebildet, dann beginnt die Hautbarriere zu bröckeln wie eine Mauer, der Mörtel fehlt. Das ist vor allem bei trockener und empfindlicher Haut, bei Ekzemen oder Neurodermitis ein ernstes Problem. Feuchtigkeit kann vermehrt verdunsten, Schadstoffe können durch die undichte Barriere eindringen und Reizungen oder Allergien auslösen. Außerdem zeigen sich bei trockener Haut Falten deutlicher.

Dem Mangel an Ceramiden kann man durch die richtige Pflege mit Cremen meist abhelfen. Richtig ist die Pflege dann, wenn sie die Hautflora gesund und ausgewogen hält. Eine Reihe von Studien konnte belegen, dass eine intakte Hautflora die Ceramidbildung anregen kann.

Die Zellen der Oberhaut haben einen verhältnismäßig kurzen Lebenszyklus. Er beträgt etwa 28 Tage – also genau so lang wie ein Mondzyklus. Die Oberhautzellen beginnen ihr Leben in der Basalzellschicht, also der untersten Schicht der Oberhaut, und werden von ihren nachdrängenden „Geschwistern" nach oben geschoben, bis sie als Hornzellen der Oberhaut kurze Zeit ihre Funktion als Ziegel in der Hautbarriere erfüllen. Aber schon nach etwa vier Wochen fällt die Hornzelle als Schuppe ab. Jeden Tag werden rund zehn Millionen Hornzellen erneuert. In der Oberhaut ist also nichts von Dauer. Sie kann sich rasch regenerieren, aber auch die Sonnenbräune wird mit den als Schuppen abgestoßenen alten Hornzellen blasser. Auf die gleiche Weise wie die Pigmentzellen verschwinden auch Wirkstoffe aus der Oberhaut, die sich aus kosmetischen Produkten dort anreichern.

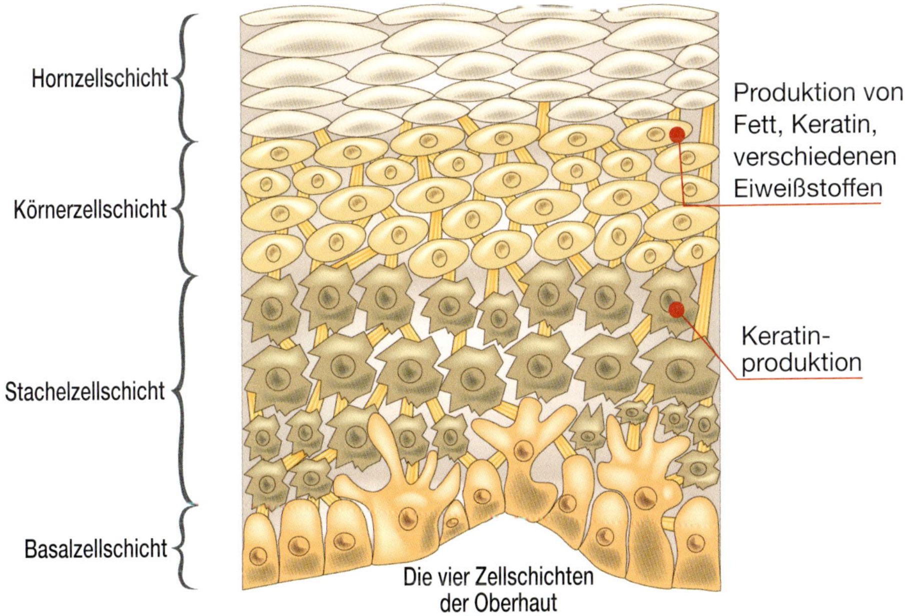

Die vier Zellschichten der Oberhaut

Die Oberhaut besteht aus vier Zellschichten. Unterste ist die Basalzellschicht, in welcher die neuen Oberhautzellen gebildet werden. Sie werden von den nachdrängenden Zellen in die Stachelzellschicht (Name vom stacheligen Aussehen) geschoben und erfüllen dort ihre erste wichtige Aufgabe: Sie produzieren das Eiweiß Keratin, den Hornstoff. Aus Horn bestehen nicht nur die Hornhautzellen, sondern auch Haare und Nägel.

Mit der weiteren Reifung gelangen die Zellen in die Körnerzellschicht. Sie heißt so, weil die Zellen mikroskopisch kleine Kügelchen aus Keratin, weiteren Eiweißverbindungen und Fett produzieren. Vollgestopft mit diesen Stoffen vollzieht die Zelle nun den letzten Schritt, um Teil der Hautschutzbarriere zu werden: Sie stirbt. Das hört sich dramatisch an, ist es aber ganz und gar nicht. Die Zellen der Körnerschicht müssen einfach absterben, um zu Hornschichtzellen werden zu können und so unsere Schutzschicht gegen die Außenwelt zu bilden. Die Hornzellen haben ihren Zellkern verloren, und ohne Zellkern hat eine Zelle keinen Stoffwechsel. Die Hornzellen sind aber sehr robust und ziegelartig übereinandergeschichtet. Unten werden ständig neue „Ziegelreihen" angefügt, während die oberste Reihe als Schuppen abfällt.

Diese ständige Erneuerung der Hornschicht sorgt im wahrsten Wortsinn für eine frische Haut. Kommen wir aber in ein gewisses Alter, so verlangsamt sich der Zyklus dieser Erneuerung und die Haut kann stumpf und glanzlos aussehen. Die diesem Umstand entsprechende Hautpflege kann aber die Erneuerung der Zellen in der Oberhaut fördern.

Ein dicht besiedelter Lebensraum

Unsere Oberhaut ist sauer, und das aus gutem Grund. Eine gesunde Haut hat einen pH-Wert zwischen 4,7 und 5,5. Um diesen Wert etwas zu verdeutlichen: Die extrem ätzende Batteriesäure hat einen pH-Wert von knapp unter 1, unsere Magensäure zwischen 1 und 1,5, Essigsäure von 2,5. Reines Wasser ist mit seinem pH-Wert von 7 neutral und zeigt den Punkt, wo sauer zu alkalisch wechselt. Seifenlösungen sind mit pH-Werten von 9 bis 11 deutlich im alkalischen Bereich.

Unsere Haut ist also nicht ätzend, aber doch ganz schön sauer. Der Grund sind die Säuren, welche die Hornschicht der Oberhaut überziehen. Zum Teil sind sie Endprodukte des Stoffwechsels, aber auch Abfälle der Hornzellen, aus dem Hauttalg und natürlich dem Schweiß. Dieser enthält Milchsäure und eine Reihe von Fruchtsäuren. Dieses Gemenge aus verschiedenen Säuren liegt auf der Hornschicht und wird als Säureschutzmantel bezeichnet. Er bestimmt nicht nur den pH-Wert der Haut, sondern bindet auch auf natürliche Weise Wasser. So sammelt der Säureschutzmantel Feuchtigkeit für die oberste Hautschicht und erfüllt als natürlicher Feuchthaltefaktor unspektakulär jenes Versprechen, das die Kosmetikindustrie mit jeder Feuchtigkeitscreme verkauft.

Dass der pH-Wert der Haut so wichtig ist, liegt neben der Hautfeuchtigkeit vor allem an den vielen Mikroorganismen, die auf unserer Haut leben. Man fasst dieses dicht besiedelte Biotop unter dem Begriff Mikrobiom zusammen. Die Zahlen der Bevölkerung auf unserer Haut sind bloße Schätzungen, aber man geht von bis zu 100 Milliarden verschiedenster Keime, Bakterien, Pilze und Viren aus, die auf der Oberfläche, in den Hautfältchen und zwischen den Zellen der Haut leben. Weil zum menschlichen Mikrobiom auch die Mikroorganismen im Darm, im Mund, im Genital- und Analbereich zählen, wird die Zahl unserer Gäste völlig unvorstellbar. Auf und in jedem Menschen lebt jedenfalls eine gigantische Menge an Mikroorganismen. Die meisten davon tun uns gut. Sie erhalten unsere äußere Hülle gesund, schützen sie vor den Angriffen krank machender Keime und bringen sogar der Haut den begehrten seidigen Glanz.

Wichtig ist eine vielfältige und abwechslungsreiche Besiedelung der Haut mit gesunden Bakterien. Und dafür bietet der Säureschutzmantel mit seinem pH-Wert zwischen 4,7 und 5,5 die idealen Bedingungen. Ob sie so ideal bleiben, hängt unter anderem davon ab, wie häufig wir duschen, welche Reinigungs- und Pflegemittel wir an die Haut gelangen lassen und ob wir häufig Antibiotika nehmen.

Die Lederhaut

Sie heißt auch Dermis, ist mit der Unterhaut eng verzahnt und stark durchblutet. In den Kapillargefäßen fließt das vom Herzen kommende Blut durch den gesamten Organismus und bringt neben den Nährstoffen auch alles andere, was sich im Blut findet – von Hormonen bis zu Entzündungsmarkern – in diese Hautschicht. Im Gegenzug fließt das venöse Blut durch den Organismus zurück zum Herzen und nimmt aus der Haut mit, was immer dort zu finden ist und an das Blut abgegeben wird. Man sollte schon aus diesem Grund genau überlegen, was man sich auf die Haut schmiert: Was auf die Haut kommt, wandert über das Blut in den gesamten Organismus! Das gilt auch für die Konservierungsstoffe in konventionellen Kosmetikprodukten – und diese sind sicher kein sinnvolles Mittel, um die Jugend zu konservieren.

Im Gegensatz zur sehr dünnen Oberhaut ist die Lederhaut etwa zwei Millimeter dick. Sie sorgt für die Stabilität der Haut und ist von einem dichten Geflecht von Bindegewebsfasern durchzogen. Das sind reißfeste Eiweißfäden, die von spiralartigen Sprungfasern umgeben sind. Diese sorgen für die Elastizität der Haut. Mit zunehmendem Alter wird diese Elastizität geringer, beschleunigt durch Faktoren wie zu viel Sonne – und vor allem die UV-Strahlung im Solarium –, Stress, wenig Schlaf, Alkohol und Nikotin, einseitige Ernährung und Bewegungsmangel.

Wie sehr vor allem ein Übermaß an Sonnenbestrahlung die Hautalterung beschleunigt, können Sie feststellen, wenn Sie die Haut Ihres Gesichts mit jener Ihres Gesäßes vergleichen: Letzteres sieht eher selten die Sonne und ist auch bei alten Menschen noch recht glatt, fleckenlos und faltenfrei. Das Gesicht dagegen, von früher Kindheit an der Sonne ausgesetzt, ist oft schon ab Ende 30 von kleinen Falten, braunen Flecken, Äderchen und hängenden Partien gezeichnet. Wer Stammgast im Solarium ist, hat oft eine fast lederartige Haut, starr, verdickt und von geringer Elastizität. Wir brauchen zwar Sonne auf der Haut, um das vor allem für die Haut selbst wichtige Vitamin D bilden zu können. Aber wie uns eine gängige Volksweisheit wissen lässt: Allzuviel ist ungesund.

Klimaanlage für die Haut

Die Lederhaut ist jener Teil der Haut, der unsere Körpertemperatur regelt, die Haut mit Nährstoffen und Sauerstoff versorgt, über eine Vielzahl von Sinneszellen Informationen an das Hirn sendet und das Immunsystem unterstützt.

Die Durchblutung der Lederhaut sorgt gleichermaßen für die Ernährung wie für die Temperaturregelung. Die Arterien bringen das frische, hellrote, mit Sauerstoff angereicherte Blut in den gesamten Organismus und in die Haut. Sie verzweigen sich immer mehr bis zu den feinsten Kapillaren. Diese geben aus dem Blut Wasser, Sauerstoff und Nährstoffe an die Hautzellen ab, nehmen dafür Kohlendioxid und Abfallprodukte aus dem Stoffwechsel der Haut auf und schaffen sie zu Leber und Nieren, wo sie entsorgt werden. Das verbrauchte Blut fließt durch die Venen zu Herz und Lunge, wo es wieder mit Sauerstoff angereichert wird.

Ist der Körper Hitze oder Kälte ausgesetzt, so bekommt die Temperaturregelung den sofortigen Vorrang gegenüber der Ernährung. Die Kerntemperatur des Körpers soll zwischen etwa 36,6 und 37 Grad Celsius liegen, damit alle Organe problemlos arbeiten können. Melden die thermischen Sensoren der Haut eine kalte Umgebung, wird die Kapillardurchblutung und damit die Hautdurchblutung insgesamt gedrosselt. Das Blut muss schnell von der Haut ins Körperinnere zurückgeleitet werden, damit die Körperoberfläche nicht zu viel Wärme abgibt. Das heißt andererseits aber auch, dass die Haut bei Kälte unterversorgt ist.

Um Kälteschäden der Haut durch die eingeschränkte Durchblutung zu verursachen, sind gar keine Minusgrade nötig. Schon bei etwa vier Grad Celsius kann sich die Haut entzünden und anschwellen. Besonders anfällig dafür sind exponierte Körperstellen wie Nase, Ohren, Finger und Zehen.

Im Winter wird die Haut generell etwas trockener, weil die Heizungsluft mehr Feuchtigkeitsverlust bewirkt. Wer dem aber mit Feuchtigkeitscremen begegnen will, sollte nicht bei klirrender Kälte ins Freie gehen. Der hohe Wasseranteil der Creme kann dann leicht zu Erfrierungen führen. Bei kalter Witterung ist eine wasserfreie Fettsalbe einer Feuchtigkeitscreme auf jeden Fall vorzuziehen.

Ist unser Körper großer Wärme ausgesetzt, verläuft die Reaktion unserer Haut umgekehrt: Die Durchblutung wird gesteigert. Wärme wird aus dem Körperinneren an die Oberfläche geleitet und über die Haut abgegeben. Man kann die stärkere Durchblutung an einer leichten Rötung der Haut feststellen. Außerdem werden die Schweißdrüsen aktiviert, um auf der Hautoberfläche Verdunstungskälte zu bewirken. Die stärkere Durchblutung der Haut geschieht aber nicht nur bei Hitze von außen. Auch bei Entzündungen wird die Haut stärker durchblutet. So gelangen mehr Zellen des Immunsystems an den Entzündungsherd.

Die Lymphe – Nachrichtendienst des Immunsystems

Neben den Blutgefäßen befindet sich in der Lederhaut auch ein dichtes Geflecht von Lymphgefäßen. Dieses Netz kann man als Nachrichtendienst des Immunsystems sehen. Es meldet unerwünschte oder gefährliche Eindringlinge, wie Bakterien oder Keime, und aktiviert damit die Immunabwehr.

Die Lymphe ist eine gelbliche Flüssigkeit, welche aus den Blutgefäßen gespeist wird und weiße Blutkörperchen durch das Gewebe transportiert. Die weißen Blutkörperchen sind quasi die „Schnelle Eingreiftruppe" unseres Immunsystems. Erreger werden lokalisiert, umzingelt und in einen Lymphknoten gebracht, wo sie von Fresszellen eliminiert werden.

Lymphknoten befinden sich im ganzen Körper. Neben der großen Menge hautnaher Lymphknoten gibt es auch eine Reihe größerer und tiefer liegender. Sind Lymphknoten aktiv mit der Vernichtung von Erregern beschäftigt, kann man sie oft durch die Haut ertasten. Sie schwellen dann nämlich an. Ein aus diesem Grund vergrößerter Lymphknoten ist kein Grund zur Besorgnis. Er zeigt, dass der Körper auf gesunde Weise reagiert und eingedrungene Krankheitserreger unschädlich machen kann.

Haare, Talg, Schweiss und Duft

Eigentlich sollte man meinen, dass die nur etwa zwei Millimeter dicke Lederhaut mit Blut- und Lymphgefäßen schon sehr an- bzw. ausgefüllt ist. Irrtum! Es hat noch eine ganze Menge anderer lebenswichtiger Dinge in der Lederhaut Platz: neben den unzähligen Nervenbahnen für Tast- und Temperaturempfinden auch die Drüsen für Talg, Schweiß und Duft sowie die Haarfollikel.

Genau genommen macht sich jede Haut ihre individuelle Hautcreme selbst: den Talg. Er wird in den Talgdrüsen produziert, die über einen Kanal mit dem Haargang verbunden sind. So gelangt der Talg rund um das Haar an die Hautoberfläche. Dort wird er von den Haaren wie mit einem feinen Pinsel über die Haut verteilt. Die Menge beträgt etwa zwei Gramm pro Tag und das reicht im Normalfall aus, um die Haut geschmeidig, glänzend und etwas unempfindlicher gegen Wasser zu machen. Eine ausgewogene Talgproduktion ist wichtig für die Stabilität der Hautbarriere. Wer allerdings täglich warm duscht und schäumendes Duschgel verwendet, wäscht diese körpereigene Pflegecreme meist zur Gänze ab.

Frauen produzieren in der Regel weniger Talg als Männer, auch ist die Talgproduktion temperaturabhängig. Unter acht Grad Celsius fahren die Talgdrüsen ihre Produktion auf ein Minimum zurück. Die Haut wird rauer und das Haar trockener. Die Winterhaut muss deshalb besonders gepflegt werden, damit sie nicht austrocknet und rissig wird.

Der Talg unserer Haut besteht hauptsächlich aus verschiedenen Fetten, die auch im Blut vorkommen: Cholesterin und Triglyceride. Mit rund 15 Prozent ist auch Squalen enthalten, das außer im Talg auch in Ziegenmilch und Olivenöl vorkommt.

Die Schweißdrüsen sind jene Drüsen, die in unserer Haut am stärksten vertreten sind. Rund drei Millionen haben wir davon. Sie sind über den gesamten Körper verteilt, allerdings in unterschiedlicher Dichte. Besonders viele Schweißdrüsen haben wir an den Fußsohlen und in den Achseln. Sehr wenige dagegen auf dem Rücken. Die Drüsen befinden sich als kleine Knäuel in der Lederhaut, ihr Ausführungsgang mündet zwischen den Hornzellen auf der Hautoberfläche.

Der Botenstoff, der die Schweißdrüsen zur Produktion anregt, ist derselbe, über den wir die Muskelkontraktion steuern: Acetylcholin. Darüber hinaus gibt es noch andere Botenstoffe, weshalb auch Gefühle, wie Stress, Angst oder Lust, eine erhöhte Schweißproduktion auslösen können. Der Schweiß besteht zum größten Teil aus Wasser, das aus dem Blut abgezogen wurde. Deshalb finden sich darin viele Stoffe, die auch im Blut enthalten sind. Das sind beispielsweise Salz – darum schmeckt der Schweiß salzig –, Milchsäure, Harnstoff, Aminosäuren, Enzyme, aber auch Medikamentenreste und Viren.

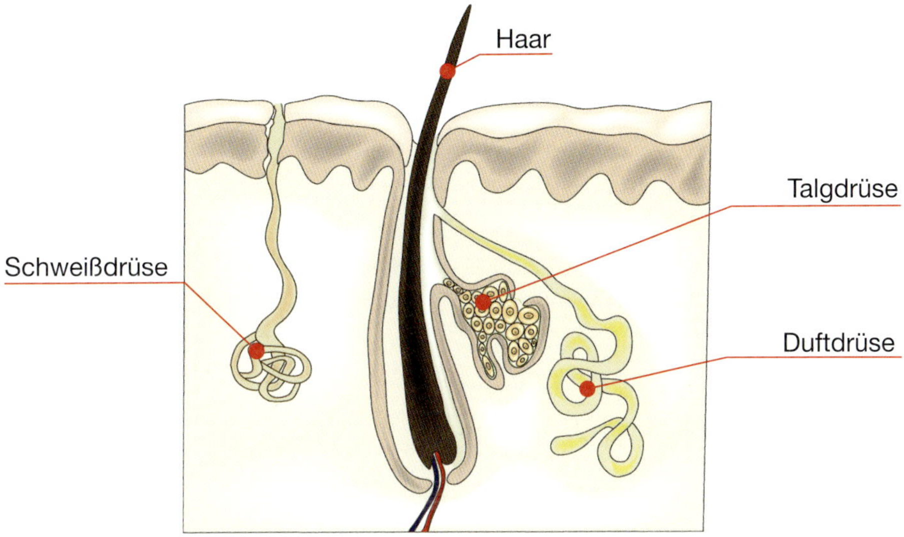

Drüsen in der Haut

Der Schweiß hat also auch eine wichtige Entgiftungsfunktion für den Körper, hält den pH-Wert der Haut im sauren Bereich und ist damit ein wesentlicher Beitrag zur Stabilisierung des Säureschutzmantels der Haut.

Schweiß ist an sich geruchlos. Der typische Geruch entwickelt sich erst, wenn der Schweiß mit den Bakterien auf der Hautoberfläche in Berührung kommt.

Für unseren individuellen Geruch sind spezielle Drüsen in der Lederhaut zuständig, die mit den Schweißdrüsen eng verwandt sind: die Duftdrüsen. Das Sekret aus den Duftdrüsen entspricht zwar weitgehend dem Schweiß, enthält aber deutlich mehr Fett und Eiweiß. Die Ausführungsgänge der Duftdrüsen münden nicht wie jene der Schweißdrüsen direkt auf der Hautoberfläche, sondern in den Haartrichter. Von Natur aus dicht behaarte Körperstellen – Kopf, Achsel, Schambereich – tragen wesentlich dazu bei, die Duftstoffe zu zerstäuben.

Beim Duft spielen die Emotionen eine wichtige Rolle: Wir können einander riechen oder auch nicht – und das im wahrsten Wortsinn. Der Duft spricht tiefe Schichten unseres Bewusstseins an und verrät uns viel mehr über andere Menschen, als wir ahnen. Das bestätigt auch die wissenschaftliche Forschung über den Aspekt der partnerschaftlichen und sexuellen Anziehung durch unseren Geruchssinn. Die über die Duftdrüsen verbreiteten Botschaften der Haut haben einen wesentlichen Anteil bei der Entscheidung für oder gegen einen bestimmten Partner oder eine bestimmte Partnerin. Aus diesem

Blickwinkel gesehen könnte man behaupten, die Parfumindustrie sei die Hauptschuldige an der hohen Scheidungsrate: Der individuelle Körpergeruch wird durch die synthetischen Duftstoffe überdeckt und der individuelle Duft als Entscheidungskriterium bei der Partnerwahl geht verloren. Aber das ist bloß eine augenzwinkernde Behauptung …

Duftstoffe, die von Drüsen produziert und über die Haut abgegeben werden, haben im gesamten Tierreich Signalwirkung. Und natürlich auch beim Menschen. Diese Pheromone haben aber nicht bloß Einfluss auf Sexualverhalten und Partnerwahl. Sie locken auch den Säugling an die Mutterbrust, sie können Angst und Drohung übermitteln – über Ausdünstungen der Haut, die wir gar nicht bewusst wahrnehmen.

Ein Beispiel: Hunde laufen meist gerade auf jene zu, die sich bei ihrem Anblick einer Panikattacke nähern. Solche Menschen verströmen regelrecht Angstgerüche und diese wirken auf den Hund interessant. Werden dagegen Duftsignale durch einen Adrenalinschub ausgelöst, enthalten sie für die Nase des Empfängers die Warnung, besser auf Distanz zu bleiben.

Tastsinn, Juckreiz, Gänsehaut

In der Lederhaut finden wir neben all dem, was wir schon betrachtet haben, auch noch ein dichtes Netz an Nervenfasern, freien Nervenenden und solchen, die in spezielle Sensoren münden. Letztere sind die Basis für unseren Tastsinn und liefern dem Gehirn genaue Informationen über Berührung, Druck, Vibrationen, Temperatur und Schmerzreize. Für jede Einzelne dieser Empfindungen gibt es eigene Rezeptoren. Berührung, Temperatur und Schmerz werden zudem von den freien Nervenenden registriert und über Nervenfasern an das Gehirn weitergeleitet. Unser Gehirn verfügt über eine Art Landkarte der Haut. Den dicht von Nerven durchzogenen Arealen der Haut ist auf der Großhirnrinde ein großer Bereich zugeordnet. Der überwiegende Teil entfällt dabei auf Hände und Mundbereich. Die Haut auf dem ganzen restlichen Körper beansprucht weitaus weniger Platz auf dem Bildschirm der Großhirnrinde. Das verwundert auch nicht, denn Fingerspitzen und Lippen sind mit etwa 2.500 Sensoren pro Quadratzentimeter Hautfläche unsere sensibelsten Körperteile. Sogar für die Verarbeitung von Schmerzempfindung stellt das Hirn der Haut geringere Kapazitäten zur Verfügung.

Eng verwandte Empfindungen sind Schmerz und Juckreiz. Aber abgesehen davon, dass Schmerz überall auftreten kann, Juckreiz aber nur auf der Haut, unterscheiden sich diese beiden Sinneswahrnehmungen noch in einem weiteren wesentlichen Punkt: Schmerz löst einen Fluchtreflex aus, Juckreiz nötigt zu einer beinahe zwanghaften Hinwendung.

Diese Hinwendung besteht meist aus verschiedenen Arten des Kratzens, Reibens oder Schabens und ist Gegenstand psychologischer Untersuchungen. Nicht nur tatsächliche Zustände auf der Haut können nämlich Juckreiz verursachen, sondern auch die bloße Vorstellung davon. Der Grund dafür scheint in unserem archaischen Unterbewusstsein verankert zu sein, als Verhaltensmuster aus jener Zeit, als die ganze Sippe auf engstem Raum, etwa in einer Höhle, zusammenleben musste. Wenn sich einige aus der Sippe kratzten, hat man sich gleich mitgekratzt, um sich selbst vor möglichen Hautparasiten zu schützen. Heute ist uns zwar klar, dass man sich durch Kratzen eher schadet, weil die Haut verletzt wird und durch die kleinen Wunden Bakterien eindringen können. Aber auf einen Juckreiz nicht mit Kratzen zu reagieren, setzt ein hohes Maß an Selbstbeherrschung voraus.

Ganz anders als den Juckreiz empfinden wir die Gänsehaut. Bei Kälte, aber auch bei sanftem Pusten oder Streicheln über die Haut bekommen wir Gänsehaut. Diese Erscheinung nennen die Dermatologen „Haar-Erektion". Dabei richten sich die an sich schräg in der Haut steckenden Haare senkrecht auf und die sie umgebenden Hautschichten wölben sich in einem Buckel nach oben. Als Begleiterscheinung nehmen wir ein leichtes Kältegefühl wahr, einen Schauer, der über unseren Körper läuft. Das ist Verdunstungskälte, die entsteht, weil sich durch die Buckel die Hautoberfläche etwas vergrößert. Dadurch kann von der Haut kurzfristig mehr Wärme und Schweiß abgegeben werden.

Dass wir bei Kälte Gänsehaut bekommen, ist ein Erbe aus unserer Urzeit, als wir noch etwas dichter behaart waren. Wenn sich die Haare aufrichten, soll uns die zwischen den Haaren befindliche wärmere, weil körpernahe Luft vor Auskühlung bewahren. Warum uns allerdings auch emotionale Momente eine Gänsehaut bescheren, ist noch Gegenstand der Forschung. Eine Vermutung geht in die Richtung unserer Zeit als Embryo: Haut und Nervensystem entwickeln sich nämlich aus einem gemeinsamen Keimblatt des Embryos.

Das Unterhautgewebe

Es wirkt als Stoßdämpfer und verleiht unserer Hülle die Fülle: das Unterhautgewebe. Ohne Unterhaut würden unsere Knochen und Gelenke deutlich hervortreten. Außerdem wirkt das Fettgewebe der Unterhaut als Isolierschicht gegen Unterkühlung. Das ist auch der Grund dafür, dass dünne Menschen mit wenig Fett in der Unterhaut schneller frieren als gut Gepolsterte mit einem mehrere Zentimeter dicken Fettgewebe.

Das Fettgewebe gibt unserem Körper Form und Kontur, dient als Speicher für Energiereserven und schützt wie ein Polster vor Verletzungen. In erster Linie natürlich vor körperlichen Verletzungen. Es gibt aber Hinweise darauf, dass besonders sensible

Menschen ihr Ich oder ihr gesamtes Wesen unbewusst durch ein Fettpolster schützen. So können sie sich die bedrohlich wirkende Außenwelt quasi vom Leib halten.

Die Unterhaut besteht außer dem Fettgewebe aus Binde- und Stützgewebe, in dem weitere Blut- und Lymphgefäße liegen. Außerdem finden wir hier die Fibroblasten, jene Zellen, die dem Bindegewebe durch das stützende Kollagen Biegsamkeit und Festigkeit verleihen. Kollagen wird zwar laufend produziert, allerdings reduzieren die Fibroblasten mit zunehmendem Alter ihre Produktivität. Ab dem 30. Lebensjahr kann man annehmen, dass sich die Kollagenproduktion jährlich um etwa ein Prozent verringert. Die Folge ist weniger straffe Haut, die Kollagenfasern werden dicker und brüchiger. Bei Frauen wird der Abbau des Kollagens durch die Hormonumstellung in den Wechseljahren noch beschleunigt.

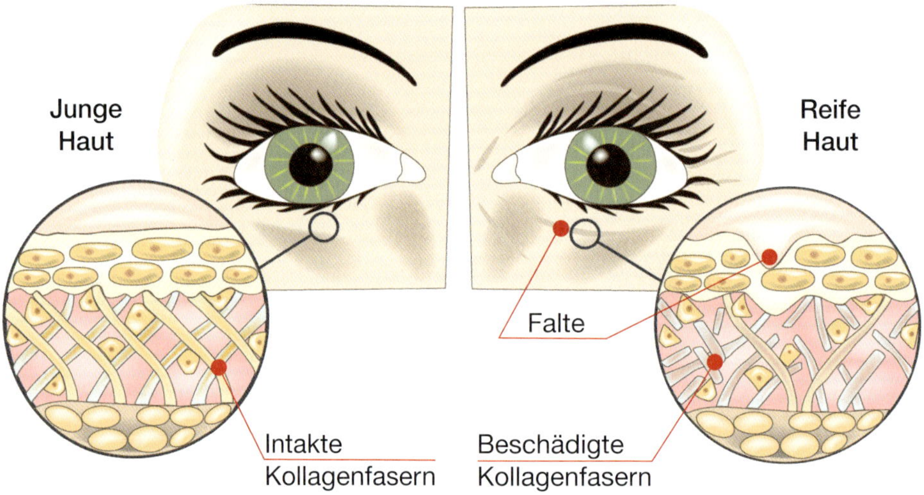

Hauttypen

Auch wenn jeder Mensch in seiner eigenen Haut steckt, gibt es im Rahmen der Individualität gewisse Ähnlichkeiten, die es erlauben, die Eigenschaften in Hauttypen zusammenzufassen. Der Hauttyp an sich ist zwar genetisch vorprogrammiert. Er kann sich aber durch den Einfluss von Hormonen, Ernährung, Lebensgewohnheiten und die Art der Hautpflege verändern. Man unterscheidet auf Grund verschiedener Merkmale fünf Hauttypen: normale Haut, trockene Haut, sensible Haut, fettige Haut und Mischhaut.

Die **normale Haut** zeigt ein ausgeglichenes Hautbild, ist glatt, geschmeidig, rosig, feinporig und weist einen seidenmatten Glanz auf. Nur gelegentlich treten hormonell bedingte Pickel auf, ebenso selten sind Mitesser. Die normale Haut zeigt keine auffallend fettigen Stellen oder trockene Bereiche. Sie ist das Ideal einer Haut und dementsprechend selten zu finden. Bei den meisten Menschen entfernt sich die Haut spätestens ab der Pubertät von diesem Idealzustand. Ihn wieder zu erlangen, ist das Ziel aller kosmetischen Bemühungen.

Die **trockene Haut** ist feinporig, aber glanzlos, tendiert zur Bildung feiner Linien und frühzeitig auch zu Fältchen und zu einem oft unangenehmen Spannungsgefühl, besonders nach dem Waschen und Abtrocknen. Ihrer schuppigen oder rauen Beschaffenheit kann man nur mit feuchtigkeitsspendender Pflege beikommen. Öfters einmal ein Peeling macht trockene Haut weicher und entfernt abgeschuppte Hornzellen. Gereizt reagiert trockene Haut auf aggressive, d. h. alkohol- und seifenhaltige Pflegeprodukte und generell auf Seife, auf Sonnenbestrahlung und das chlorhaltige Wasser in einem Schwimmbad.

Eine Sonderform der trockenen Haut ist die **dehydrierte Haut**. Eine an sich normale Haut oder Mischhaut kann durch den Einfluss einer Klimaanlage, durch starke Hitze oder Kälte, durch längere Krankheit oder ungeeignete Pflegeprodukte den Säureschutzmantel bis zu einem gewissen Grad abbauen. So verdunstet die natürliche Feuchtigkeit zu schnell und die Haut wird trocken und rau. Weil mit dem Säureschutzmantel die Hautbarriere insgesamt geschwächt ist, ist die dehydrierte Haut für umweltbedingte Schäden besonders anfällig.

Die **sensible Haut** wirkt dünn und durchscheinend, ist ähnlich wie die trockene Haut feinporig und neigt verstärkt zur Faltenbildung. Darüber hinaus zeigt die sensible Haut eine Tendenz zu Rötungen und geplatzten Äderchen. Vereinzelte Unreinheiten können sich leicht entzünden, Ausschläge sind keine Seltenheit. Sie kommen und gehen, die Auslöser dafür sind oft kaum feststellbar. Auf viele kosmetische Inhaltsstoffe, vor allem synthetische Duftstoffe, reagiert die sensible Haut gereizt. Selbst reine ätherische Öle können sie zu stark stimulieren und bestehende Hautreizungen verschlimmern. Es besteht eine erhöhte Neigung zu Allergien, die auch durch Lebensmittel ausgelöst werden können.

Die **fettige Haut** ist großporig, dick und glänzend. Sie neigt zu Pickeln und Mitessern, weil die übermäßige Talgproduktion Poren verstopfen kann. Die Pflege sollte die Talgdrüsen davon überzeugen, dass bereits genug Fett vorhanden ist und sie ihre Produktion drosseln können. Das geht am ehesten mit einem sanften Pflanzenöl wie Distel- oder Traubenkernöl. Man trägt es statt einer Feuchtigkeitscreme sehr sparsam über Nacht auf. Vermeiden sollte man aggressiv entfettende Reinigungsprodukte. Sie trocknen die Haut aus und vermitteln damit den Talgdrüsen die falsche Botschaft: Die Haut ist zu trocken, also wird die Talgproduktion noch gesteigert. Einen Vorteil hat die fettige Haut allerdings: Sie neigt kaum zur Faltenbildung!

Die **Mischhaut** zeigt vor allem im Gesicht deutlich ihre Eigenheiten. Während Stirn, Nase und Kinn alle Merkmale einer fettigen Haut zeigen, sind die Wangen, der Bereich um den Mund und um die Augen trocken. Die richtige Pflege der Mischhaut sollte auf diese beiden unterschiedlichen Bereiche abgestimmt sein. Reiniger für fettige Haut sollten nicht in den Bereich der trockenen Haut gelangen, sie trocknen diese Hautpartien noch weiter aus. Umgekehrt können hydrierende Pflegeprodukte für die trockene Haut auf den fettigen Stellen zusätzliche Pickel und Mitesser verursachen. Es ist also für die Mischhaut am besten, zwei verschiedene Pflegeprodukte zu verwenden.

Hauttyp – der Schnelltest

Wer sich über seinen Hauttyp nicht ganz im Klaren ist, kann ihn mit einem einfachen Test feststellen. Sie brauchen dafür nur eine abgezogene Lage eines mehrlagigen Papiertaschentuchs.

Reinigen Sie am Abend Ihr Gesicht, aber tragen Sie keine Nachtcreme auf. Am Morgen ziehen Sie von einem Papiertaschentuch vorsichtig eine Lage ab – das geht einfacher, wenn Sie zuvor eine Ecke abschneiden – und drücken Sie diese auf das gesamte Gesicht. Natürlich dürfen Sie das Gesicht vorher nicht waschen! Die Abdrücke auf dem Papier verraten Ihnen, ob Ihre Haut trocken, fettig oder gemischt ist:

- Zeigen sich nur Abdrücke von Stirn, Nase und Kinn, so haben Sie Mischhaut.
- Hinterlässt das gesamte Gesicht, auch Wangen und die Bereiche um Augen und Mund, Abdrücke, so haben Sie fettige Haut.
- Sind keine Abdrücke sichtbar, so ist Ihre Haut trocken.
- Normale Haut zeigt nur ganz leichte Abdrücke vom gesamten Gesicht.
- Sensible Haut zeigt sich ähnlich wie trockene Haut, ist aber mit dieser Methode nicht zweifelsfrei feststellbar.

Eine weitergehende Zuordnung können Sie anhand der nebenstehenden Tabelle vornehmen. Die Kenntnis des eigenen Hauttyps ist für die Auswahl der richtigen Pflegeprodukte von wesentlicher Bedeutung. Und außerdem: Der Hauttyp kann sich im Laufe unseres Lebens auch verändern!

	NORMAL	TROCKEN	SENSIBEL	FETT	MISCHHAUT
Dünne Haut		X	X		
Feste Haut	X			X	X
Große Poren				X	X
Feine Poren	X	X	X		
Rötungen		X	X		
Feine Äderchen		X	X		
Spannungsgefühl nach dem Waschen		X			
Glänzende Stirn					X
Glänzendes Gesicht insgesamt				X	
Pickel, Mitesser				X	X
Neigung zu Fältchen		X			
Starke Falten			X		

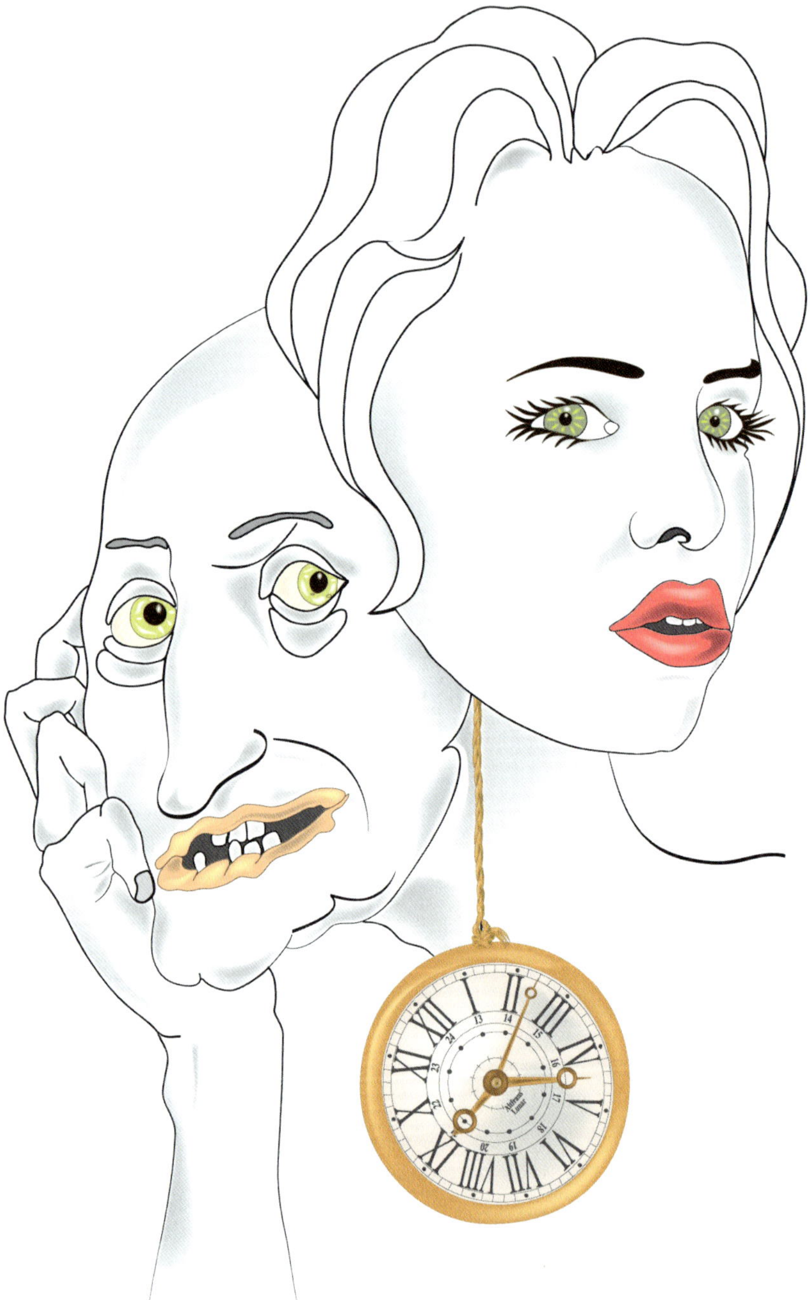

Sie wächst nicht bloß mit uns mit, sondern zeigt auch, wie wir leben, wie wir uns fühlen und verändert sich entsprechend:

Die Haut – unser Lebensabschnittspartner

Die Haut begleitet uns durch unser ganzes Leben. Genau so, wie wir uns verändern, tut es auch unsere Haut. Wir haben im Laufe unseres Lebens nicht immer die gleiche Haut. Und das nicht nur, weil sich deren oberste Schicht, die Hornhaut, alle vier Wochen erneuert. Die Haut passt sich unseren Lebensumständen an und das Hautbild zeigt mehr von uns, als wir ahnen.

Diese Entwicklung und Anpassung der Haut beginnt schon vor unserer Geburt. Im Verlauf der Schwangerschaft entwickelt sich die Haut aus zwei Urgeweben. Aus dem einen entsteht die Oberhaut, aus dem anderen die Lederhaut und das Unterhautgewebe. Die Oberhaut, die Embryonalepidermis, beginnt bald zu verhornen. Aus den abgeschuppten Hornzellen, Wasser, Fetten und Eiweiß entsteht die so genannte „Käseschmiere". Das ist eine sehr effektive Schutzcreme gegen eine Auslaugung der Haut durch das Fruchtwasser. Im letzten Drittel der Schwangerschaft ist die gesamte Haut des Fötus von dieser hausgemachten Creme bedeckt. Erst knapp vor der Geburt verliert sich die Käseschmiere teilweise.

Ein Neugeborenes hat eine völlig intakte Haut. Die feine, zarte und weiche Babyhaut ist nur halb so dick wie die eines Erwachsenen. Vor allem die Hornschicht legt aber bald an Dicke zu. Das ist je nach Körperregion von der Art der Belastung abhängig. Man erkennt diesen Umstand besonders gut an den Fußsohlen. Die zuvor ganz weichen Fußsohlen bekommen eine spürbare Hornhaut, sobald das Kind zu laufen beginnt.

Weil die Melaninproduktion der Babyhaut erst langsam in Schwung kommt, sind Kleinkinder sehr sonnenempfindlich. Auch ist durch die noch nicht gefestigte Vernetzung von Oberhaut und Lederhaut die Stabilität der Haut noch gering. Man merkt das daran, dass die Babyhaut sehr leicht Blasen entwickelt.

Zu Beginn der Stillzeit wird die nach der Geburt makellose Haut oft durch die Neugeborenenakne in Mitleidenschaft gezogen. Das liegt an widerstreitenden Hormonen, die einerseits zuvor aus der Plazenta und dann aus der Muttermilch aufgenommen werden. Genau wie später in der Pubertät führt das zu einer verstärkten Stimulation der

Talgdrüsen. Neben den Pickeln kann auch ein fettiges Ekzem mit Kopfhautschuppen auftreten, als „Gneis“ bezeichnet. Das ist aber nicht mit Milchschorf zu verwechseln, was eine trockene, weiße, fein rieselnde und im Gegensatz zum Gneis leider auch juckende Schuppung ist.

Die pubertäre Haut

Nach einer im Idealfall für die Haut weder durch Neurodermitis noch durch Allergien, Röschenflechte und ähnliche Übel getrübten Kindheit kommt mit Beginn der Pubertät die erste große Herausforderung auf unsere Haut zu. Wenn die Hormone im ganzen Körper zu tanzen beginnen, bekommt auch die Haut ihren Teil ab. Zu diesen Hormonen gehören unter anderem Testosteron und weitere männliche Hormone, die auch Mädchen im Blut haben, wenn auch in geringerer Dosierung als Buben. Die Hormone bewirken die Ausprägung der Geschlechtsmerkmale, aber leider auch die für diese Lebensphase typischen Pickel und Mitesser.

Während aber die Geschlechtsmerkmale bleiben, verschwinden die Pickel und Mitesser im Regelfall wieder. Zumindest dünnt sich ihre Menge deutlich aus. Ganz ohne Pickel wird kaum jemand durch sein weiteres Leben wandeln können.

Für die typische Pubertätsakne sind die schon erwähnten männlichen Hormone verantwortlich. Die Talgdrüsen in der Lederhaut haben nämlich spezielle Rezeptoren für männliche Hormone und nehmen diese mit offenen Armen auf. Sie gleiten direkt in den Zellkern und manipulieren dort die DNA der Zelle in der Weise, dass sie die Talgproduktion um ein Vielfaches steigert. Sobald die Talgdrüse ihren Teil Talg produziert hat, platzt sie, schüttet ihren Talg in den Haarkanal und löst sich darin selbst auf.

Der Talg braucht knapp eine Woche, um entlang des Haarschafts an die Hautoberfläche zu gelangen. Im Normalfall ergießt er sich dann über die Hornschicht, hält sie geschmeidig und verbindet sich mit Schweiß und anderen Substanzen zum Säureschutzmantel der Haut.

Ist aber durch den Einfluss der Hormone das Talgangebot zu groß, kann die Haut den Talg nicht aufnehmen. Schon im Haarkanal machen sich fettliebende Bakterien über das Überangebot her. Deren Stoffwechselprodukte bestehen vor allem aus Fettsäuren und diese überreizen die zarten Wände der Poren so sehr, dass diese mehr Zellen zu ihrem Schutz produzieren. An der Pore bildet sich dann oft ein Hornpfropfen, der den Ausgang verschließt und als Mitesser ins Auge sticht. Mitesser mit einem schwarzen Punkt in der Mitte sind offene Mitesser. Der schwarze Punkt ist nicht Schmutz, sondern eine Ablagerung des Hautpigments Melanin. Der schwarze Punkt kann also durch Waschen nicht beseitigt werden.

Bei geschlossenen Mitessern zeichnet sich ihr Inhalt als leicht gelblicher Punkt ab. Beide Arten von Mitessern entwickeln sich meist zu reifen Pickeln. Die Talgmassen aus der Lederhaut stauen sich vor dem Hautpfropfen und weiten die Pore immer weiter aus, bis sie fast aufplatzt. Das löst eine Entzündung aus. Der Pfropfen wird immer röter und praller, bis der Pickel unter der Haut aufplatzt. Oft zeigt sich an der Spitze des Pickels ein kleines Eiterhäubchen. Es verleitet geradezu zwanghaft dazu, es auszudrücken.

Wird dadurch die Pore frei, kann sich der Pickel nach außen entleeren. Oft ist das aber nicht der Fall und man entfernt durch das vermeintliche Ausdrücken nur die eitrige Spitze des Pickels. Die Pore bleibt verstopft und ihr Inhalt aus Talg, Bakterien und Hornmasse ergießt sich in die Lederhaut. Haben dann die Fresszellen des Immunsystems ihre Arbeit getan und das ganze Zeug weggeräumt, bleibt oft eine kleine Narbe zurück.

Diese Narben können auch entstehen, wenn man Pickel spontan und unüberlegt ausdrückt. Man sollte sich zumindest zuvor gründlich die Hände waschen und die Fingernägel kurz schneiden. Die Stelle mit dem Pickel sollte man desinfizieren – ein mit Wundbenzin oder Alkohol getränkter Wattebausch ist dazu bestens geeignet –, damit nicht weitere Bakterien in die Haut eindringen und eine Infektion des Pickels von außen auslösen können.

Schlecht oder falsch ausgedrückte Pickel können das Problem deutlich verschlimmern. Wird der Pickel bloß gequetscht, drückt man seinen Inhalt in die Tiefe der Lederhaut zurück. Der Druck in der ohnehin schon stark gedehnten und entzündeten Pore steigt meist so lange, bis sie platzt und ihren Inhalt in die Lederhaut ergießt.

Ist ein Pickel stark entzündet, hinterlässt er nach dem Abheilen oft einen hellbraunen Fleck. Auch das kann durch einen schlecht ausgedrückten Pickel passieren. Statt brutalem Ausdrücken ist es auf jeden Fall sinnvoller, die Pore in ihrem Bestreben, sich von der Verstopfung selbst zu befreien, durch Auseinanderziehen der Hautpartie um den Pickel und sanften, massierenden Druck zu unterstützen.

Die Pubertätsakne wird zwar meist als normales Übel gesehen, durch das man während des Erwachsenwerdens eben durch muss. Eine schwere Akne ist aber keine Kleinigkeit und muss auf jeden Fall hautärztlich behandelt werden.

Teenager-Haut ist oft fettiger als es eigentlich dem Hauttyp entspricht. Übermäßig entfettende Reinigungs- und Pflegeprodukte sind aber keine Lösung. Sie können im Gegenteil das Problem noch verschärfen, weil die Haut dadurch zu trocken werden kann und diesem Umstand durch eine wiederum gesteigerte Talgproduktion beizukommen versucht. Keinesfalls sollte man Produkte verwenden, die Mineralöle, wie Paraffine, oder Silikonöle enthalten. Diese verstopfen die Poren und lassen die Haut matt aussehen.

Die pubertäre Haut braucht klarerweise die Reinigung und ein Mindestmaß an Pflege. Aber sie braucht die Reinigung nicht im Übermaß. Sie ist nicht schmutzig, sondern vorübergehend aus dem Gleichgewicht.

Die erwachsene Haut

Um das 20. Lebensjahr herum sollte sich die Haut im Allgemeinen von den Stürmen der Pubertät erholt haben und uns mit einem möglichst ausgeglichenen Hautbild durch das Erwachsenenalter begleiten. Böse Zungen behaupten zwar, sobald die Pickel weg seien, kämen die Falten, aber so hart ist die Wirklichkeit nicht zu unserer Haut. Und, nicht bloß nebenbei bemerkt, die Pickel sind nie ganz weg. Vereinzelt kommen sie regelmäßig wieder. Dafür haben sie immer einen guten Grund.

Neben einem schwankenden Hormonspiegel und der Ernährungsweise kann vor allem Stress ein Grund für das Auftauchen von Pickeln sein. Bei Stress wird ein bestimmtes Hormon ausgeschüttet, auf das die Zellen der Talgdrüsen genau so wie auf Testosteron reagieren – mit gesteigerter Talgproduktion und Entzündungsbereitschaft. Ähnliches passiert Frauen durch eine ungeeignete Antibabypille oder die Hormonspirale, denn auch das hier enthaltene Gelbkörperhormon wird von den Talgdrüsen als männliches Hormon identifiziert und entsprechend bereitwillig aufgenommen.

Oft reagiert die Haut auch auf eine zu fette Sonnencreme, Tagescreme oder Pomade mit Pickeln und Mitessern. Es verstopfen sich die Poren und der Talgabfluss wird behindert. Für die vor allem durch die in vielen Kosmetikprodukten enthaltenen Mineralöle verursachten Pickel gibt es sogar eine eigene Bezeichnung: Kosmetikakne. Die einfache Lösung für dieses Problem ist, die pickelfördernden Produkte nicht mehr zu verwenden.

Obwohl zwischen dem 20. und 30. Lebensjahr geistige und körperliche Verfassung auf dem Höhepunkt sind und mit ihnen auch die Haut, braucht diese trotzdem ein gewisses Maß an Pflege. Es geht um Schutz und Vorbeugung. Auch wenn man es der Haut noch nicht ansieht, beginnt ab Mitte 20 die Kollagenproduktion abzunehmen und sich die Hauterneuerung unmerklich zu verlangsamen. Wer gerne in der Sonne liegt, alltäglichem Stress und einer Lebensumgebung mit hoher Umweltbelastung ausgesetzt ist, kein besonderes Augenmerk auf eine ausgewogene Ernährung legt und manchmal auch die Nacht zum Tag macht, beschleunigt diesen Prozess. Kleine Fältchen um die Augen sind erste Anzeichen der Hautalterung. Hier ist die Haut am dünnsten und zartesten und entsprechend sensibel.

Was die Haut in dieser Phase am allerwenigsten braucht, ist eine dicke Anti-Aging-Creme. Diese sorgt nämlich mit Sicherheit für Pickel. Viel sinnvoller ist, sich einen Abend in der Woche ganz einer Rundum-Wohlfühl-Pflege zu widmen. Das tut nicht nur der Haut, sondern dem ganzen Körper und der Seele gut. Der anschließende Schönheitsschlaf kommt dann ganz von selbst.

Zwischen 30 und 40 fühlt man sich im Allgemeinen recht wohl in seiner Haut. Aber es ist nicht mehr zu übersehen, dass sich die Lebensumstände wie etwa berufliche Belastung oder auch Schwangerschaft und Mutterschaft auf der Haut abzeichnen. Die Haut kann etwas dicker werden, kleine Fältchen um die Augen tiefer und dunkle Ringe um die Augen sind nicht mehr nur ein Zeichen für eine durchtanzte Nacht.

Die Ernährung wirkt sich in jedem Alter auf die Haut aus, aber ab diesem Alter werden die Auswirkungen auch sichtbar. Neben regelmäßiger und typgerechter Hautpflege ist die beste Vorbeugung gegen eine vorzeitige Hautalterung eine gesunde Ernährung. Wobei aus Sicht der Haut gesund ist, was ihr vor allem zwei Dinge liefert: Vitamin C und Antioxidantien. Vitamin C spielt für die Kollagenproduktion eine wichtige Rolle, Antioxidantien killen die freien Radikale und schützen so die Haut vor oxidativem Stress und seiner sichtbaren Folge, der vorzeitigen Hautalterung. Vitamin C findet sich in frischem Obst und Gemüse, vor allem Paprika, Zitrusfrüchten, Brokkoli und grünem Blattgemüse. Antioxidantien liefern rotes, oranges und gelbes Obst und Gemüse, Blattgemüse, Zwiebel und Knoblauch sowie – gute Nachricht! – Kaffee. Übrigens zählt man auch Vitamin C selbst zu den Antioxidantien. Im Kaffee ist es allerdings nicht enthalten.

Die reife Haut

Die Haut ist im Verlauf unseres Lebens einer Reihe von Einflüssen ausgesetzt, die zu sichtbaren Folgen führen: Falten, Altersflecken, schlaffes Bindegewebe. Je nachdem, wie stark diese Einflüsse auf die Haut wirken, kann das biologische Alter unserer Haut um bis zu zehn Jahre nach oben wie nach unten von unserem realen Alter abweichen. Es hängt nämlich nur zu einem kleinen Teil von unseren Genen ab, wie rasch die Haut altert. Viel größeren Einfluss hat, wie wir uns verhalten, was wir essen, welche Pflege wir der Haut angedeihen lassen, ja sogar, wo wir leben und welchen Beruf wir ausüben.

Die Hautalterung stellt, wie unsere Alterung insgesamt, einen allmählichen Vorgang dar, der mit individuell unterschiedlicher Geschwindigkeit abläuft. Er kann ein Gradmesser unseres Lebensstils sein.

Je nach Lebensweise nimmt früher oder später die Elastizität der Haut ab, weil die Fasern des Bindegewebes an Spannkraft verlieren. Man erkennt das an Linien und Fältchen, vor allem im Gesicht. Das Gesicht zeigt aber nicht nur durch Falten die Hautalterung. Im Laufe der Zeit gibt die gesamte Gesichtskontur dem Einfluss der Schwerkraft nach und sackt quasi nach unten. Das Mund-Nase-Dreieck steht bei jungen Menschen auf der Spitze, mit dem Alter wird es zu einer Pyramide.

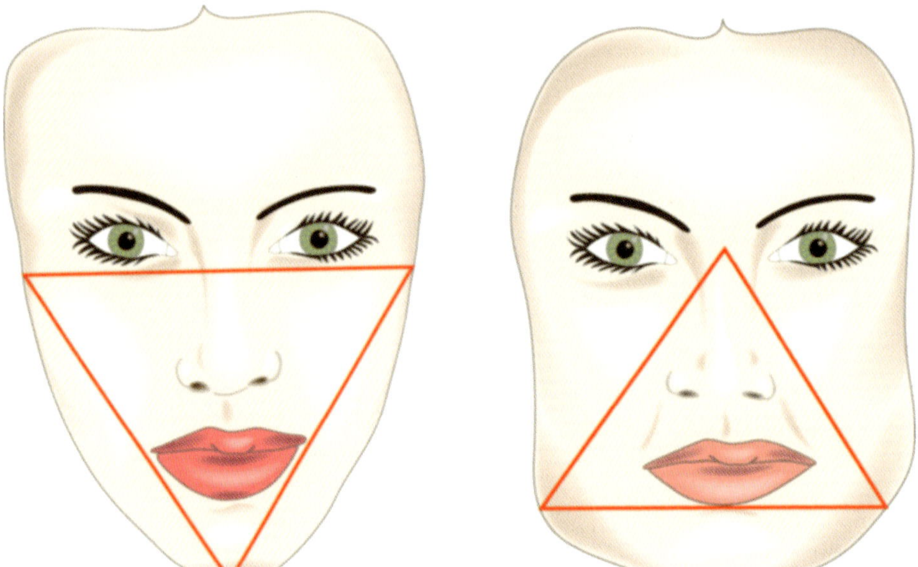

Mund-Nase-Dreieck

Junges Gesicht:
Das Dreieck steht auf der Spitze

Reifes Gesicht:
Das Dreieck steht auf der Basis

Übrigens: Ein schönes, junges Gesicht ohne Kanten und Furchen erhält seinen Liebreiz durch die Fettpolster der Unterhaut. Diese liegen gut verpackt in Bindegewebskammern. Wer sich nach jedem Gramm zu viel auf der Badezimmerwaage mit Nahrungsentzug kasteit, sollte sich vor Augen halten: Es ist das Fett, das Jugend und Schönheit verleiht!

Die wesentlichen Bestandteile des Bindegewebes sind Kollagen und Elastin. Kollagen besteht aus starken Eiweißfäden und ist für Stabilität und Festigkeit der Haut verantwortlich. Elastin ermöglicht wie die elastischen Fasern in einem Stretchstoff die Dehnfähigkeit der Haut. Elastin begleitet uns mehr als 70 Jahre weitgehend unverändert in unserer Haut, wird aber nur in der frühen Kindheit gebildet. Neues Elastin kommt also nicht dazu; wird es im Verlauf der Jahrzehnte weniger, wird nichts nachgeliefert. Im Gegensatz zu den Kollagenfasern, die zwar auch weniger, aber doch weiterhin neu gebildet werden.

In höherem Alter sinkt aber nicht nur die Menge der Kollagenfasern und der elastischen Fasern, sondern auch jene der Blutgefäße. Die Blutgefäße in der Haut sind wie die Kollagenfasern von elastischen Fasern umgeben und auch diese altern. Man kann das oft an stark sichtbaren Adern auf Nase oder Wangenhaut erkennen. Diese Blutgefäße können sich mangels Elastinhülle nicht mehr komplett zusammenziehen und scheinen als rote Äderchen durch die Haut.

Mit zunehmendem Alter verlangsamen schließlich auch die Zellen der Oberhaut den Rhythmus ihrer Erneuerung: von anfangs 28 Tagen auf bis zu 50 Tagen im hohen Alter. Folgen sind unter anderem, dass Wunden langsamer heilen und Nägel langsamer nachwachsen. Gute Fettpolster können diese Veränderungen zwar etwas verlangsamen, aber nicht aufhalten. Bei mehr Hautfett sacken einfach etwas prallere Bäckchen ab. Das fällt vielleicht nicht so auf wie bei einem hageren Gesicht, aber dem Absacken entgeht niemand.

In der Kosmetik hat sich in den letzten Jahren der Begriff „Glow" etabliert. Gemeint ist damit gesunde, klare, reine und strahlende Haut. Der Glow ist der seidige Glanz der Haut, ein sanftes Leuchten, das von innen zu kommen scheint – und es, objektiv gesehen, auch tatsächlich zu einem hohen Grad tut – und das als Ziel aller kosmetischen Bemühungen definiert wird. Der Glow ist so etwas wie der Heilige Beauty-Gral. Wie der sagenhafte König Artus hinter dem legendären Gral sind wir hinter dem Glow her. Ihn zu gewinnen und zu erhalten ist nur am Rand eine Frage des Alters. Natürlich ist junge Haut von sich aus meist mit Glow gesegnet. Aber auch der reifen Haut muss er nicht verloren gehen bzw. unerreichbar sein. Der Glow ist kein Privileg der Jugend. Ein ausgewogener Lebensstil, der auch die Psyche mit einbezieht, gesunde Ernährung und eine Hautpflege mit individuell passenden und natürlichen Produkten bringt die Haut in jedem Alter zu einem gewissen Leuchten. Und das unabhängig von den altersbedingten Veränderungen, denen die Haut natürlicherweise ausgesetzt ist.

In reiferer Haut verteilen sich die Hautpigmente nicht mehr so gleichmäßig wie in junger Haut. Sie ballen sich an manchen Stellen und treten als Pigmentflecken, als Altersflecken, in Erscheinung. In vielen Fällen sind sie die Quittung für allzu intensive Sonnenbestrahlung. Diese bräunt nicht nur gleichmäßig die Haut, was erwünscht ist, sondern verstärkt die Pigmentierung oft auch partiell, was weniger erwünscht ist. Überdies belegen aktuelle Studien, dass Stresshormone nicht nur Pickel und Mitesser bewirken, sie fördern auch die Pigmentansammlungen in der Haut. Eine partielle Überproduktion des Hautpigments Melanin verursacht dann die fleckigen Zeichen der Zeit im Gesicht, an den Händen oder am Dekolleté.

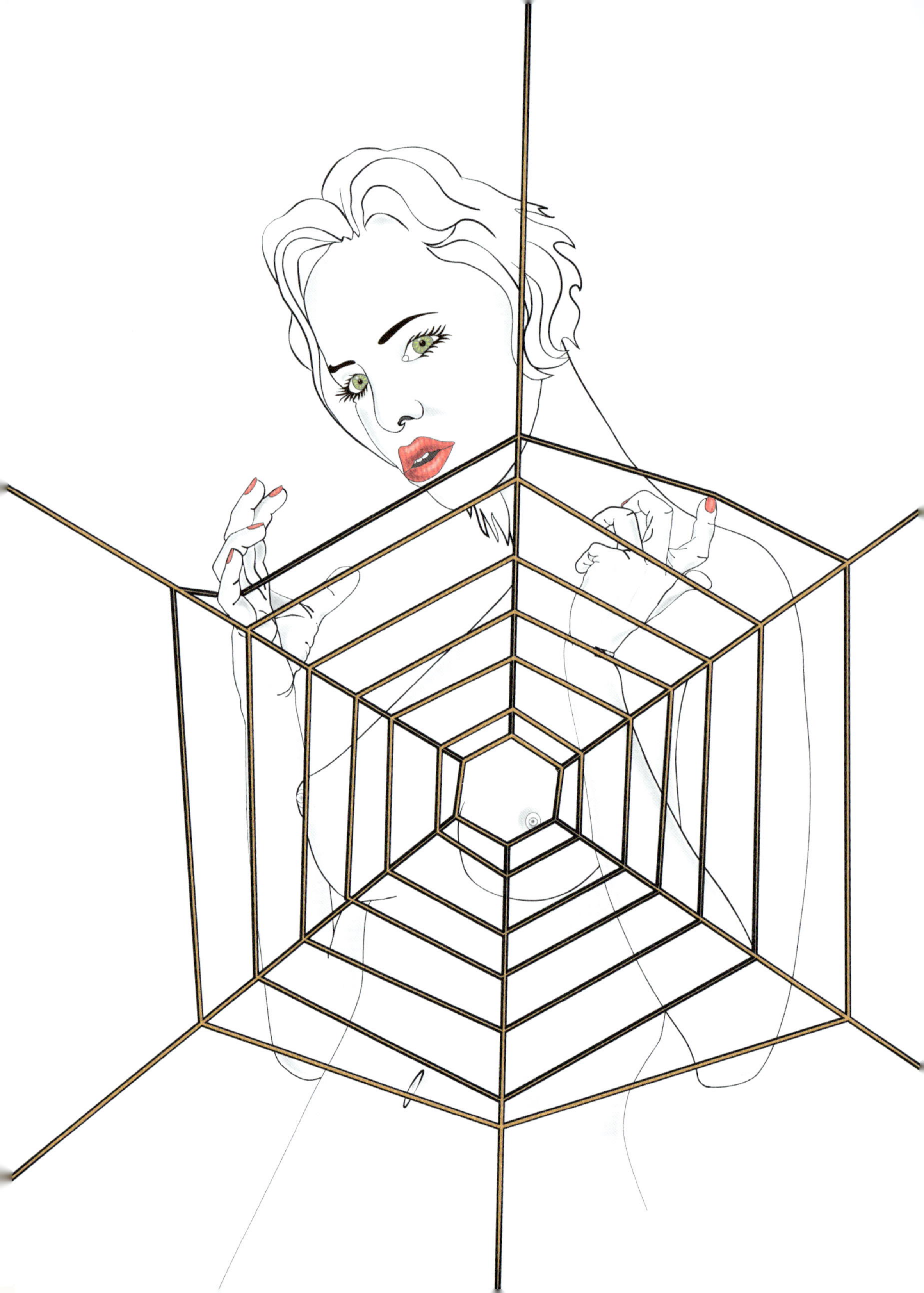

Die Haut ist unser größtes Organ. Und sie ist mit anderen Organen eng verbunden:

Die Haut und ihre Netzwerke

Unsere Haut überzieht uns zur Gänze. In ihr ist alles drinnen, was uns ausmacht – körperlich, seelisch, emotional. Kein Wunder, dass sich alle diese Aspekte auf der Haut abzeichnen und auf diese Weise nach außen sichtbar werden. Unsere Haut zeigt deutlicher, wie es uns geht, als uns bewusst ist.

Das gilt zwar für die gesamte Haut, ist aber im Gesicht am deutlichsten ausgeprägt. In der Traditionellen Chinesischen Medizin (TCM) gilt der Zusammenhang zwischen bestimmten Bereichen des Gesichts und verschiedenen inneren Organen und Systemen als Selbstverständlichkeit und ist auch seit vielen Jahrhunderten ausführlich dokumentiert. Unsere westliche Sichtweise ringt sich erst in den letzten Jahrzehnten zu der Einsicht durch, dass ein Ausschlag auf einem bestimmten Bereich der Gesichtshaut tatsächlich auf ein spezifisches Problem mit einem bestimmten Organ hinweist.

Grundlage dafür ist ein System von Meridianen, das unseren Körper durchzieht und vielfältige Verbindungen herstellt. So steht etwa der Wangenbereich in Verbindung mit dem Lungenmeridian. Tauchen in diesem Bereich vermehrt Pickel und Mitesser auf, weist das aber nicht zwangsläufig auf Lungenprobleme hin. Denn die TCM ist von einer ganzheitlichen Sichtweise geprägt, die neben physischen auch psychische und emotionale Faktoren einschließt. So werden mit dem Lungenmeridian auch bestimmte emotionale Zustände assoziiert und die Pickel können durch Ängste, Kummer oder psychische Erschöpfung verursacht sein.

Diese Sichtweise der TCM ist für die ebenfalls auf Ganzheitlichkeit ausgerichtete Heilkosmetik sehr hilfreich. Wenn äußerliche naturkosmetische Mittel nicht zum erwarteten Erfolg führen, kann man vielleicht auf dieser Basis die Ursache des Hautproblems herausfinden. Denn wie in der TCM geht es bei der Heilkosmetik darum, den ganzen Menschen zurück in sein Gleichgewicht zu bringen. Wenn die Ursache für Pickel, Mitesser, Falten und Flecken etwa in einem emotionalen Ungleichgewicht zu finden ist, bringt es auf Dauer nicht viel, diesem bloß mit äußerlichen Maßnahmen zu Leibe zu rücken. Das mildert die Symptome, ändert aber nichts an den Ursachen.

Die Hautpartien im Gesicht können uns dabei helfen, die Ursachen für Hautprobleme in genau diesen Bereichen herauszufinden. Schauen wir also, was uns unsere Haut zu sagen hat.

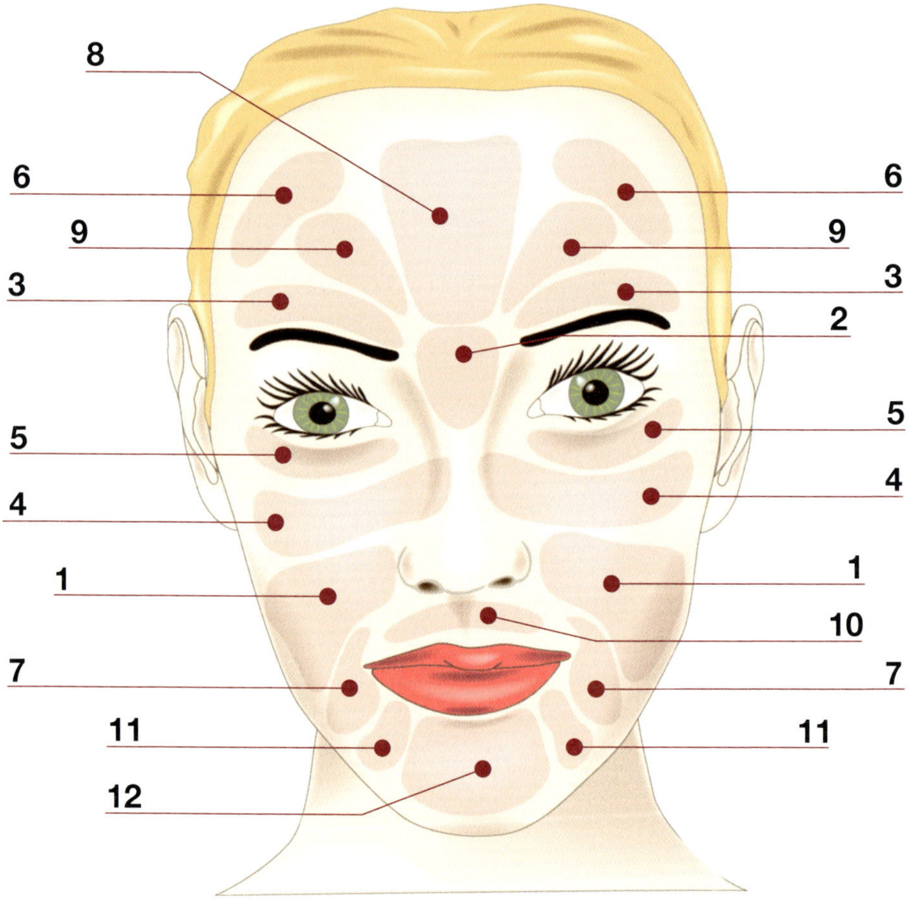

• **1 Lunge:** Ekzeme oder stärkere Schweißbildung in diesem Bereich können auf Stress, Kummer oder ein geschwächtes Immunsystem hinweisen.

• **2 Leber:** Eine senkrechte Falte am inneren Ende der rechten Augenbraue gilt als Zeichen für Leberprobleme und heißt entsprechend auch „Leberfalte". Ekzeme auf der Nasenwurzel und auf den Augenlidern können auf Ärger und Frust hinweisen („Etwas ist einem über die Leber gelaufen"), aber auch auf Launenhaftigkeit, unregelmäßige Periode oder Menstruationsprobleme allgemein. Auch können sie ein Zeichen für ein Zuviel an fettreicher Nahrung oder Alkohol sein.

• 3 Herz: Treten in diesem Bereich vermehrt Rötungen auf, kann das auf einen Mangel an positiven Emotionen hinweisen. Das Herz verlangt offensichtlich nach mehr Glückshormonen.

• 4 Magen und Milz: Rötungen, entzündete Hautstellen, Pickel und Mitesser in diesem Bereich können auf Sorgen, unaufgearbeitete Enttäuschungen, Verdauungsprobleme, Reizdarmsyndrom, drohendes Burn-out oder auch Allergien hinweisen.

• 5 Nieren: Schwellungen durch Wassereinlagerung und ein stark gefordertes Lymphsystem können nicht nur Schlafmangel und eine Ernährung mit zu viel Zucker anzeigen, sondern auch Angstgefühle, Einsamkeit, Fruchtbarkeits-, Harnwegs- und Nierenprobleme.

• 6 Gallenblase: Unreinheiten auf diesem Bereich der Stirn können ihre Ursache in zu viel Fett, vor allem in übermäßig verarbeiteter Fertignahrung, aber auch in emotionaler Unausgewogenheit durch Verzagtheit und Unentschlossenheit haben.

• 7 Dickdarm: Mitesser und Pickel im Bereich unter den Mundwinkeln können ein träges Verdauungssystem anzeigen, aber auch die emotionalen Gründe dafür, wie Sorgen und zu viele trübe Gedanken.

• 8 Dünndarm und • 9 Blase: Allgemeine Verdauungsprobleme durch zu reichhaltige Nahrung, zu viel Zucker und minderwertige Fette sowie durch zu wenig Wasser können auf diesem Stirnbereich durch Hautunreinheiten und -rötungen auf sich aufmerksam machen. Bei Lebensmittelallergien ist oft der gesamte Bereich mit kleinen Pickeln übersät.

• 10 Dünndarm: Fleckige Stellen oder Rötungen können auf zu viel Zucker oder eine gestörte Darmflora hinweisen.

• 11 Hormonsystem und • 12 Eierstöcke: Die Hautbereiche für die Eierstöcke schließen links und rechts unter den Mundwinkeln an die Kinnpartie an, die für das Hormonsystem steht. Beide Bereiche sind eng verbunden, wobei auffällig ist, dass Pickel oft nur auf jener Seite entstehen, auf welcher der Eisprung erfolgt.

Manchen der aufgezählten Ursachen kann man mit der energetischen Kraft von Blütenessenzen beikommen, auch wenn das ein gewisses Maß an Geduld verlangt. Im Rezeptteil wird auf entsprechende Essenzen hingewiesen. Für andere – und im Zweifelsfall für alle – ist aber fachärztliche Unterstützung unabdingbar. Und mit einzelnen wird man wohl auch leben müssen.

Haut, Leber und Darm

Eine gesunde Leber ist das Um und Auf für eine klare, reine und strahlende Haut. Sie filtert nicht nur Giftstoffe und nicht mehr benötigte Hormone aus dem Blut, sondern verpackt diese auch entsorgungsfreundlich für den Darm. Kann die Leber dieser Aufgabe nur eingeschränkt nachkommen, bleibt ein Teil dieser Stoffe weiterhin im Blut und gelangt damit auch in das Unterhautgewebe und in die Lederhaut. Wiederum ein Teil davon wird mit den Hautsekreten auf die Oberhaut ausgeschieden. Die Haut erfüllt damit eine Entgiftungsfunktion, aber die Folge davon sind oft Erwachsenenakne, Pickel und Mitesser.

Meist ist eine verminderte Leberfunktion auch mit Darmträgheit verbunden. Solange das der Fall ist, sollte man keine Maßnahmen ergreifen, um die Leber zu entgiften. Zumindest die Haut könnte darauf sehr gereizt reagieren. Es ist also notwendig, zuerst den Darm in Schwung zu bringen.

Überhaupt ist bei allen Problemen und Erkrankungen der Haut und auch bei allergischen Reaktionen eine Sanierung des Darms sinnvoll. Der Zusammenhang zwischen gesundem Darm und schöner Haut ist nicht von der Hand zu weisen. Und das nicht nur im rein physischen Sinn. Übertragen steht der Darm auch für das Verdauen von Erlebnissen, die durchaus auch auf der Haut sichtbar werden können.

Der Darm verfügt genauso wie die Oberfläche der Haut über ein Mikrobiom. Diese Besiedelung mit rund 100 Billionen Mikroorganismen, allgemein und etwas ungenau als Darmflora bezeichnet, beeinflusst weitaus mehr als bloß unsere Verdauung. Sie hält unser Gehirn genauso gesund wie unser Immunsystem, beeinflusst unsere Figur, unseren Blutzuckerspiegel und unser emotionales Gleichgewicht. Und wenn auch der Darm selbst kein besonders attraktiver Teil unseres Körpers ist, so hat er doch größten Einfluss auf unsere äußere Attraktivität, also den Zustand unserer Haut.

Kosmetikstudio im Bauch

Das Mikrobiom des Darms erfüllt nämlich auch eine Aufgabe, die direkt der Haut zugutekommt. Es produziert Substanzen, deren Bezeichnung allen an Kosmetik Interessierten geläufig sind – allerdings als intensiv beworbene Inhaltsstoffe teurer Pflegeprodukte: Hyaluronsäure, Ceramide, Milchsäure, Antioxidantien und UV-Schutzfaktoren. Die Kosmetikindustrie setzt diese Substanzen ein, um die Hautalterung zu verzögern, Falten aufzufüllen und dem Teint einen gesunden Glanz zu verleihen. Und all diese wertvollen Beauty-Elixiere kann die gesunde Darmflora selbst herstellen und unsere Haut damit pflegen. Wir haben in unserem Bauch ein eigenes Kosmetikstudio!

Diese segensreiche Einrichtung in unserem Darm ist allerdings nicht immer ein Selbstläufer. Wie alles, was uns gute Dienste leisten soll, müssen wir auch unser Mikrobiom im Darm pflegen.

Die einfachste und zugleich wirkungsvollste Pflege läuft über den Teller. Wir können die Pflegeprodukte für unsere Darmflora nämlich essen. Fermentierte und vergorene Lebensmittel, wie Kefir, Käse, Joghurt – vor allem jenes mit Acidophilus oder Bifidus – oder Sauerkraut, liefern nützliche Mikroorganismen, wie Milchsäurebakterien und Bifidokeime, direkt in den Darm. Allerdings lassen sich nur etwa zwei Prozent der Darmkeime von außen über die Nahrung zuführen. Die anderen sind so genannte Anaerobier, die beim Kontakt mit Sauerstoff absterben. Deswegen müssen sie aber nicht verhungern, wir müssen sie bloß auf andere Weise füttern: mit präbiotischen Ballaststoffen. Diese widersetzen sich der Verdauung im oberen Verdauungstrakt und gelangen unverändert zu den Mikroorganismen im Darm. Solche Präbiotika liefern uns Lauchgemüse, wie Porree, Zwiebeln und Knoblauch, Hülsenfrüchte, wie Erbsen, Bohnen und Linsen, Haferflocken, Pastinaken und Topinambur.

Die Präbiotika füttern gezielt unsere nützlichen Darmbakterien und fördern die Entwicklung der schon im Darm lebenden Keime. Wer auf diese Weise für sein baucheigenes Beauty-Studio sorgt, wird mit vielfältigen Substanzen für eine gesunde und schöne Haut belohnt.

Wer sich schwer tut, sein Mikrobiom ausschließlich über die Nahrung zu pflegen – wegen Unverträglichkeiten etwa –, kann die Futtermittel für seine Keime und Bakterien auch über Nahrungsergänzungsmittel zuliefern. Am besten geeignet ist ein Synbiotikum, das sowohl verschiedene Bakterien als auch Präbiotika enthält. Ein Vorteil dabei ist auch, dass man weiß, welche Bakterien und Keime in welcher Menge enthalten sind. So kann man im Darm gezielt jene vermehren, die auf ein bestimmtes Hautproblem klärend einwirken können.

Die im Folgenden aufgelisteten Namen der verschiedenen Bakterienstämme scheinen vielleicht verwirrend. Aber man braucht sie, um sie in der Apotheke oder Drogerie verlangen zu können. Wenn Sie ein Präparat finden, das einzelne Arten der für Ihre Haut geeigneten Bakterien und Keime in hoher Dosierung enthält, sollte das ausreichend sein. Es sind zwar meist mehrere unterschiedliche Stämme angeführt, aber das vergrößert nur die Auswahl. Man muss nicht alle gegen ein bestimmtes Hautproblem nützlichen Bakterien gleichzeitig schlucken. Natürlich schadet es auch nicht.

Bakterien:	**Nützlich für:**
• Alle Milchsäure produzierenden Bakterien, vor allem L. acidophilus	Anregung der Milchsäureproduktion zur Verbesserung des pH-Werts der Haut und ihres Glanzes
• L. rhamnosus, L. gasseri	Anregung der Hyaluronsäureproduktion
• B. bifidum, B. animalis, B. infantis, B. longum, L. gasseri, L. acidophilus, L. fermentum, Streptococcus thermophiles	Schutz vor freien Radikalen
• B. animalis subsp. lactis, B. longum, L. casei, L. gasseri, Streptococcus thermophiles	Steigerung der Ceramidproduktion, Stabilisierung der Hautbarriere
• L. paracasei, L. plantarum	Beruhigung von sensibler, überempfindlicher Haut
• L. plantarum	Verbesserung der Hautfeuchtigkeit, Milderung von Fältchen
• B. infantis, B. bifidum, L. casei, L. plantarum, L. rhamnosus, L. fermentum, L. paracasei, Streptococcus thermophilus	Verminderung von Entzündungen in und auf der Haut, Verbesserung der Feuchtigkeit der Haut
• B. breve, L. plantarum, L. johnsonii	Schutz vor UV-Schädigungen und UV-bedingter Hautalterung
• B. lactis, B. breve, L. rhamnosus, L. plantarum, L. paracasei, L. fermentum, L. acidophilus	Milderung von Neurodermitis und Ekzemen

Die gezielte Fütterung der Darmflora kann in jedem Alter die Gesundheit und Schönheit der Haut verbessern und ist nicht auf ein bestimmtes Hautalter beschränkt. Wir brauchen die Produkte des Mikrobioms in unserem Darm buchstäblich bis zum letzten Tag in unserer Haut.

Eine unersetzliche Rolle spielen unsere Bakterien und Keime im Darm auch bei der Aufbereitung der Antioxidantien. Diese schützen die Haut vor den freien Radikalen, die ständig auf sie einwirken und sie schneller altern lassen. Ein Großteil der Antioxidantien, die wir über die Nahrung aufnehmen, gehört zu den Polyphenolen. Diese sekundären Pflanzenstoffe können – wie die meisten anderen Nährstoffe – nur zu einem sehr geringen Teil schon im Dünndarm für den Organismus aufbereitet werden. Unserem Verdauungssystem fehlen die nötigen Enzyme dafür. Diese besonderen Wirkstoffe gelangen also unverändert in den Dickdarm und erst hier werden sie durch die Arbeit der Keime und Bakterien für uns verfügbar gemacht. Ohne unser Mikrobiom im Darm würden die meisten der so wichtigen Antioxidanzien den Darm auf geradem Weg verlassen und niemals an unsere Haut gelangen. Dieser Umstand zeigt, dass auch eine bewusste und gesunde Ernährung nur im Zusammenwirken mit einer ausbalancierten Darmflora den erwarteten Nutzen für den Körper bringen kann.

Haut und Hormone

Was die Hormone in der Pubertät mit unserer Haut anstellen, haben wir schon besprochen. Die Beziehung zwischen Haut und Hormonen besteht aber unser ganzes Leben lang und in einer beachtlichen Vielfalt. Nicht nur Östrogen und Testosteron beeinflussen unser Hautbild, neben vielen anderen Hormonen auch Melatonin.

Melatonin kennen wir vor allem als Schlafhormon. Es macht müde und fördert das Einschlafen. Es ist aber auch ein Antioxidans, das die Hautalterung und die Entstehung von Krebszellen verzögert und das Immunsystem stimuliert. Es entsteht aus der Vorstufe Serotonin jeden Abend, sobald es dunkel wird, und steuert nicht nur unseren Wach-Schlaf-Rhythmus, sondern repariert während des Schlafs auch Schäden an unserem Erbgut, die tagsüber durch die UV-Strahlung des Sonnenlichts entstehen. Leider nicht vollständig, sonst gäbe es keine Falten und keinen Hautkrebs. Wer zu wenig Schlaf bekommt oder bei Licht schläft, hat zu wenig Melatonin im Blut und seine Haut altert schneller. Der Schönheitsschlaf ist also kein bloßes Schlagwort, sondern eine unumstößliche Tatsache. Allerdings dürfte Dornröschens Haut nach dem hundertjährigen Schlaf den Prinzen nicht wirklich begeistert haben. Denn die Haut und wir als Ganzes brauchen, um uns rundherum wohlzufühlen, nicht nur Melatonin, sondern auch Serotonin. Letzteres wird bei Helligkeit und besonders bei Sonnenlicht gebildet. Es ist der Baustofflieferant für Melatonin und zugleich ein wirksames Antidepressivum. Sonnenlicht direkt auf der Haut beeinflusst die Ausschüttung von Serotonin und in der Folge den Umfang der Melatoninproduktion. Zudem wird Melatonin in den Keratinozyten, den Pigmentzellen der Haut, hergestellt. Es kann gleich an seinem Entstehungsort seine Arbeit als Genwächter aufnehmen und die Erbsubstanz und die Eiweißstrukturen unserer Haut schützen.

Ein Teil der Hormone im vielfältigen Netzwerk unserer Haut ist geschlechtsneutral. Aber im Vergleich zum männlichen Hormonsystem ist das weibliche noch eine Spur komplizierter. Fruchtbarkeitszyklus, Schwangerschaft, Menopause – das alles wird von Hormonen gesteuert und deren Einflüsse bekommt auch die Haut zu spüren, im positiven wie im negativen Sinn.

Zyklische Schönheit

Fast jede Frau wird schon bemerkt haben, dass sich ihre Haut im Lauf des Menstruationszyklus sichtbar verändert. Zwischen dem ersten und sechsten Tag des Zyklus, also während der Regelblutung, braucht die Haut besonders viel Pflege. In dieser Zeit ist sie nämlich deutlich trockener als sonst. Nach Ende der Regelblutung beginnt der Östrogenspiegel anzusteigen. Östrogen gilt nicht umsonst als das Schöne-Haut-Hormon und so ist in der Zeit des Eisprungs, etwa am 14. Tag des Zyklus, der Östrogenspiegel am höchsten und die Haut besonders weich, strahlend und rosig. Darüber hinaus steigern zahlreiche subtile Veränderungen die Attraktivität der Frau: Gesichtszüge werden weicher, Lippen voller, Haare glänzender, der Teint hellt sich etwas auf.

Nach diesem Höhepunkt sinkt der Östrogenspiegel wieder. Im letzten Viertel des Zyklus lässt die Barrierefunktion der Haut nach, sie wird trockener und empfindlicher. In dieser Phase braucht die Haut sanfte Pflege, die sie nicht reizt, und verstärkten Sonnenschutz.

Weil die Anti-Baby-Pille in den natürlichen Hormonkreislauf eingreift, zeigt sich dieser Umstand auch auf der Haut. Die modernen Kombinationspräparate sind zwar wesentlich besser als jene früherer Zeiten. Aber auch sie erhöhen den Östrogenspiegel und können zu einer Östrogendominanz führen. Das ist ein wirkungsvolles Mittel gegen Akne und verleiht ein schönes, klares Hautbild. Das im Übermaß vorhandene Östrogen überdeckt die Androgene, die männlichen Hormone, die oft für Akne verantwortlich sind. Wird die Pille abgesetzt, ist die Akne wieder da. Die nur Progesteron enthaltende Pille bewirkt keine Östrogendominanz, kann aber Pickel verursachen. Außerdem gibt es einen Zusammenhang zwischen der Einnahme der Pille und der Ausbildung eines Melasmas, der „Schwangerschaftsflecken“, ganz ohne Schwangerschaft.

Und weil das Wort Melasma schon gefallen ist: Für viele Frauen ist es ein Begleiter durch die Schwangerschaft. Es zeigt sich ebenso wie das verwandte Chloasma als dunkle Flecken im Gesicht und an den Armen, besonders dicht gehäuft an Wangen, Oberlippe, Kinn und Stirn. Nach der Geburt verschwinden diese Flecken rasch wieder.

Die Schwangerschaft ist mit einer wahren Hormonschwemme verbunden. Der Spiegel des Hormons Progesteron kann um bis zu zwei Drittel steigen und das bewirkt, dass das Unterhautgewebe vermehrt Fett speichert. Progesteron kann aber auch Pickel verursachen, besonders im unteren Gesichtsbereich und am Kinn. Während der Schwangerschaft kann die Haut insgesamt empfindlicher werden und auf gewohnte Pflegeprodukte gereizt reagieren. Dass sie der werdenden Mutter trotzdem ein strahlendes Aussehen verleiht, liegt an der deutlich erhöhten Blutmenge, die auch durch die Haut zirkuliert.

Haut und Menopause

Auch die nächste Phase der Beziehung zwischen Haut und Hormonen bleibt dem weiblichen Teil der Menschheit exklusiv vorbehalten: die Menopause. Besonders bemerkenswert aus Sicht der Haut ist während der Wechseljahre die Funktion des Unterhautfettgewebes. Wenn die Eierstöcke ihre Arbeit längst eingestellt haben, produziert dieses Fettgewebe immer noch weibliche Hormone wie Östron und Östradiol, welche Frauen länger jung und fit halten als Männer und sogar die Freude am Sex konservieren können. Ein gewisses Maß an Unterhautfettgewebe sorgt also für viel mehr als bloß für reizvolle Konturen.

Die Hormonproduktion des Fettgewebes der Haut ist allerdings meist nicht ausreichend, um alle Beschwerden und Folgen der Menopause zu mildern. Gerade das Unterhautfettgewebe lässt das deutlich sehen – in Form von Cellulite. Davon werden in erster Linie Frauen befallen, weit weniger Männer, aber dicke und dünne Frauen gleichermaßen. Die ersten Anzeichen von Cellulite treten auf, sobald der Östrogenspiegel zu sinken beginnt. Das kann schon längere Zeit vor der Menopause sein. Die Anordnung, quasi die Architektur der Bindegewebsfasern wird nämlich durch den Einfluss des weiblichen Hormons Östrogen gestaltet. Und diese Bindegewebsarchitektur ist bei Frauen und Männern völlig unterschiedlich. Während die Gewebefasern bei Frauen senkrecht verlaufen, bilden sie bei Männern ein über Kreuz liegendes Geflecht. Dieses Fasergeflecht ist ausreichend stabil, um auch einen molligen Mann einigermaßen stramm zu halten.

Wie wir früher schon gesehen haben, ist die Festigkeit des Bindegewebes vom Zustand der Kollagenfasern und der sie umgebenden elastischen Fasern abhängig. Letztere werden im Verlauf des Lebens weniger, egal ob bei Mann oder Frau. Auch der Kollagengehalt sinkt geschlechtsunabhängig um etwa ein Prozent pro Lebensjahr. Bei Frauen macht der Kollagenabbau aber einen Sprung durch den Östrogenmangel in der Menopause. In den ersten fünf Jahren nach Beginn der Wechseljahre können Frauen bis zu ein Drittel der hautstraffenden Fasern verlieren. Neben Kollagen und Elastin bildet die Haut auch weniger Hyaluronsäure.

Phytohormone

Neben manchen anderen Aspekten ist auch der Zustand der Haut für viele Frauen ein Grund, während und nach der Menopause Hormonersatzpräparate einzunehmen. Weil trotz der Wirkung auch gewisse Zweifel hinsichtlich möglicher Nebenwirkungen bestehen, können Frauen als Alternative die von der Natur bereitgestellten Phytohormone nutzen. Phytohormone sind den Hormonen sehr ähnliche Stoffe, die in vielen Pflanzen vorkommen. Diese passen zwar nicht ganz so genau zu den Rezeptoren in der Haut (und im übrigen Organismus) wie die körpereigenen Hormone, können sich aber trotzdem mit dem jeweiligen Rezeptor verbinden und in den Zellen einen ähnlichen Effekt auslösen wie die Hormone, wenn auch deutlich schwächer als diese.

Pflanzen mit hormonartiger Wirkung kannte man schon, bevor man etwas über Hormone wusste. Schafzüchtern ist seit vielen Generationen bekannt, dass sich bei Schafen, die viel Rotklee fressen, der Menstruationszyklus verändert. Heute weiß man, dass Rotklee gleich mehrere Inhaltsstoffe liefern kann, die eine östrogenartige Wirkung haben und den weiblichen Hormonen sehr ähnlich sind.

Die Wirksamkeit von Phytohormonen bei verschiedenen Wechseljahresbeschwerden und auf den Zustand der Haut wurde bereits durch eine Reihe von wissenschaftlichen Studien nachgewiesen. Pflanzenhormone sind also durchaus ein milder Ersatz für fehlende Hormone und können Alterungsvorgänge sichtbar verzögern. Sie haben zwar nicht die gleiche Stärke wie rezeptpflichtige Hormonpräparate, dafür aber auch nicht deren Risiken und Nebenwirkungen.

Phytoöstrogene, also pflanzliche Östrogene, erhält man nicht nur als spezielle Präparate in Apotheken und Drogerien, sondern kann sie beispielsweise durch die Verwendung von Rotklee, Mönchspfeffer oder Traubensilberkerze auch in selbst gemachte Kosmetikprodukte einrühren. Und außerdem kann man sie auch essen. Sie kommen nämlich auch in ganz normalen Lebensmitteln, wie Sojaprodukten (Tofu, Sojamehl, Sojamilch), grünem Tee, Hopfen (und natürlich auch im Bier), Leinsamen, Kürbiskernen, Sonnenblumenkernen, Sesam und Hülsenfrüchten, wie Erbsen, Bohnen und Linsen, vor.

Haut und Seele

Dass Stress deutliche Auswirkungen auf die Haut haben kann, haben wir in einem früheren Kapitel schon gesehen. Stress ist ein emotionaler Zustand, durch den das Stresshormon Cortisol ausgeschüttet wird, das an Talgdrüsen andocken und die Talgproduktion steigern kann, was wiederum Pickel und Mitesser wachsen lässt. Der langen Kette von Ursache und Wirkung kurzer Sinn: Stress verursacht Pickel! Und das ist nur eines von vielen Beispielen für das zwischen Seele – und emotionalen Zuständen – und Haut bestehende enge Beziehungsnetz.

Die Haut gilt mit vollem Recht als Spiegel der Seele, als der Bildschirm, auf dem Zustände und Geschichten aus unserem Inneren und unserem Unbewussten deutlich sichtbar abgebildet werden. Wer seinen Blick für die Zeichen der Haut schärft, dem erzählt die Haut von einem seelischen Mangel, von Stress, von fehlendem emotionalem Gleichgewicht ebenso wie vom Zustand unserer Organe oder unseren Ernährungsgewohnheiten.

Die Haut ist unsere Schnittstelle zur Umwelt, Tor und Grenze zugleich. Sie hält unerwünschte Umwelteinflüsse von uns fern, ist aber auch eine echte Plaudertasche, wenn es um die Mitteilung der Zustände in unserem Inneren geht. Das beginnt schon damit, dass die Haut spontan auf unsere Emotionen reagiert. Durch stärkere oder schwächere Durchblutung erröten wir oder werden blass. Bei Angst tritt uns Schweiß auf die Stirn, manchmal erscheinen wir grau vor Sorgen oder strahlen vor Zufriedenheit.

Von Stress als Auslöser für Hautprobleme war schon die Rede. Das Wort Stress kommt aus dem Englischen und bedeutet Druck oder Anspannung. Ein besonderer psychischer Spannungszustand, wenn wir uns psychisch oder emotional bedrängt, unter Druck fühlen, ist also Stress. Eine vielfältige Erscheinung, die übrigens nicht nur durch psychische, sondern auch durch körperliche Faktoren ausgelöst werden kann. Und es gibt nicht nur den von uns – und unserer Haut – als belastend empfundenen Stress, sondern auch positiven, den so genannten Eustress, etwa durch Freude oder überschwängliche Begeisterung.

Aber der „negative“ Stress ist es, der uns hier vor allem beschäftigt. Hält er über längere Zeit an, sprießen vermehrt Pickel, und von zahlreichen Hauterkrankungen, wie etwa der Schuppenflechte (Psoriasis), ist nachgewiesen, dass das erste Auftreten oder auch neue Schübe durch Stress ausgelöst werden können. Solche Stressoren können Angst um den Arbeitsplatz, Probleme in der Partnerschaft oder mit starken Ängsten verbundene gesundheitliche Probleme, etwa Operationen, sein. Ein bis zwei Wochen nach Auftreten des Stress auslösenden Ereignisses „blüht“ plötzlich die Haut.

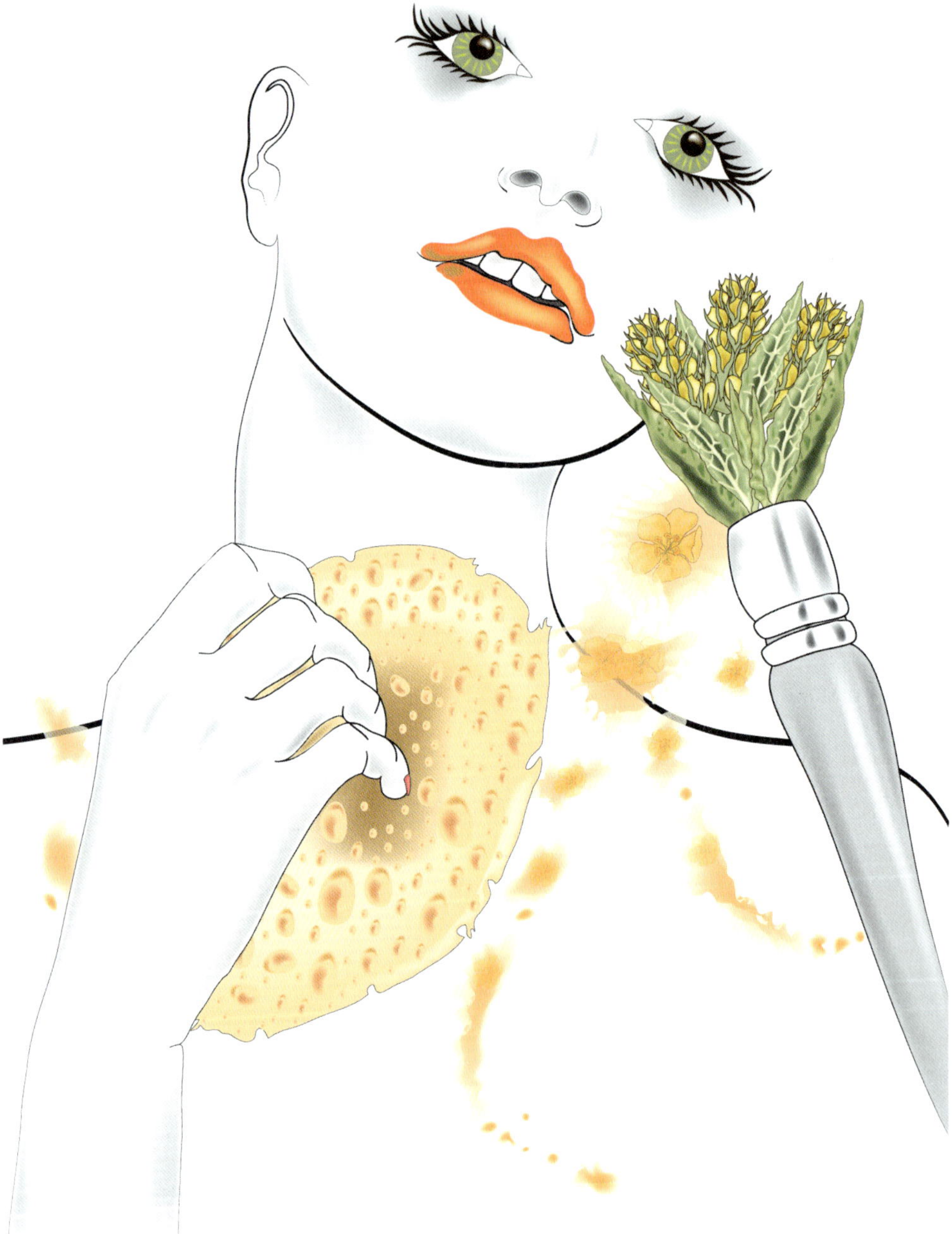

Damit die Haut ihre vielfältigen Aufgaben uneingeschränkt erfüllen kann und ihre natürliche Schönheit in jedem Alter erhalten bleibt, braucht sie unsere Zuwendung:

Pflege der Haut

Hautpflege ist sinnvoll und sogar nötig, um die natürlichen Funktionen der Haut zu erhalten und zu unterstützen. Die vielen raffinierten Tricks der Kosmetikindustrie muss man bei der Frage, was sinnvoll ist, aber nicht unbedingt in sein Glaubensbekenntnis aufnehmen. Interessant ist in diesem Zusammenhang bloß, dass die einschlägige Werbung nicht mit Schlagwörtern wie „individuell" und „persönlich" spart und dabei eine für die Hersteller der Produkte anonyme Masse von Konsumentinnen anspricht oder zumindest ansprechen will. Wie der Mensch im Ganzen zeigt auch seine Haut ausgeprägte individuelle Unterschiede. Was für die eine Haut gut ist, kann sich auf eine andere Haut desselben Hauttyps ausgesprochen schlecht auswirken – und dabei ist der Problemkreis der Allergien und fragwürdiger Inhaltsstoffe, wie Erdölderivate und Konservierungsstoffe, noch gar nicht berücksichtigt.

Was die Haut braucht, ist zuallererst eine dem Hauttyp und den individuellen Eigenheiten entsprechende und schonende Pflege. Schönheit ist nicht käuflich, wie uns die Kosmetikwerbung weismachen will. Schönheit ist die sichtbare Folge des guten Verhältnisses, das wir zu uns selbst und zu unserer Haut haben. Wer glaubt, für ein gutes Verhältnis zu seiner Haut seltene Algen oder Mineralpulver vulkanischen Ursprungs und etwas mit Glitzerpartikeln für einen verführerischen Schimmer auf der Haut zu brauchen – auch gut; jede/r soll glauben, was sie/er unbedingt glauben will und finanzieren kann. Für die Haut kann das allerdings eine Krise ankündigen. Was manchmal der Haut, der Hautbarriere und dem Säureschutzmantel mit den besten Absichten angetan wird, hat Mutter Natur in dieser Weise für unsere Haut nicht vorgesehen.

Milde Reinigung und sinnvolle Pflege

Eine sinnvolle Hautpflege besteht zuerst einmal aus einer milden Reinigung und einer dem Hauttyp entsprechenden Emulsion. Sie soll die Spannkraft erhalten, der Haut ein reines und gepflegtes Aussehen verleihen und sie bei der Erfüllung ihrer natürlichen Funktionen unterstützen. Und es gehört dazu, dass die Pflege selbst ein wohltuendes, erfrischendes und entspannendes Gefühl vermittelt.

Wichtig ist, dass die Pflegemaßnahmen weder die Atmung der Haut noch die Feuchtigkeitsregulierung beeinträchtigen. In dieser Hinsicht bieten die – selbst gemachten – Kosmetikprodukte aus rein natürlichen Stoffen unübersehbare Vorteile. Aus Kräutern, Blüten und Pflanzenölen kommt nur das in die Creme oder Lotion, was dann von der Haut auch aufgenommen werden kann und Poren, Haarbalgtrichter und Schweißdrüsen nicht verstopft.

Ein Großteil der industriell hergestellten Kosmetikprodukte wird auf Basis der sehr kostengünstigen Mineralöle zusammengerührt – und diese können von der Haut nicht aufgenommen werden. Um die Feuchtigkeitsregulierung der Haut nicht zu behindern, sondern wirkungsvoll zu unterstützen, sollten die zur Reinigung und Pflege verwendeten Gemische aus Öl, Fett oder Wachs dem Hautfett möglichst nahekommen. Damit überhaupt genügend Feuchtigkeit vorhanden ist, die über die Haut reguliert werden kann, ist eine ausreichende Flüssigkeitszufuhr nötig. Auch wenn man keinen quälenden Durst verspürt, sollte man täglich mindestens zwei Liter einer alkohol- und zuckerfreien Flüssigkeit (Wasser oder Tee) trinken.

Pflege während der Nacht

Nachts soll die Haut möglichst frei atmen können. Sie soll in der Lage sein, die im Zuge des Stoffwechsels entstandenen Schlacken abzusondern. Schutz vor äußeren Einflüssen ist nachts nicht nötig, also auch keine entsprechende Creme. Wichtig ist jedoch eine gründliche abendliche Reinigung. Bei fetter, zu Talgüberproduktion neigender Haut kann eine leichte, sehr dünn aufgetragene Schicht eines Körperöls helfen, die Eigenproduktion an Fett durch den vorhandenen Überschuss zu vermindern. Trockene Haut kann nach diesem Prinzip „Gleiches mit Gleichem behandeln" durch den Verzicht auf jegliche Nachtcreme sowie auf Körperöl dazu angeregt werden, sich den benötigten Talg selbst zu produzieren, statt sich wegen der Fettzufuhr von außen auf die „faule Haut" zu legen.

Pflege tagsüber

Tagsüber können Pflegecremen und Pflegeöle die Haut vor Umwelteinflüssen schützen und sie bei der Erfüllung ihrer natürlichen Schutzfunktionen unterstützen. Bei trockener Haut kann unter der Pflegecreme auch ein Gesichtsöl aufgetragen werden. Dafür empfehlen sich besonders Kräuterölauszüge, die eine breite Palette von Gerb-, Bitter- und Schleimstoffen enthalten. Diese Stoffe werden von der Haut gut aufgenommen und stellen eine reichhaltige Nahrung für sie dar.

Als Kräuter, von denen durch Ansatz in einem guten Pflanzenöl Ölauszüge hergestellt werden können, eignen sich für normale und speziell für **trockene Haut**:

• Ringelblume • Lavendel • Fenchel • Rose • Zitronenmelisse

Für **Mischhaut** und **fettige Haut**:

• Thymian • Rosmarin • Beinwell • Kamille • Salbei • Pfefferminze • Johanniskraut (allerdings nicht, wenn das Gesicht der Sonnenbestrahlung ausgesetzt wird!)

Die Gesichtsöle werden hauchdünn aufgetragen und mit den Fingerspitzen einmassiert.

Das in naturkosmetischen Rezepten oft bevorzugte Olivenöl ist ein eher schweres Öl und zieht nur langsam in die Haut ein. Wer sich vom leichten Eigengeruch nicht abhalten lässt, findet im Weizenkeimöl eine gute Alternative. Es ist leichter als Olivenöl und bildet auf der Haut keinen lange anhaltenden Fettglanz, sondern zieht rasch ein. Zudem enthält Weizenkeimöl viele wertvolle Vitamine und Keimlecithin. Ähnlich gut geeignet ist auch Rapsöl und natürlich besonders feine, wenn auch teurere, Öle, wie Traubenkernöl und Marillenkernöl.

Waschen, duschen, baden

Um die Haut gesund zu erhalten, muss sie regelmäßig gereinigt werden, und zwar die ganze Haut, nicht nur die Gesichtshaut. Die Haut wird dabei von den toten Zellen befreit, die von der Hornschicht abgestoßen werden, ebenso von Schweiß und überflüssigem Talg. Geschieht das nicht regelmäßig, verstopfen sich die Poren, sie vergrößern sich und können ihre Funktion nur noch eingeschränkt erfüllen. Die Ablagerungen in den Poren färben sich unter dem Einfluss von Sauerstoff schwarz und entzünden die Haut. Das Ergebnis sind Pickel, Mitesser und übermäßig fette Haut.

Das Duschbad eignet sich im Alltag wohl am besten für die Reinigung der gesamten Haut. Doch auch wenn es ein Genuss ist, sich das warme Wasser minutenlang auf den Körper prasseln zu lassen, sollte man die Zeit unter der Dusche so kurz wie möglich halten. Das Wasser sollte nur so warm sein, dass es gerade angenehm ist.

Schmutz und Schweißrückstände von der Haut zu entfernen, schafft warmes Wasser ganz allein. Aber natürlich sind wir an duftenden Schaum diverser Duschgels gewöhnt. Um eine Beschädigung der Hautbarriere zu vermeiden, sollte man möglichst Duschgels wählen, die auf radikal entfettende Inhaltsstoffe, wie Tenside, weitgehend verzichten oder diese zumindest nur in sehr niedriger Konzentration enthalten. Je weniger Talg unserer Haut beim Duschen verloren geht, umso geringer ist danach die Notwendigkeit der Rückfettung. Mit dem Schutz durch die körpereigenen Lipide kann nämlich selbst das beste Pflegeprodukt nicht mithalten.

Hautfreundliche tensidarme Duschgels erkennen Sie an der geringen Schaumbildung. Das mag zwar zunächst etwas gewöhnungsbedürftig sein, hat aber keinerlei Einfluss auf die säubernde Wirkung.

Neben den Tensiden in Duschbädern sind auch die Emulgatoren in Cremen und Ölbädern problematisch. Sie sind notwendig, damit sich Wasser und Fett verbinden können. Oft sind sie aber in zu hoher Konzentration in den Produkten enthalten und können dann das Gefüge der körpereigenen Hautfette stören. Vor allem bei trockener und sensibler Haut ist umso besser, je weniger Emulgatoren darin enthalten sind.

Haarshampoo ist kein Duschgel

Während man ein mildes Duschgel mit einem sauren pH-Wert durchaus auch als Haarshampoo verwenden kann, sollte Haarshampoo generell nicht als Duschgelersatz herhalten. Die Inhaltsstoffe vieler Shampoos sollten vor allem nicht an trockene oder sensible Haut gelangen. Besonders Shampoos gegen fettiges Haar, für mehr Fülle („Volumenshampoos") und für gefärbtes Haar trocknen die Haut sehr stark aus. Sie schädigen die Hautbarriere und erhöhen die Anfälligkeit für Allergien.

Nach der Dusche hilft ein Körperöl der Haut, die angegriffene Schutzschicht rasch wieder aufzubauen. Durch die Feuchtigkeit der Haut bildet das Öl einen emulsionsartigen Film, der rasch einzieht. Massiert man das Öl vor dem Duschen in die Haut, so entfernt die sodann mit dem Wasser entstehende Emulsion den fettlöslichen Schmutz. Zugleich ersetzt sie aber einen Großteil der abgewaschenen Fettschicht wieder.

Während das Duschbad überwiegend den Zweck hat, den Körper zu erfrischen und zu reinigen, ist das Vollbad in der Wanne eher ein Pflege- und Schönheitsbad und dient der Entspannung. Es sollte für die besonderen Genussmomente reserviert werden und vor allem bei trockener oder sensibler Haut nicht tägliche Routine sein. Wer keine Bedenken wegen einer rutschigen Badewanne und der Reinigung der Fettränder hat, kann sein Bad auch mit einem Schuss seines Lieblingskräuteröls genießen. Das hat den zusätzlichen Vorteil, dass die Haut gut rückgefettet wird. Allerdings nur, wenn die Haut nach dem Bad nicht trockengerubbelt, sondern nur abgetupft wird. Wer rubbelt, löst mit dem flüssigen Öl die hauteigenen Lipide und schmiert sie in das Badetuch.

Die Temperatur des Vollbads ist ideal, wenn sie knapp über der Körpertemperatur liegt. Zu lange sollte man den Genuss in der Wanne jedoch nicht ausdehnen. Stundenlange heiße Schaumbäder laugen die Haut aus, was man an den weißlich verquollenen, welligen Fingerspitzen deutlich erkennen kann. Diese verschrumpelte Oberhaut zeigt, dass die Hautbarriere ausgewaschen ist. Auch mit rückfettender Pflege nach so einem Badeexzess kann es einige Stunden dauern, bis sich die Hautbarriere erholt hat.

Der Haut Gutes tun

Bevor wir uns der Herstellung heilkosmetischer Produkte zuwenden, wollen wir einen Blick auf die vielfältigen Möglichkeiten werfen, die Haut auch ohne Cremen, Lotionen und Tonics zu verwöhnen. Nicht als Ersatz selbstverständlich, sondern als Ergänzung. Denn vieles, was wir ohnehin tun, können wir in dem Bewusstsein, damit der Haut Gutes zu tun, noch lieber tun. An erster Stelle steht dabei der

Schönheitsschlaf

Der nächtliche Schlaf heißt aus gutem Grund Schönheitsschlaf. Für unsere Gesundheit und die unserer Haut sind acht Stunden Schlaf optimal. Natürlich ist das Schlafbedürfnis individuell verschieden. Aber wer zu wenig Schlaf bekommt, sieht das beim ersten morgendlichen Blick in den Spiegel: Ringe unter den Augen, ein bleiches Gesicht, glanzlose Haut. Beim Schlaf entspannen sich alle Muskeln völlig, auch jene im Gesicht. Gesunder Schlaf fördert die natürliche Entgiftung des Körpers, was sich in einem klaren Teint bemerkbar macht. Bei ständigem Schlafmangel verstopfen die Poren, die Haut wird matt und neigt zu Pickeln.

Die Hautzellen erneuern sich nachts wesentlich schneller als tagsüber. Die Kollagenproduktion steigt, weil die Ausschüttung der sie anregenden Hormone in der ersten Schlafphase am höchsten ist. Von der Bedeutung des Schlafhormons Melatonin für die Haut war schon im Kapitel über die Beziehung zwischen Haut und Hormonen die Rede. Jedenfalls bedeutet weniger Schlaf auch langsamere Gewebeerneuerung und als deren Folge den Verlust von Volumen und Festigkeit. Die Haut wird allmählich dünner. Neuere Forschungen haben belegt, dass während des Schlafs von Mitternacht bis knapp vor Sonnenaufgang die Mikrozirkulation deutlich erhöht ist, also die Durchblutung der kleinsten Blutgefäße. Dadurch wird die Haut vermehrt mit Sauerstoff versorgt.

Wichtig vor dem allnächtlichen Schönheitsschlaf ist eine gründliche Reinigung des Gesichts. Dass alle Spuren des Make-ups restlos entfernt werden müssen, ist klar. Aber auch abgeschuppte Hautpartikel und Schweißspuren sind für die Gesichtshaut ein Hindernis bei der nächtlichen Regeneration.

Vitamin D, das Hautvitamin

Dass die Haut mit Hilfe des Sonnenlichts Vitamin D selbst bildet, ist hinlänglich bekannt. Das sollte aber kein Grund sein, stundenlang in der prallen Sonne zu liegen. Und vor allem sollte die Sorge, dass die UV-B-Bestrahlung durch Sonnencreme von der Haut abgehalten und damit die Vitamin-D-Produktion behindert werden könnte, kein

Argument sein, auf ausreichenden Sonnenschutz zu verzichten. Denn die Schäden, die UV-Strahlung auf und in der Haut anrichtet, sind zu gravierend. Sie reichen von Sonnenbrand über verstärkte Faltenbildung und Pigmentflecken bis zu Hautkrebs.

Übrigens braucht die Haut zur Vitamin-D-Synthese ausschließlich die UV-B-Strahlung. UV-A-Strahlung, die vorwiegend die Bräunung der Haut bewirkt, ist dabei gänzlich unbeteiligt. Besuche im Solarium, wo vor allem UV-A abgestrahlt wird, sind deshalb für die Vitamin-D-Bildung sinnlos.

Das – nicht nur – für die Haut wichtige Vitamin D kann man auch über die Nahrung aufnehmen. Besonders hohe Konzentrationen davon finden sich in fettem Fisch wie Lachs, Hering, Thunfisch, Sardine, Makrele und Aal. Und natürlich in Lebertran, der aber wegen seiner geschmacklichen Eigenheiten nicht sehr beliebt ist. Auch in Rinderleber und Eigelb ist Vitamin D zu finden, allerdings in nur geringen Mengen.

Die Mengen an Vitamin D sind auch das Problem: Bei einem halbstündigen Sonnenbad kann die Haut bis zu 20.000 Einheiten davon bilden. Das liegt deutlich über dem angenommenen täglichen Mindestbedarf von 400 Einheiten. Um auf diesen Wert zu kommen, müsste man täglich etwa ein halbes Kilogramm Makrele verspeisen. Ein Kompromiss zugunsten der Haut ist, nicht gerade die empfindlichsten Hautpartien – Gesicht, Arme – der Sonne auszusetzen. Bei UV-B-Strahlung wird Vitamin D überall in der Haut gebildet, auch auf Bauch und Rücken. Und auch da reichen zehn Minuten bis eine Viertelstunde, bevor man mit Sonnenschutzcreme von der Vitamin-D-Produktion zum Hautschutz wechselt.

Vitamin C, das Anti-Falten-Vitamin

Im Gegensatz zu Hunden oder Pferden können wir Menschen das lebensnotwendige Vitamin C nicht selbst produzieren, weil uns ein dafür nötiges Enzym fehlt. Deswegen sind wir auf die Zufuhr über die Nahrung angewiesen.

Vitamin C ist nicht nur einer der wichtigsten Radikalenfänger, also ein Antioxidans, sondern auch als Anti-Falten-Vitamin von buchstäblich sichtbarer Bedeutung. Ohne Vitamin C kann kein stabiles Kollagengerüst gebildet werden und der Haut Festigkeit verleihen. Verschiedene Enzyme und freie Radikale beeinträchtigen aber kontinuierlich die Stabilität der Kollagenfasern. Vitamin C wirkt dieser Beeinträchtigung entgegen, blockiert die destruktiven Enzyme und eliminiert die aggressiven Sauerstoffmoleküle, die freien Radikale.

Vitamin C schützt zwar vor den Folgen übermäßiger UV-Strahlung, wird aber selbst beim Kontakt mit UV-Licht in der Haut schnell abgebaut. Deshalb ist eine ausreichende Vitamin-C-Zufuhr nicht nur im Winter für das Immunsystem, sondern besonders auch im Sommer für die Haut wichtig. In der Haut arbeiten Vitamin C und Vitamin E eng zusammen. Vitamin E schützt vor allem die Zellwände vor freien Radikalen und wird durch Vitamin C regeneriert. Beide Vitamine gemeinsam schützen unsere Haut effektiver vor Schäden als nur eines der beiden Vitamine allein.

Wenn es um die Vitaminversorgung der Haut über die Nahrung geht, steht diese allerdings nicht an vorderster Stelle. Auch wenn man regelmäßig Vitamin-C-reiche Orangen, Kiwis, Erdbeeren und Sanddorngelee genießt, erreicht nur ein kleiner Teil des Vitamins die Hautzellen. Im Allgemeinen mag das ausreichend sein. Aber wenn die Haut besonders viel davon braucht, sollten Vitamin C und Vitamin E auch in Cremen und Lotionen enthalten sein. So bekommt die Haut eine ungleich höhere und hochwirksame Menge dieser Schutzvitamine.

Bei selbst gemachten Pflegeprodukten ist der Wirkstoffgehalt von den verwendeten Grundstoffen – Kräutern vor allem und Blüten – und den Hilfs- und Zusatzstoffen abhängig. Zu letzteren gehören neben Pflanzenölen auch Propolis oder Weihrauch. Und wenn die Haut einen besonders hohen Bedarf an den Vitaminen C und E anmeldet und wir diesen sinnvollerweise durch eine Creme oder Lotion abdecken wollen, dann springen wir eben ausnahmsweise über unseren grünen Schatten und rühren synthetisches Vitamin C und/oder Vitamin E in das Produkt. Diese Vitamine sind in reiner Form in Kapseln abgefüllt und gut dosierbar. Mit dem Einrühren in die Creme sollte man warten, bis diese auf unter 40 Grad Celsius abgekühlt ist. Von der Dosierung her ist der Inhalt einer Kapsel Vitamin C auf einen 30-Milliliter-Tiegel Creme reichhaltig genug, bei Vitamin E reicht die Hälfte. Bei manchen Verfechterinnen der reinen Naturkosmetik mag die Verwendung synthetischer Vitamine auf Kritik stoßen, aber im Krieg, in der Liebe und gegen Falten soll jedes Mittel erlaubt sein.

Kaffee und Schokolade als Radikalenfänger

Mit gesunder Ernährung, die der Haut Gutes tut, bringen wir nicht unbedingt Genussmittel in Verbindung. Ist aber so! Dunkle Schokolade macht schön und Kaffee ist als Lieferant für Antioxidantien mit frischem Obst und Gemüse auf eine Stufe zu stellen. Letztere Aussage erregte bei einem internationalen Ärztekongress in Wien 2016 für gehöriges Aufsehen, ist jedoch durch eine breite Basis an wissenschaftlichen Untersuchungen untermauert.

Von den rund 2.000 verschiedenen Inhaltsstoffen des Kaffees ist das Koffein natürlich am besten erforscht. Aber auch die anderen geben nach und nach ihre Geheimnisse preis. So ist es den Wissenschaftlern gelungen, die vielen Substanzen zu analysieren und chemisch zu identifizieren, die beim Röstvorgang und bei der Zubereitung das Aroma des

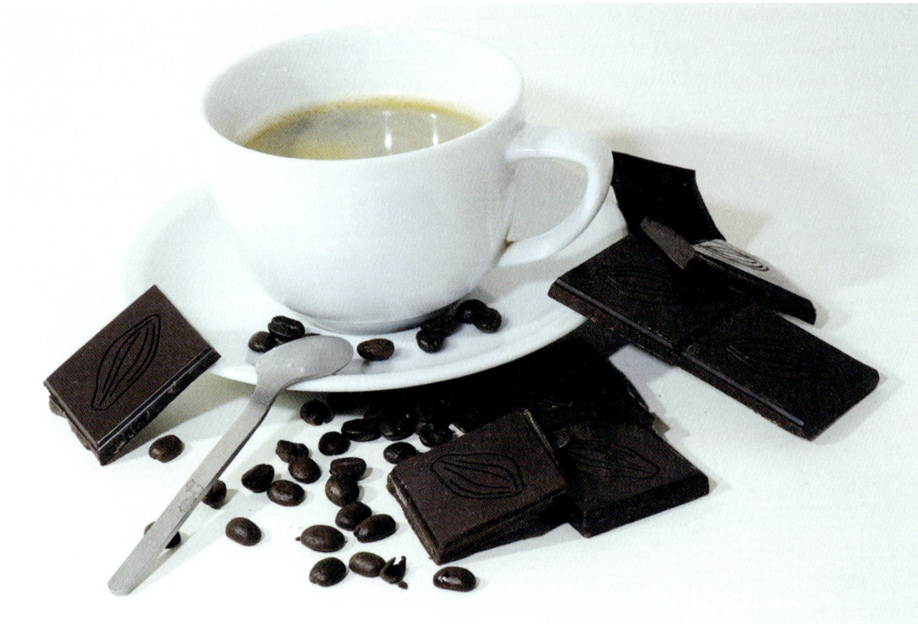

Kaffees freisetzen. Meist handelt es sich dabei um leicht flüchtige ätherische Öle, die in ihrem Zusammenwirken den betörenden Duft von frischem Kaffee hervorbringen. Sie werden frei, wenn der Kaffee mit heißem Wasser oder, noch besser, mit Wasserdampf in Berührung kommt. Und die Moleküle dieser Aromastoffe sind machtvolle Antioxidantien, die freien Radikalen gnadenlos den Garaus machen!

Kommt der Kaffee allerdings mit Milch in Kontakt, büßt er einiges an Aromastoffen ein. Die Haut mag also am liebsten puren Espresso ohne Milch und natürlich ohne Zucker. Neben den Antioxidantien liefert der Kaffee der Haut auch die Vitamine Riboflavin (B2), Niacin (B3), Panthotensäure (B5) und Pyridoxin (B6). Diese Vitamine sind für das Nervensystem, den Eiweiß-, Kohlehydrat- und Fettstoffwechsel, für den Stoffwechsel in der Haut und das Haarwachstum von Bedeutung. Außerdem unterstützt Kaffee die Bildung des „Sonnenhormons" Serotonin, das nachts in das hautpflegende Melatonin umgewandelt wird. Das mag auch eine Erklärung dafür sein, warum der Kaffeeverbrauch in den skandinavischen Ländern zu den weltweit höchsten zählt. Besonders in der dunklen Zeit des Winters sind die Nordländer mit dem Sonnenhormon Serotonin unterversorgt. Aber der Kaffee hilft, einen Ausgleich zu schaffen.

Was die Schokolade als gesundes Genussmittel für die Haut qualifiziert, ist der Kakao. Damit sind viele Arten von Schokolade aus dem Rennen. Übrig bleibt dunkle

Schokolade mit einem Kakaoanteil von über 70 Prozent. Kakao ist ähnlich wie Kaffee ein Lieferant von Antioxidantien, die den Sonnenschutz der Haut verbessern, Entzündungen lindern und freie Radikale abfangen. Lauter Eigenschaften, die sowohl kurz- als auch langfristig das Hautbild verbessern. Wichtig ist aber ein möglichst geringer Zuckergehalt in der dunklen Schokolade, denn zu viel Zucker verkehrt alle Auswirkungen in das Gegenteil.

Die Haut füttern

Schönheit kommt von innen. Diese alte Volksweisheit hat durchaus mehrschichtige Bedeutung. Unter anderem jene, dass man Schönheit essen kann. Was die Haut angeht, trifft diese Behauptung in zweifacher Hinsicht zu. Einerseits bekommt die Haut durch gesunde Ernährung alles, was sie frisch und gesund erhält. Und andererseits können wir durch besondere Nahrungsmittel die Haut auch schützen. Zudem lassen sich manche ernsthafte Hauterkrankungen durch ein ausgefeiltes Ernährungskonzept bessern.

Für ihre kontinuierliche Erneuerung und den Erhalt ihrer Schutzfunktion ist unsere Haut ständig auf eine ausreichende Zufuhr von Vitaminen, Mineralstoffen, Spurenelementen, Eiweiß und verschiedenen Pflanzenstoffen angewiesen. Während ein großer Teil der Kosmetikinhaltsstoffe nur bis in die obere Schicht der Lederhaut gelangt, kommen die Stoffe aus der Nahrung über die Blutbahnen in alle Hautschichten. Das ist deswegen von großer Bedeutung, weil die meisten Vorgänge der Regeneration und auch der Alterung der Haut in der Lederhaut und im Bindegewebe stattfinden.

Es gibt eine Unzahl von Untersuchungen, welche Ernährungsweisen der Haut gut tun und welche weniger. Allen gemeinsam sind bei sonst durchaus recht unterschiedlichen Ergebnissen die folgenden Punkte:

- **Fisch, Rapsöl und Walnüsse:** Der hohe Grad an Omega-3-Fettsäure hilft, Entzündungen zu verhindern und verlangsamt damit Alterungsvorgänge der Haut. Auch scheint Omega-3-Fettsäure einen günstigen Einfluss auf Hauterkrankungen, wie Neurodermitis oder Schuppenflechte, zu haben.

- **Zitrusfrüchte, Schwarze Johannisbeeren, Kiwi, Paprika, Brokkoli:** Diese Vitamin-C-Lieferanten sorgen dafür, dass das Bindegewebe straffer bleibt und sich weniger Falten entwickeln. Bei Akne kann eine ausreichende Versorgung mit Antioxidantien mildernd wirken. Auch Kaffee liefert Antioxidantien und einige Studien belegen: Wer regelmäßig Kaffee trinkt, bekommt weniger Altersflecken!

- **Leinsamen und Soja:** Sie enthalten Phytohormone. Diese erhöhen die Dichte der Haut und festigen das Bindegewebe.

• **Käse, Joghurt und Kefir:** Vergorene Milchprodukte (auch solche aus Sojamilch) liefern dem Darm probiotische Bakterien, die über das Haut-Darm-Netzwerk mithelfen, das Hautbild zu verbessern. Bei Akne ist allerdings hinsichtlich der Milchprodukte Vorsicht geboten.

• **Grüner Tee:** Die enthaltenen Catechine und eine Reihe weiterer Inhaltsstoffe schützen die Haut vor den Folgen der UV-Strahlung und verbessern die Feuchtigkeitsregulierung der Haut.

• **Haferflocken, Hülsenfrüchte, Topinambur und Pastinaken:** Sie liefern präbiotische Ballaststoffe, füttern die guten Bakterien im Darm und ermöglichen diesen, unsere Haut mit Vitaminen zu versorgen und die Bildung von Ceramiden und von Hyaluronsäure anzuregen.

• **Karotten, Marillen und Paradeiser:** Viele Carotinoide und Antioxidantien bekommen wir von diesen Früchten. Das vermindert die Faltenbildung und bremst die Haut- alterung.

Eine ausgewogene, abwechslungsreiche Ernährung mit viel Obst und Gemüse hat unsere Haut am liebsten. Man sollte aber manchmal genauer auf den Teller schauen und bei Bedarf jene ausgewiesen hautfreundlichen Nahrungsmittel besonders oft im Speiseplan berücksichtigen. Viele Früchte kann man auch in Form frisch gepresster Säfte genießen.

Gesichtsmassagen

Wer sein Gesicht täglich einige Minuten lang an genau lokalisierten Punkten massiert, hat damit eine Methode des Liftings gefunden, die nichts kostet, keine Nebenwirkungen hat und der Haut trotzdem zu einem strafferen und jüngeren Aussehen verhelfen kann. Die behutsame Massage besteht aus sich wiederholenden Bewegungen der Fingerspitzen. Sie regt die Durchblutung an, fördert die Lymphdrainage und löst kleinflächige Verspannungen der Gesichtsmuskulatur. Das stützt die Haut, strafft sie, macht die Gesichtskonturen weicher und bremst die Entwicklung von Falten. Außerdem ist die Gesichtsmassage auch eine wohltuende Entspannungsübung für Seele und Geist.

Ob Sie für die Gesichtsmassage den Morgen oder den Abend wählen, bleibt ganz Ihnen überlassen. Wenn Sie keine sensible Haut, keine Akne und keine gereizten Hautstellen haben, können Sie bei der straffenden Gesichtsmassage ganz wenig reines Pflanzenöl verwenden. Benetzen Sie damit aber nur die Fingerspitzen. Bei der abschwellenden Gesichtsmassage sollten Sie auf Öl auf jeden Fall verzichten.

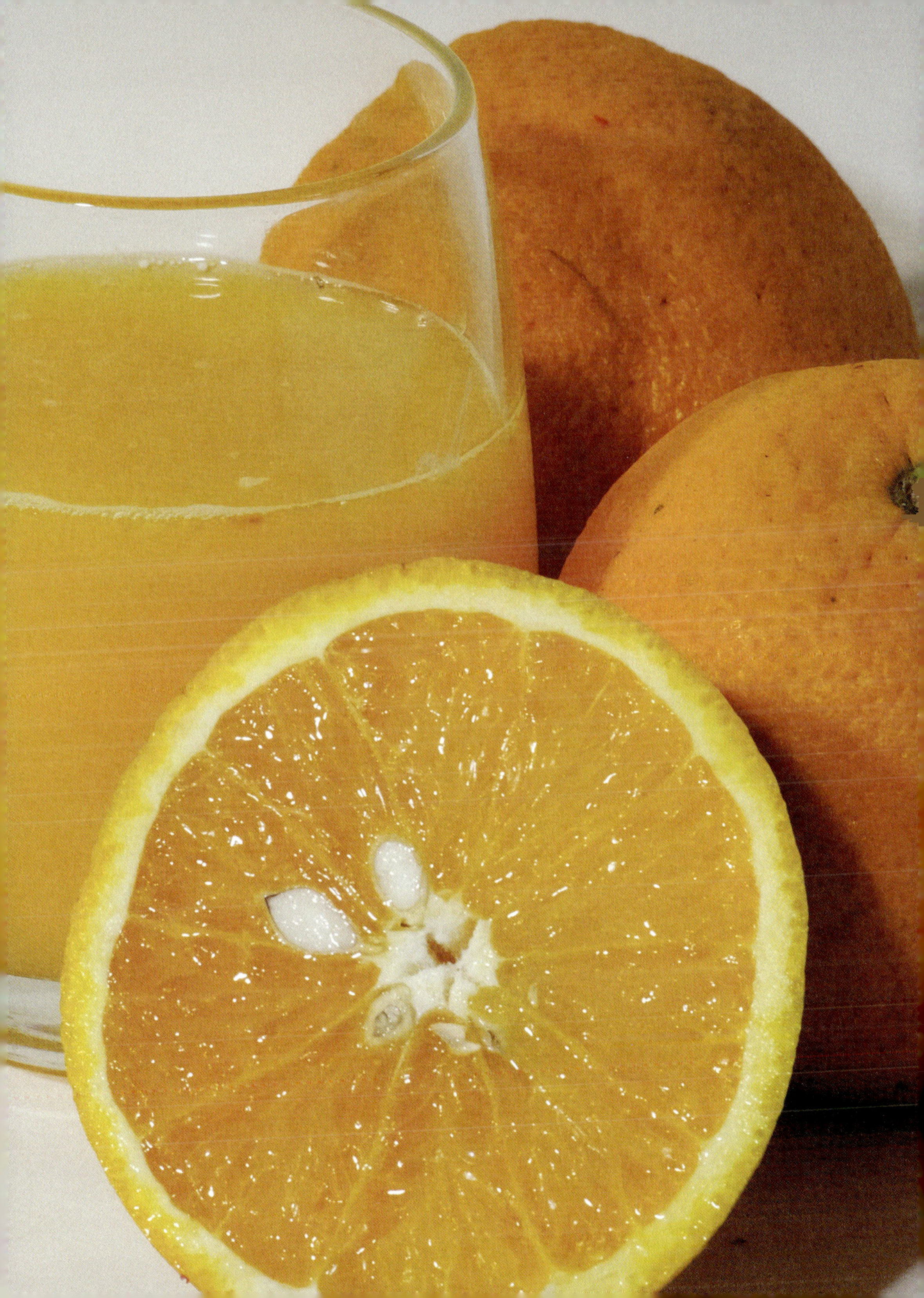

Straffende Gesichtsmassage

Sie fördert die Durchblutung, löst Verspannungen, strafft die Haut und kann sogar Fältchen etwas glätten. In den Genuss der Massage kommen besonders die „Problemzonen" des Gesichts, also jene Bereiche, die zu Falten und Erschlaffung neigen:

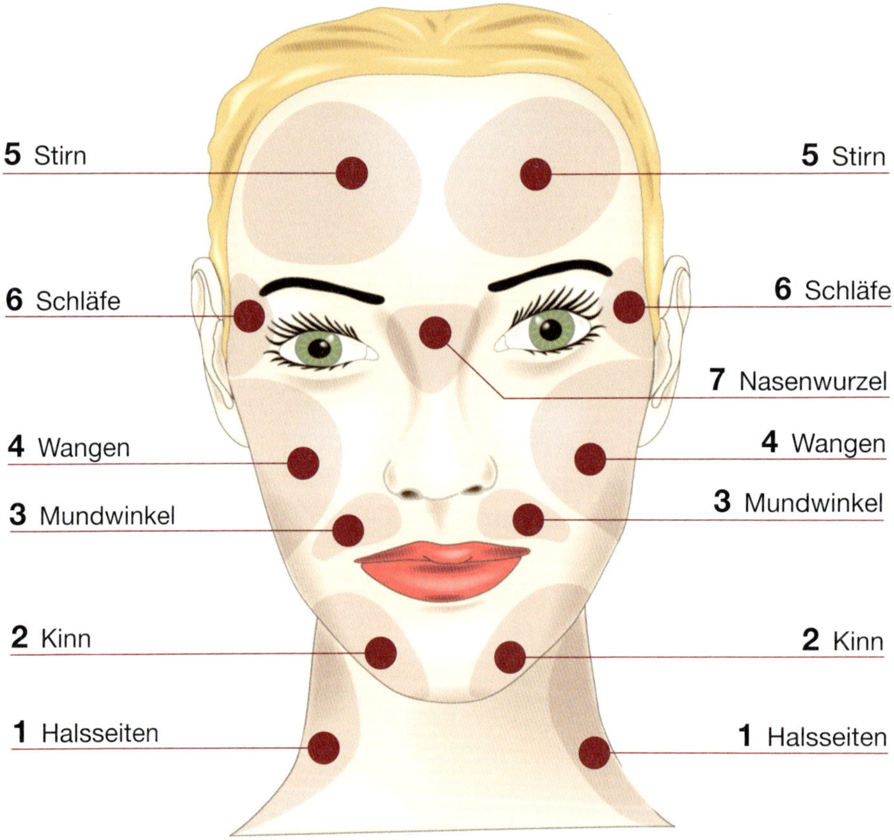

• **A** Streichen Sie mit allen Fingern der Hände auf den Halsseiten auf und ab. Dann massieren Sie beide Seiten des Halses gleichzeitig mit kreisförmigen Bewegungen. Einige Male wiederholen.

• **B** Spreitzen Sie den Zeigefinger vom Mittelfinger ab und legen Sie den Mittelfinger vor das Ohr. Schieben Sie dann die ganze Hand am Unterkiefer entlang vor und zurück, auf beiden Seiten und mit beiden Händen gleichzeitig, zumindest eine Minute lang.

Straffende Gesichtsmassage

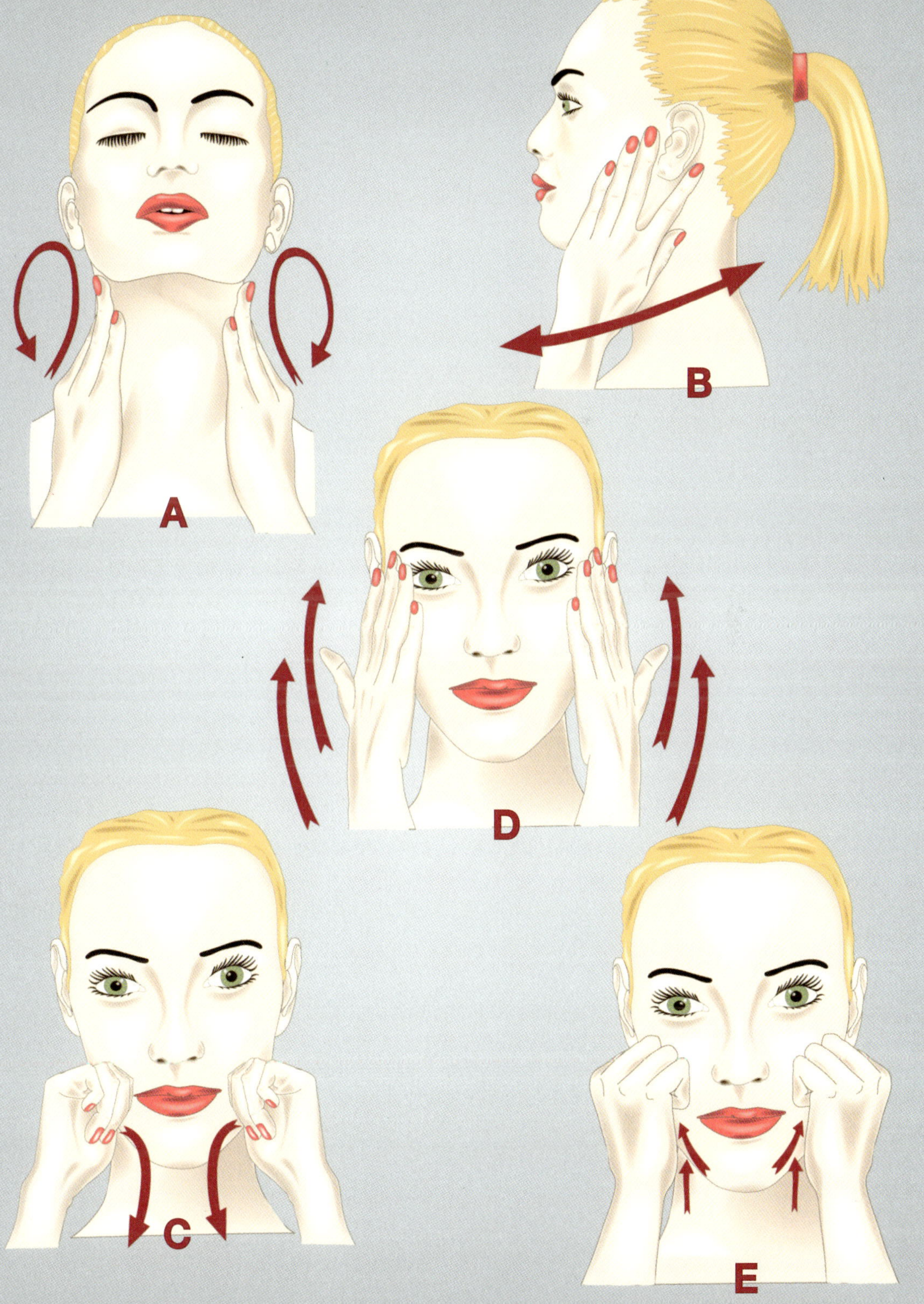

• **C** Halten Sie die Daumen fest unter das Kinn gedrückt und kneifen Sie die Haut darüber mit den abgewinkelten Zeigefingern, indem Sie sie rollen und fest drücken. Streichen Sie auf diese Weise langsam von hinten nach vorne, bis sich Ihre Daumen an der Kinnspitze treffen. Dann machen Sie mit den Zeigefingern kreisförmige Bewegungen um den Mund. Den ganzen Ablauf mehrmals wiederholen.

• **D** Schieben Sie auf den Gesichtsseiten mit flachen Händen die Wangen langsam, aber kräftig nach oben. Dann locker lassen und von vorne beginnen. Mehrfach wiederholen.

• **E** Ballen Sie beide Hände zu Fäusten, drücken Sie die Fingerknöchel unterhalb der Wangenknochen in die Wangen. Halten Sie den Druck einige Atemzüge lang, dann streichen Sie mit nachlassendem Druck nach außen, bis die Fäuste über den Ohren liegen. Mehrmals wiederholen.

• **F** Legen Sie die Fingerspitzen von Zeige- bis Ringfinger nahe der Nasenwurzel unten an die Augenbrauen und streichen Sie mit leichtem Druck nach oben und außen – an die 20 Mal hintereinander.

• **G** Legen Sie die Spitzen von Zeige- und Mittelfinger der linken Hand unten an die linke Schläfe, greifen Sie mit der rechten Hand über den Kopf und legen Sie die rechten Zeige- und Mittelfingerspitzen oben an die linke Schläfe. Dann ziehen Sie die Krähenfüße kräftig mit den Fingerspitzen auseinander und halten die Spannung einige Atemzüge lang. Mehrmals wiederholen, dann das Ganze mit der rechten Schläfe!

• **H** Legen Sie die Spitzen von Zeige- und Ringfingern beidseitig über die Nasenwurzel und ziehen Sie die Zornesfalte auseinander. Einige Atemzüge lang halten, mehrmals wiederholen. Dann massieren Sie diesen Bereich mit kräftigen gegenläufig kreisenden Bewegungen. Dehnen Sie diese Bewegungen langsam auf den gesamten Stirnbereich aus.

• **J** Zum Abschluss streichen Sie sanft mit allen Fingern über Stirn, Wangen und Kinn nach außen Richtung Ohren und von dort den Hals hinunter. Mehrmals wiederholen und dabei tief durchatmen.

Abschwellende Gesichtsmassage

Die abschwellende Gesichtsmassage unterstützt das Lymphsystem und ist besonders bei sensibler Haut zu empfehlen, kann aber auch bei Pickeln, Mitessern, langwieriger Akne und Hautreizungen hilfreich sein. Sie reduziert die Einlagerung und Stauung von Lymphsekret, fördert dessen Zirkulation und seine Möglichkeit, Schadstoffe abzutransportieren, und wirkt auf diese Weise Schwellungen und Entzündungen entgegen.

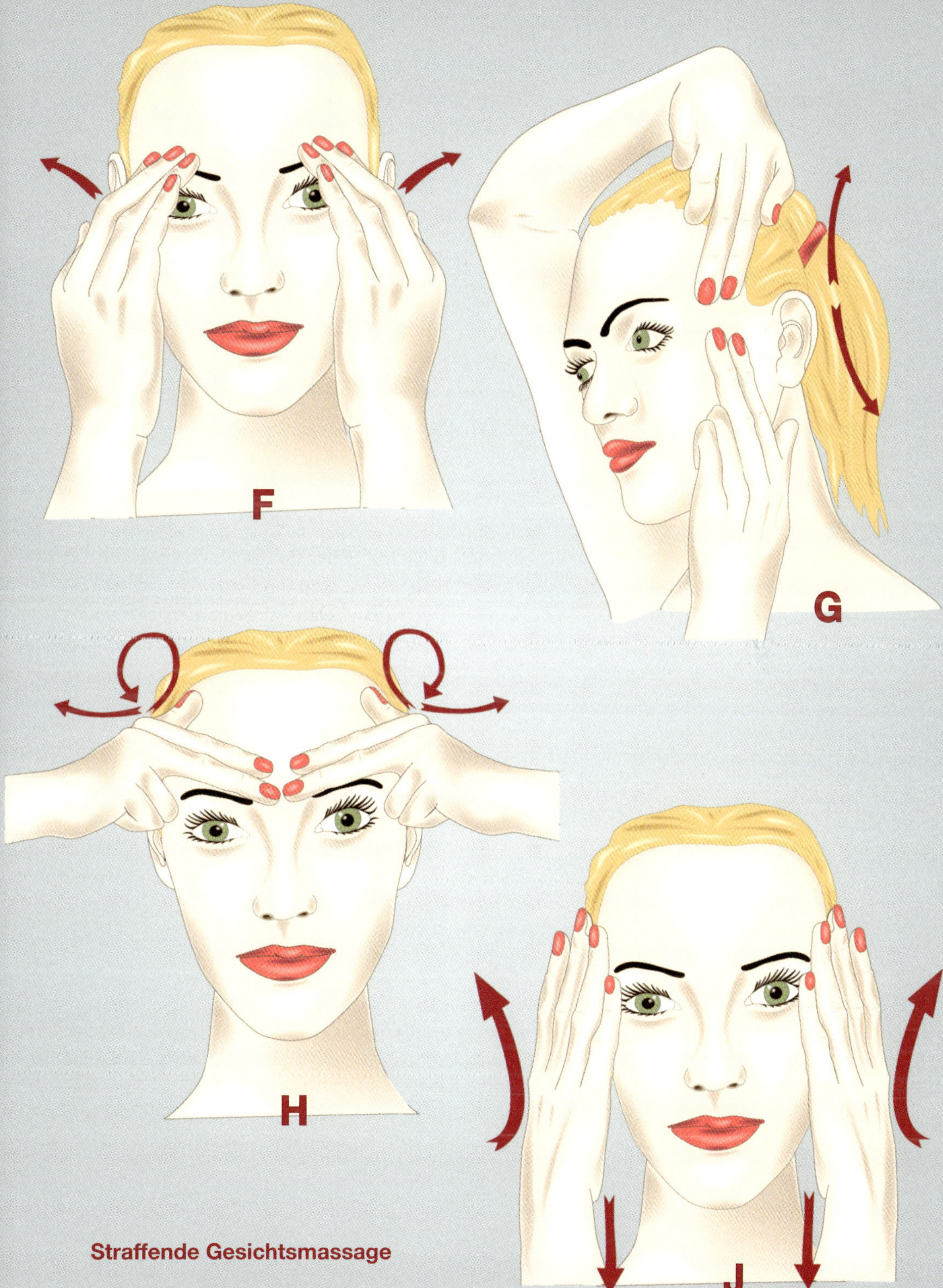

Straffende Gesichtsmassage

Massieren Sie sanft mit den Innenflächen der beiden oberen Glieder von Zeige-, Mittel- und Ringfinger und verwenden Sie kein Öl und keine Creme. Der Druck muss sehr behutsam und „pumpend" sein. Zu starker Druck kann dem gewünschten Effekt entgegenwirken.

Jede der im Folgenden aufgelisteten Massagebewegungen sollte etwa sieben- bis zehnmal wiederholt werden und die einzelnen Bewegungen ohne längere Pause ineinander übergehen. Vor Beginn der Massage reinigen Sie Hände, Hals und Gesicht von allen Rückständen von Pflegeprodukten.

- **1** Legen Sie die Hände mit geschlossenen Fingern so an den Hals, dass die Spitzen der kleinen Finger unter den Ohrläppchen liegen. Mit den Fingern pumpend abwärts streichen, die Finger kurz anheben und die nach unten gedrückte Haut zurückspringen lassen. Dann von vorne beginnen.

- **2** Legen Sie die oberen Glieder von Zeige- bis Ringfinger an das Kinn und streichen Sie pumpend nach unten. Dann die Finger einen halben Finger breit nach außen setzen und wieder nach unten streichen. So lange wiederholen, bis die Zeigefinger unter den Ohrläppchen liegen, dann von vorne beginnen.

- **3** Legen Sie die geschlossenen Finger flach vor den Ohren an die Wangen. Schieben Sie die Wangen mit einer pumpenden Bewegung Richtung Ohren, so dass Sie die Mundwinkel mitziehen und dehnen. Dann legen Sie die Spitzen von Zeige- bis Ringfingern auf die Oberlippe und führen dieselbe Bewegung Richtung Ohren aus. Abwechselnd wiederholen.

- **4** Legen Sie die Spitzen von Zeige- bis Ringfingern unter die Augen und bewegen Sie sie sanft und halbkreisförmig etwas nach unten und zurück Richtung Ohren. Heben Sie die Fingerspitzen ganz kurz ab und beginnen Sie von vorne.

- **5** Legen Sie die geschlossenen Finger flach auf die Mitte der Stirn, sodass sich die kleinen Finger über der Nasenwurzel berühren. Bewegen Sie die in ganzer Länge aufliegenden Finger pumpend zuerst nach unten, dann – ohne den Druck zu unterbrechen – nach rückwärts Richtung Ohren. Finger nur ganz kurz abheben und von vorne beginnen.

Die abschwellende Gesichtsmassage sollten Sie nicht täglich anwenden. Außer in Ausnahmefällen, etwa einer Nacht mit zu wenig Schlaf oder einer anstrengenden Reise, sollte zweimal die Woche ausreichend sein.

Abschwellende Gesichtsmassage

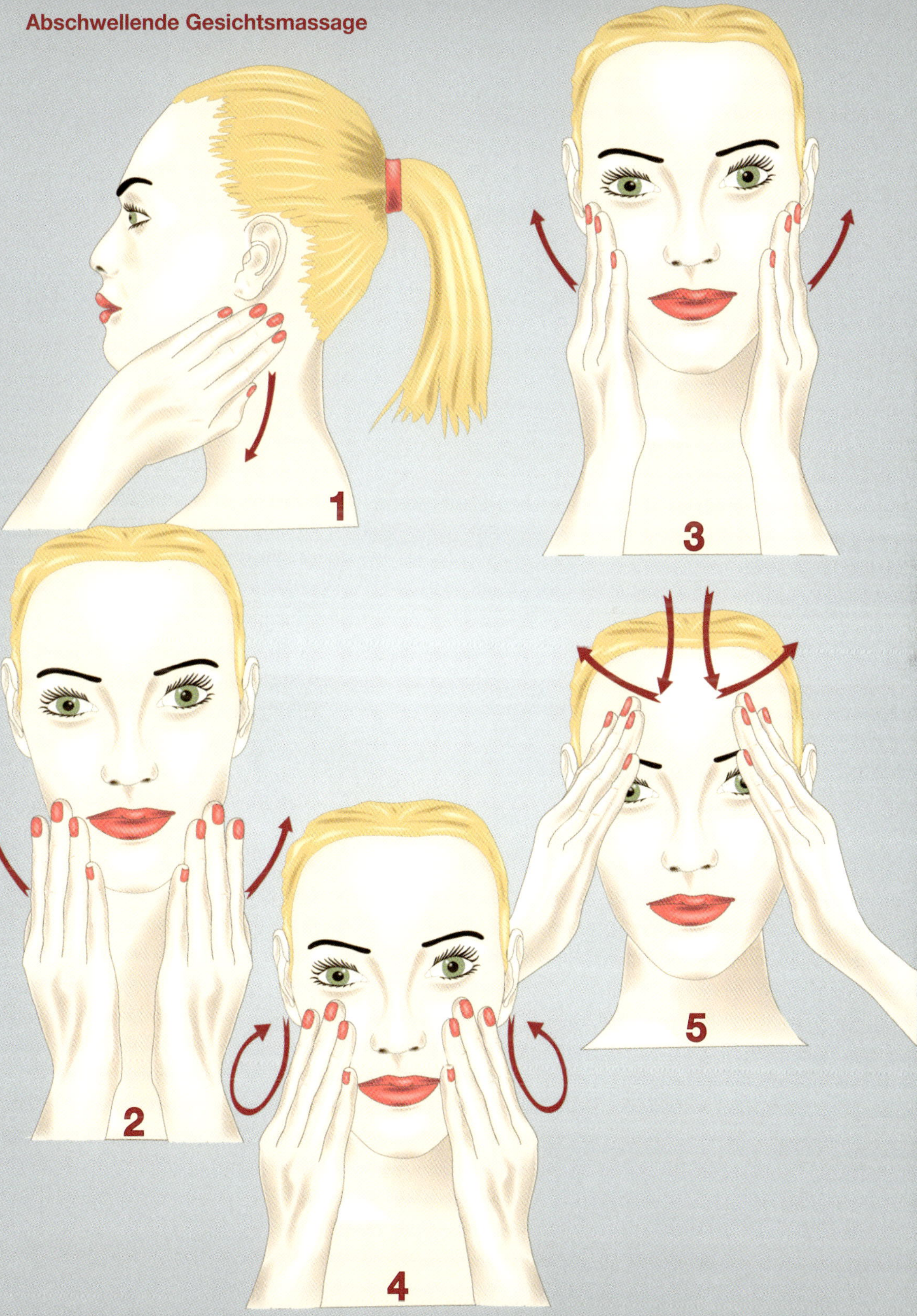

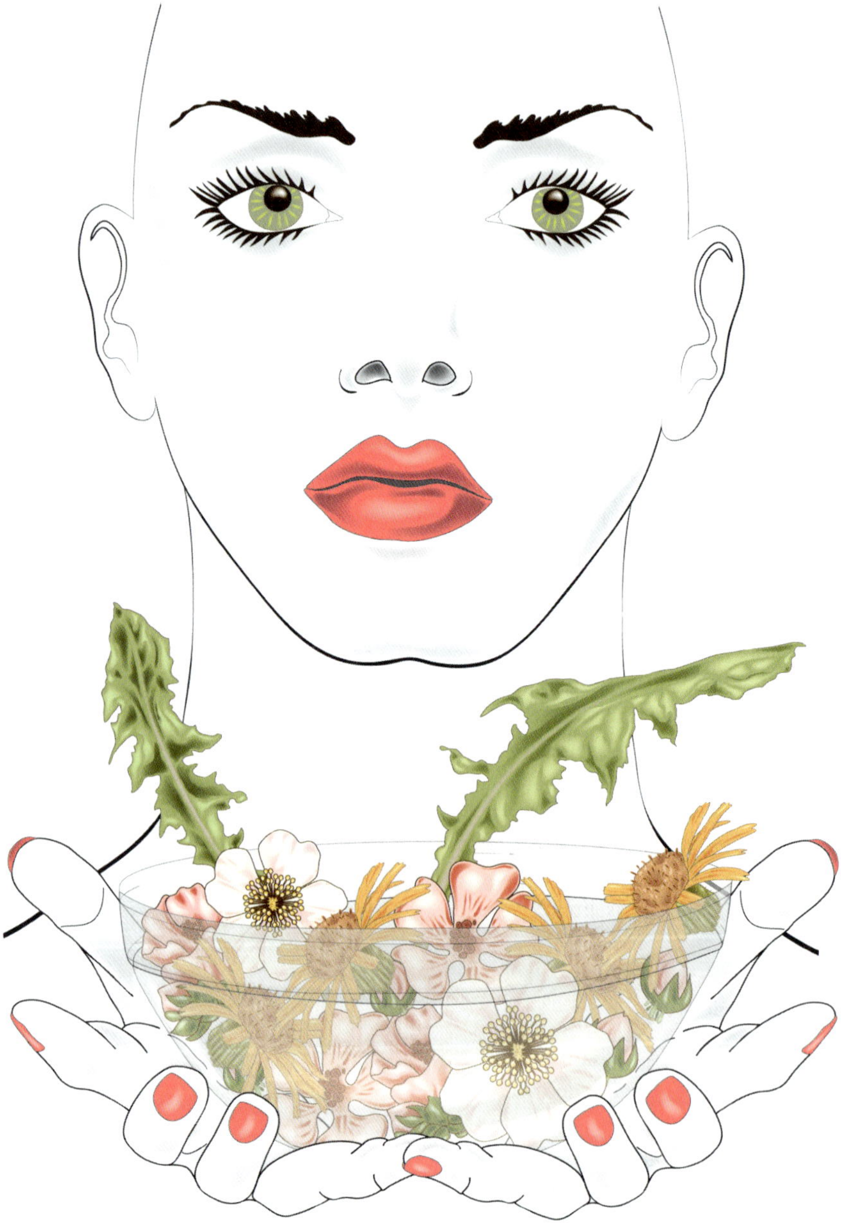

Was wir an Inhalts- und Wirkstoffen für unsere selbst gemachten Kosmetikprodukte brauchen, können wir von den Kräutern bekommen:

Garten und Wiese als Kosmetikladen

Immer schon haben die Pflanzen den Menschen alles gegeben, was sie zum Leben brauchen. Nahrung und Kleidung, Heilmittel gegen Krankheiten und von den Anfängen der menschlichen Kultur bis heute auch alles, was der Pflege und Verschönerung des Körpers dient.

Die Wirkstoffe aus Blüten und Kräutern, aus Früchten, Blättern und Wurzeln sind keine geheimnisumwitterten exotischen Schönheitsmittel. Die Pflanzen, die sie uns liefern, wachsen vor unserer Haustür – in der freien Natur, auf Wiesen und an den Waldrändern oder im eigenen Garten. Und viele davon gedeihen sogar als Topfpflanzen auf dem Balkon oder Fensterbrett.

Die Blütenpflanzen zeigten sich in der Erdgeschichte erstmals vor zirka 135 Millionen Jahren, in der Kreidezeit. Das ist, in erdgeschichtlichen Dimensionen gesehen, keine übermäßig lange Zeit. Trotzdem entwickelten sie sich in einer geradezu stürmischen Evolution zu den vielfältigen Blütenpflanzenarten, die wir heute kennen. Die Botaniker wunderten sich über diese rasche Entwicklung nur so lange, bis sie das System durchschaut hatten: Die Blütenpflanzen hatten sich mit den Insekten verbündet! Die Pflanzen entwickelten sich nicht isoliert für sich, sondern innerhalb der vorhandenen ökologischen Einheit in engster Kooperation mit den anderen Elementen. Dieser Zusammenarbeit zwischen Pflanzen und Insekten ist der außergewöhnlich erscheinende evolutionäre Antrieb der Blütenpflanzen zuzuschreiben. Und natürlich auch ihre schnelle und weit verzweigte Differenzierung: Der Apfelbaum gehört genauso zur Familie der Blütenpflanzen wie das Gänseblümchen.

Wird im Zusammenhang mit der Evolution angemerkt, dass dieselbe von der Konkurrenz bestimmt wird – die den Umständen am besten angepasste und lebenstüchtigste Art entwickelt sich weiter –, so verlangt diese Ansicht angesichts des Zusammenwirkens von Blütenpflanzen und Insekten nach einer Ergänzung: Die Evolution wird sowohl von Konkurrenz als auch von Kooperation bestimmt. Beide Aspekte gemeinsam ergeben ein Gewebe vielfältigster gegenseitiger Beeinflussungen und Abhängigkeiten und im Endeffekt das, was wir als Ökosystem bezeichnen.

Wenden wir uns nun speziell den Pflanzen zu, die vom Menschen als Kosmetikpflanzen genutzt werden, fällt ein Umstand besonders auf. Jede Kultur entwickelte sich innerhalb eines bestimmten Ökosystems mit einer speziellen Flora, aus welcher einzelne Pflanzen für kosmetische Zwecke ausgewählt wurden. Bemerkenswert ist dabei, dass sich im Mittelmeerraum, in günstigen Lagen Zentraleuropas, in Irland genauso wie in den nordamerikanischen Ebenen oder in Ostasien Kosmetikpflanzen finden lassen, die sich in ihrer Wirkungsweise gleichen. Die Pflanzenfamilien, sogar die botanischen Gruppierungen, können vollkommen unterschiedlich sein. Der Nutzen für die menschliche Körperpflege, Anwendungsmöglichkeiten und Wirkungsweisen sind aber die gleichen. In jeder örtlichen Flora finden sich Pflanzen, die Öle und Duftstoffe genauso wie Reinigungsmittel, konservierende und nährende Grund- und Inhaltsstoffe für kosmetische Produkte liefern.

Beinahe alle Kräuter sind auch Heilkräuter mit einer breiten Palette an Wirkungen gegen eine Vielzahl von Krankheiten und Beschwerden. Weil es aber in diesem Buch um den heilkosmetischen Aspekt geht, wollen wir uns bei der Betrachtung der einzelnen Kräuter auch auf diesen beschränken.

Wenn Sie Ihre Kosmetikprodukte aus Kräutern und Blüten selbst machen, wird sich Ihr Augenmerk mit der Zeit wahrscheinlich auf einige wenige Kräuter konzentrieren, je nach Ihrer persönlichen Erfahrung mit deren Wirksamkeit. Und wenn Sie diese Kräuter auch getrocknet in Arzneibuchqualität in einer Apotheke oder Drogerie kaufen – was durchaus kein Nachteil ist – und sie nicht selbst ziehen, ernten und trocknen, ist eine persönliche Beziehung speziell zu diesen Kräutern von Vorteil. Egal, ob Sie sie in der freien Natur aufsuchen oder in kleinen Töpfen in Ihrem Umfeld wachsen lassen: Betrachten Sie sie, nehmen Sie ihre Schönheit und ihre Eigenart in sich auf, lassen Sie das ganze Wesen des Kräutchens auf sich wirken. Diese persönliche intuitive Beziehung zu Ihren Kräutern geht über den rein materiellen Nutzen für Ihr Hautbild hinaus, kann aber durchaus in die von Ihnen hergestellten Produkte hineinwirken.

Arnika *(Arnica montana)*

Vorkommen und Eigenschaften: Auf Bergweiden und an Waldrändern findet man Arnika, wegen der speziellen Standortansprüche allerdings sehr selten. Arnika braucht etwas sauren, sandigen oder torfigen Boden mit sehr wenig Nährstoffen. Beim Anbau im Garten darf Arnika keinesfalls gedüngt oder gekalkt werden.

Verwendeter Teil: Blütenköpfchen (Ernte von Juni bis August), Wurzeln (im März oder Oktober)

Verwendung: Wirkt entzündungshemmend und antiseptisch, fördert die Abheilung von eitrigen Pusteln und von Akne, beruhigt gereizte Haut. Den alkoholischen Auszug der Wurzel sollte man immer nur verdünnt verwenden.

Beinwell *(Symphytum officinale)*

Vorkommen und Eigenschaften: Auf feuchten und nährstoffreichen Böden wird dieses Heilkraut bis zu einem Meter hoch. Im Garten braucht Beinwell einen Platz im Halbschatten und im Frühjahr eine Gabe reifen Komposts.

Verwendeter Teil: Blüten (Mai bis August), junge Blätter (Juni bis September), Wurzel (März oder Oktober; darf vor dem Trocknen nicht geschält werden!)

Verwendung: Die Wirkstoffe aus allen Teilen der Pflanze straffen das Bindegewebe, beruhigen empfindliche und gerötete Haut, verbessern die Feuchtigkeitsregulierung sehr trockener Haut und mildern Akne-Narben.

Birke *(Betula pendula)*

Vorkommen und Eigenschaften: Die Birke ist eine typische Pionierpflanze. Sie kommt mit trockenen und nährstoffarmen Böden zurecht, ist sehr robust und voller Lebenskraft.

Verwendeter Teil: Blüten, Knospen und Saft (März bis Mai), Blätter (Mai und Juni)

Verwendung: Die Birke aktiviert Lebenskraft und Lebensfreude und bringt die Körpersäfte wieder in Fluss. Die Wirkstoffe aus ihren Blüten, Knospen und Blättern verbessern ein unreines Hautbild, stärken das Bindegewebe, glätten kleine Falten, reinigen empfindliche Haut und verhelfen zu einem rosigen Teint. Der Saft der Birke gilt traditionell als wahrer Jungbrunnen nach der trüben Zeit des Winters. Er lindert auch Steinleiden und Nierengrieß, die sich oft in einem fahlen Hautbild zeigen.

Breitwegerich *(Plantago major)*

Vorkommen und Eigenschaften: Breitwegerich und Spitzwegerich unterscheiden sich zwar in der Form ihrer Blätter, kaum jedoch, was ihre Inhaltsstoffe betrifft. Beide sind hochgeschätzte Heilkräuter, die man auf den meisten (ungedüngten) Wiesen findet.

Verwendeter Teil: Blätter und Blattstiele (Ernte den ganzen Sommer über während der Blüte). Man sollte sie sofort trocknen, damit sich die Blätter nicht verfärben.

Verwendung: Beide Wegericharten liefern wertvolle Inhaltsstoffe für reinigende, klärende und beruhigende Cremen und Lotionen. Sie wirken adstringierend und erfrischen müde Haut.

Brennnessel *(Urtica dioica)*

Vorkommen und Eigenschaften: Sie wächst fast überall, wo man sie lässt, und wie die meisten als Unkraut verleumdeten Pflanzen ist sie in Wirklichkeit ein wertvolles Kraut mit einer Vielzahl an Wirkstoffen. Sie bindet nicht nur Schadstoffe im menschlichen Körper, sondern an ihrem Standort auch Umweltgifte. Deshalb sollte man nach Regentagen einige Tage mit der Ernte warten, um der Brennnessel Gelegenheit zu geben, die gebundenen Schadstoffe wieder abzugeben.

Verwendeter Teil: Junge Blätter (März bis Anfang September)

Verwendung: Die aktivierenden und regenerierenden Inhaltsstoffe der Brennnesselblätter fördern die Durchblutung, stärken das Bindegewebe und klären unreine Haut. Der Brennnesseltee stärkt und aktiviert den ganzen Körper, unterstützt die Entschlackung und trägt so zu einem klaren Hautbild bei. Er hilft bei entzündeten Ausschlägen, Furunkeln und Ekzemen sowohl innerlich als auch äußerlich in Form von Waschungen und Umschlägen.

Ehrenpreis *(Veronica officinalis)*

Vorkommen und Eigenschaften: Die europäische Art findet man auf mageren Wiesen, an den Rändern lichter Laub- und Mischwälder, in den Kräutergärten ist vor allem der Virginianische Ehrenpreis (*Leptandra virginica*) zu finden. Beide sehen sich zum Verwechseln ähnlich, was nichts ausmacht, denn die Wirkstoffe sind bei beiden Arten dieselben.

Verwendeter Teil: Ganze Pflanze mit Blüten (Mai bis August)

Verwendung: Der alkoholische Auszug und der Absud des ganzen Krautes sind eine reinigende, klärende und pflegende Basis für Cremen und Lotionen. Die Tinktur für sich

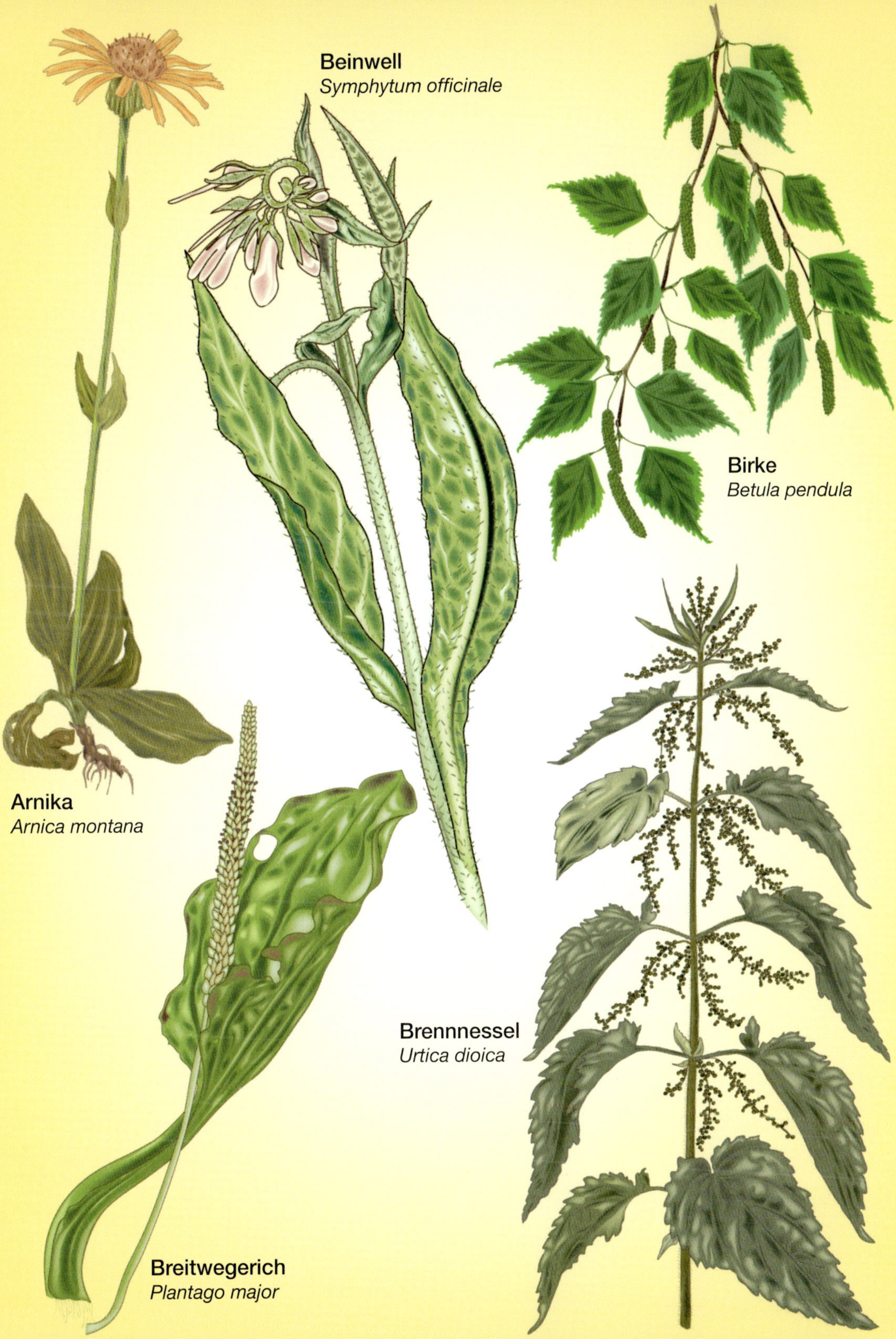
Beinwell
Symphytum officinale
Birke
Betula pendula
Arnika
Arnica montana
Brennnessel
Urtica dioica
Breitwegerich
Plantago major

allein mildert Akne. Wirkt entzündungshemmend und beruhigt empfindliche, gerötete Haut ebenso wie solche mit Neigung zu allergischen Reaktionen.

Eibisch *(Althaea officinalis)*

Vorkommen und Eigenschaften: Die traditionelle Bauern- und Klostergartenpflanze wächst auf eher mageren und nicht zu feuchten Böden im Halbschatten und sammelt dabei in sich Wirkstoffe an, die sie zu einem wertvollen Heil- und Kosmetikkraut machen. Nicht umsonst heißt es, dass Eibisch im Kräutergarten für sich allein schon eine halbe Apotheke ist!

Verwendeter Teil: Blätter (im Sommer nach der Blüte), Wurzel (Anfang September bis Mitte Oktober; zum Trocknen in dünne Scheiben schneiden!)

Verwendung: Die Tinktur aus der Eibischwurzel kann auch extrem trockene Haut mit Feuchtigkeit versorgen und sie dazu bringen, auch selbst ihren Beitrag zur Feuchtigkeitsregulierung zu leisten. Sie ist deshalb eine wertvolle Basis für Cremen und Lotionen gegen trockene, gereizte und sensible Haut. Auch der Absud aus Wurzel und Blättern wirkt entzündungshemmend und beruhigend bei Haut mit Neigung zu allergischen Reaktionen, Rötungen und Entzündungen.

Eisenkraut *(Verbena officinalis)*

Vorkommen und Eigenschaften: Schon aus der Antike ist uns die hohe Wertschätzung für das Eisenkraut überliefert. Die römischen Priester verwendeten es für Reinigungszeremonien und die Eisenkrautsalbe, von Plinius als Auszug der Blätter in Ziegenfett beschrieben, galt bei den Römern als regelrechtes Allheilmittel – gegen Schlangenbiss genauso wie gegen Fieber oder Furunkel. Das Eisenkraut wächst auf trockenem Boden, auf Brachland und Schutthalden und braucht im Garten einen trockenen und sonnigen Platz.

Verwendeter Teil: Das ganze blühende Kraut ohne Wurzel (Ernte im Juli und August)

Verwendung: Das Eisenkraut ist ein wahres Universalkraut für beinahe alle Cremen, Lotionen und Tonics. Es strafft, glättet, klärt unreine Haut, mildert Entzündungen, regt Durchblutung und Zellerneuerung an.

Engelwurz *(Angelica archangelica)*

Vorkommen und Eigenschaften: Der lateinische Name zeigt schon die hohe Wertschätzung für dieses Heilkraut, das an feuchten und schattigen Standorten bis zu zwei Meter

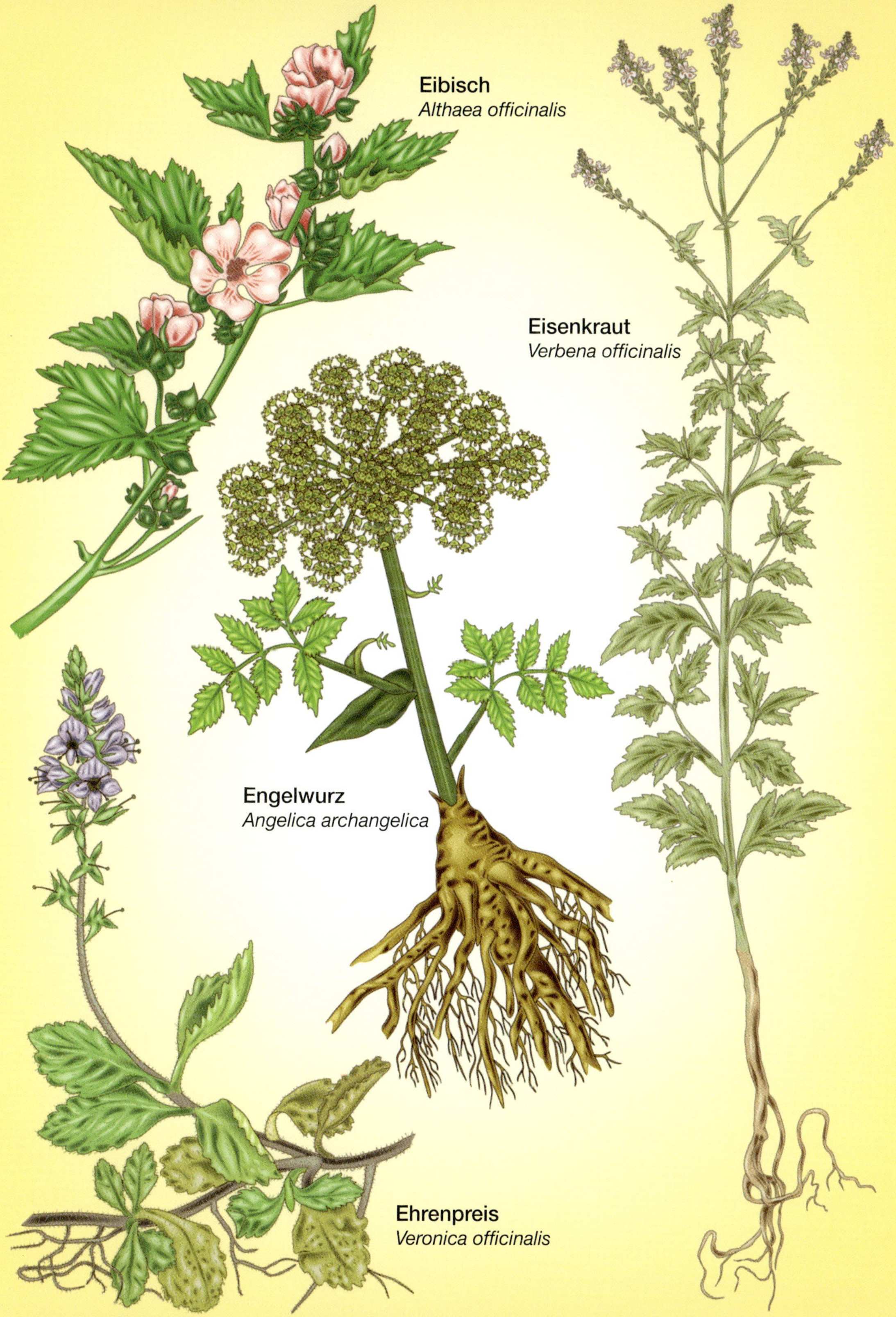
Eibisch
Althaea officinalis
Eisenkraut
Verbena officinalis
Engelwurz
Angelica archangelica
Ehrenpreis
Veronica officinalis

hoch werden kann. Einen vergleichbaren Platz sollten ihm auch jene bieten, die es im Garten ziehen wollen.

Verwendeter Teil: Wurzel (September und Oktober; Wurzelstücke zum Trocknen der Länge nach teilen, mit einem Pfriem ein Loch stechen und an einer Schnur aufhängen)

Verwendung: Fördert in Cremen und Lotionen die Durchblutung und stärkt das Bindegewebe, kann Cellulite mildern, wirkt hautklärend und beruhigt leicht reizbare Haut. Der Ölauszug liefert ein Massageöl, das vor und während der Menstruation krampflösend wirkt.

Essigrose *(Rosa gallica officinalis)*

Vorkommen und Eigenschaften: Die Urform der heute unzähligen Rosenzüchtungen ist eine Kulturpflanze mit mehrtausendjähriger Geschichte. Ihr Duft ist legendär. Schon in den Arzneibüchern des Mittelalters wurde sie offiziell als Heilpflanze geführt.

Verwendeter Teil: Blütenblätter (ab Juni)

Verwendung: Die entzündungshemmenden und antiseptischen Eigenschaften ihrer Inhaltsstoffe machen die Blütenblätter der Rose zu einem wichtigen Grundstoff der Heilkosmetik. In Cremen, Lotionen, Tonics und als pure Tinktur pflegen sie vor allem trockene und gereizte Haut, tonisieren jeden Hauttyp und regulieren die natürlichen Hautfunktionen. Übrigens können die Kronblätter fast aller duftenden Rosenarten genauso wie die der Essigrose getrocknet und verwendet werden.

Fenchel *(Foeniculum vulgare)*

Vorkommen und Eigenschaften: Das aus dem Mittelmeerraum stammende Heil- und Gewürzkraut ist eine alte Bauerngartenpflanze und kann einjährig oder zweijährig gezogen werden. Wer die Samen ernten will, muss damit allerdings bis in das zweite Jahr warten. Denn nur selten und nur in den besten Lagen kann schon die einjährige Pflanze Samen ausbilden.

Verwendeter Teil: Kraut und Blüten (Juli bis Ende September), Samen (meist im zweiten Jahr, im Herbst vor dem ersten Frost)

Verwendung: Der Absud von Kraut oder Samen ist als „Fenchelwasser" eine traditionelle Augenglanz-Lotion. Absud und Ölauszug sind eine pflegende und beruhigende Zutat zu Cremen und Lotionen für nervöse, gerötete und irritierte Haut, auch mit Pickeln und Mitessern.

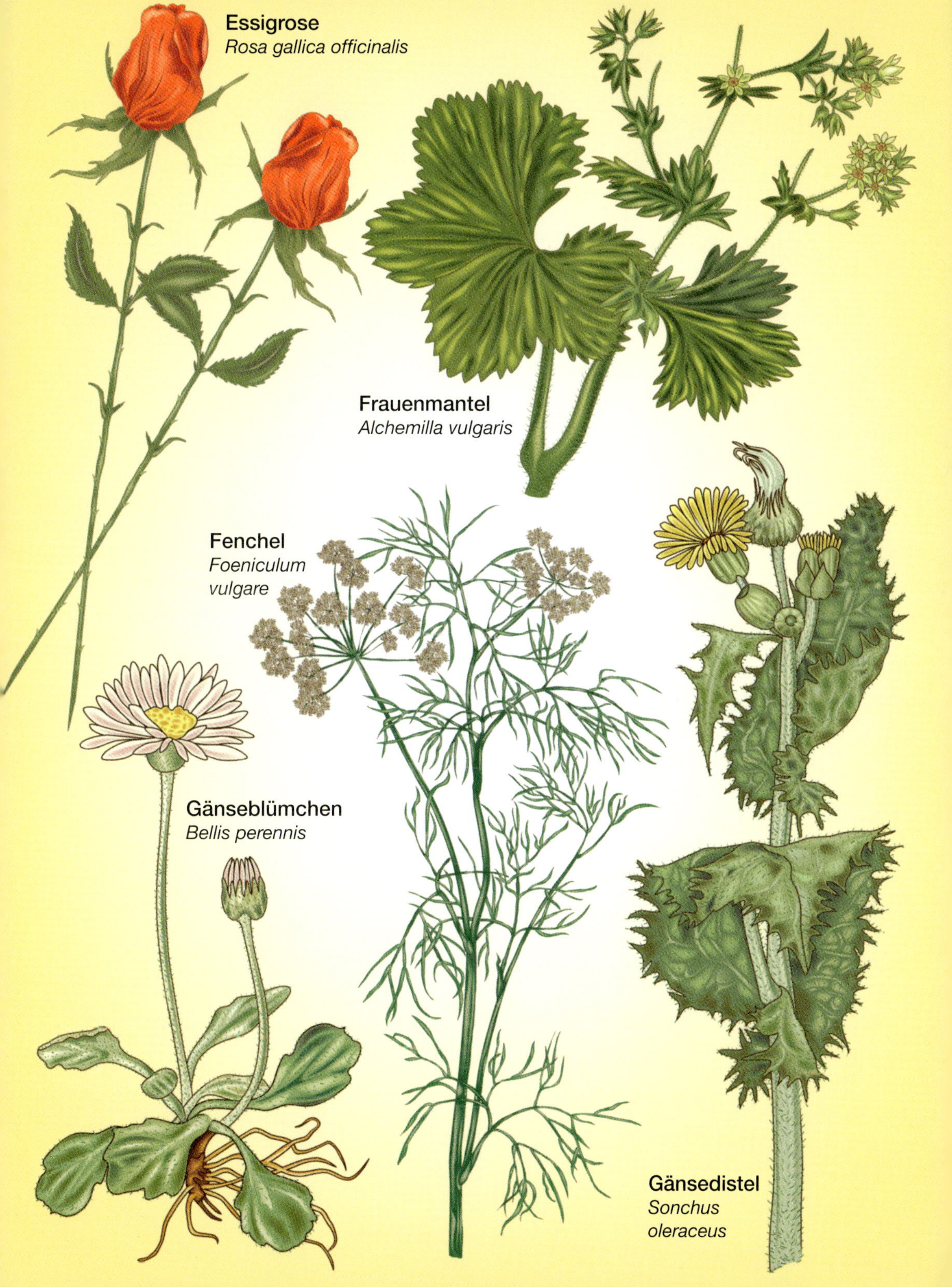
Essigrose
Rosa gallica officinalis
Frauenmantel
Alchemilla vulgaris
Fenchel
Foeniculum vulgare
Gänseblümchen
Bellis perennis
Gänsedistel
Sonchus oleraceus

Frauenmantel *(Alchemilla vulgaris)*

Vorkommen und Eigenschaften: Das kleinwüchsige Kraut mit den großen Blättern ist seit alters her als blutstillendes und adstringierendes Heilkraut bekannt. Es kommt auf Wiesen und an Waldrändern vor und bevorzugt im Garten einen halbschattigen Platz mit magerer, aber humusreicher Erde.

Verwendeter Teil: Blätter (Ende März bis Anfang Oktober), Blüten (ab Mai)

Verwendung: In Salben, Cremen und Lotionen wirkungsvoll gegen Entzündungen und Unreinheiten der Haut, stärkt das Bindegewebe, mildert Pubertätsakne, klärt fleckige Altershaut, mildert Faltenbildung und verbessert den Teint. Stärkt das Bindegewebe und beugt Schwangerschaftsstreifen vor. Salbe, Ölauszug und Tinktur sind ein traditionelles Mittel zur Pflege der weiblichen Brust während der Stillzeit.

Gänseblümchen *(Bellis perennis)*

Vorkommen und Eigenschaften: Es wächst, wo es will, und das ist fast überall: auf Wiesen, Weiden, dem Rasen von Parks und an Böschungen. Auch wenn uns das Gänseblümchen so vertraut ist, dass wir es oft gar nicht mehr bewusst wahrnehmen, sollten wir es schätzen und hoch in Ehren halten. Denn es ist gerade für die Heilkosmetik ein sehr wertvolles Gewächs!

Verwendeter Teil: Blüten und Blätter (Ende März bis Anfang November)

Verwendung: Pflegt in Cremen oder Lotionen entzündete oder unreine Haut, kräftigt schlaffe und müde Altershaut, unterstützt die Regeneration und die Straffheit des Bindegewebes. Die Tinktur unterstützt die Abheilung von Hautausschlägen, Pickeln, Ekzemen und Furunkeln.

Gänsedistel *(Sonchus oleraceus)*

Vorkommen und Eigenschaften: Die auf vielen Wiesen, Brach- und Ödflächen vorkommende Sonnenanbeterin hat eine lange Tradition in der Körperpflege. Der mit Wasser oder Milch verdünnte Saft aus den Stängeln galt – und gilt – als milde, aber wirkungsvolle Reinigungsmilch für Gesicht und Hals.

Verwendeter Teil: Stängel und krautige Teile (den ganzen Sommer über)

Verwendung: Pflegender und klärender Zusatz zu Cremen, Lotionen und Tonics. Unterstützt die Haut bei der Regulierung der Feuchtigkeit und der Aufrechterhaltung der natürlichen Hautfunktionen.

GOLDRUTE *(Solidago virgaurea)*

Vorkommen und Eigenschaften: Die in lichten Laubwäldern, Heide- und Brachland wachsende, bis zu einem Meter hohe Heilpflanze ist sehr robust und ausdauernd. Im Garten bietet sie neben ihrem Nutzen als Heilkraut auch Lust für das Auge. Mit ihren goldgelben Blüten ist sie nämlich ein wunderschöner Anblick!

Verwendeter Teil: Blätter und Blüten (Juli und August)

Verwendung: Der Ölauszug der getrockneten Blüten und Blätter dient als Basis für Cremen und Lotionen, die besonders für gereizte Haut, jugendliche Problemhaut mit Akne und bei Rötungen, etwa bei Sonnenbrand, hilfreich sind.

GUNDELREBE *(Glechoma hederacea)*

Vorkommen und Eigenschaften: Das Gewächs kriecht am Boden und stellt sich nur zur Blüte etwas auf. Schon die Römer und Germanen nutzten die Heilkraft dieser Pflanze sowohl zur Wundheilung wie zur Austreibung von Würmern. Im Garten braucht die Gundelrebe Halbschatten und nicht zu mageren Boden. Sie ist winterfest und bildet selbst unter dem Schnee frische grüne Blätter.

Verwendeter Teil: Ganzes Kraut (März bis Juli)

Verwendung: Wirkt entzündungshemmend bei unreiner und entzündeter Haut, mildert Akne und kann Ekzeme zum Abheilen bringen, nimmt sehr trockener Haut das Spannungsgefühl, klärt das Hautbild.

HECKENROSE *(Rosa canina)*

Vorkommen und Eigenschaften: Seit es auf landwirtschaftlichen Nutzflächen dem Maschineneinsatz zu Liebe immer weniger Hecken gibt, ist die Heckenrose vermehrt auf einen Platz im Garten angewiesen. Sie bedankt sich dafür nicht nur mit den Blüten für die Heilkosmetik, sondern auch mit ihren Früchten, den Hagebutten.

Verwendeter Teil: Blüten (Juni bis September)

Verwendung: Reguliert und nährt als Ölauszug, in Cremen und Lotionen die natürlichen Hautfunktionen, pflegt sehr trockene, anspruchsvolle und reifere Haut, auch mit allergischem Potenzial. Wirkt regenerierend und straffend.

Heilziest *(Stachys officinalis)*

Vorkommen und Eigenschaften: Der von Hellrosa bis Violett blühende Lippenblütler fällt durch seinen weich behaarten, vierkantigen Stängel auf. Er kommt an Waldrändern und Feldrainen vor und braucht im Garten durchlässigen, nicht zu fetten Boden und einen Platz im Halbschatten.

Verwendeter Teil: Blätter und blühende Sprossen (Juli bis Anfang September)

Verwendung: Seine entzündungshemmenden, wundheilenden und abschwellenden Eigenschaften machen den Heilziest zu einer wertvollen Basis für Cremen, Salben und Lotionen, die gereizter und entzündlicher Haut Linderung bringen sollen.

Hirtentäschel *(Capsella bursa-pastoris)*

Vorkommen und Eigenschaften: Die auf Schuttplätzen und an Wegrändern wachsende unauffällige Pflanze ist ein wertvolles Heilkraut, besonders für kosmetische Produkte. Die unscheinbaren weißen Blüten können sich schon Anfang Februar entfalten und wachsen das Jahr über immer wieder nach. Im Garten braucht das Hirtentäschel einen trockenen Platz mit viel Sonne und wenig Nährstoffen.

Verwendeter Teil: Ganzes Kraut (Mai und Juni)

Verwendung: Im Gesichtswasser wirkt die Tinktur adstringierend und verengt die Poren bei großporiger Haut, sanft straffend und entzündungshemmend. Mildert Hautrötungen und stärkt, besonders in Verbindung mit Beinwellöl, das Bindegewebe.

Jiaogulan *(Gymnostemma pentaphyllum)*

Vorkommen und Eigenschaften: Die aus Südchina und Thailand stammende Kletterpflanze hat den Beinamen „Kraut des ewigen Lebens" und wird auch bei uns als Topfpflanze oder rankende Pflanze im Kräutergarten immer beliebter. Sie braucht gute Blumenerde, ist aber sonst anspruchslos und bildet zwischen Frühjahr und Herbst viele Blätter.

Verwendeter Teil: Blätter (ab Mai, sobald sie groß genug sind)

Verwendung: Die Inhaltsstoffe der Jiaogulan-Blätter entsprechen von der Zusammensetzung der Wirkstoffe her weitgehend jenen von Ginseng, sind teilweise aber in deutlich höherer Konzentration vorhanden. Deren zellerneuernde Wirkung macht Cremen, Salben, Lotionen und Gesichtswässer mit Jiaogulan zu einem wahren Jungbrunnen für die Haut.

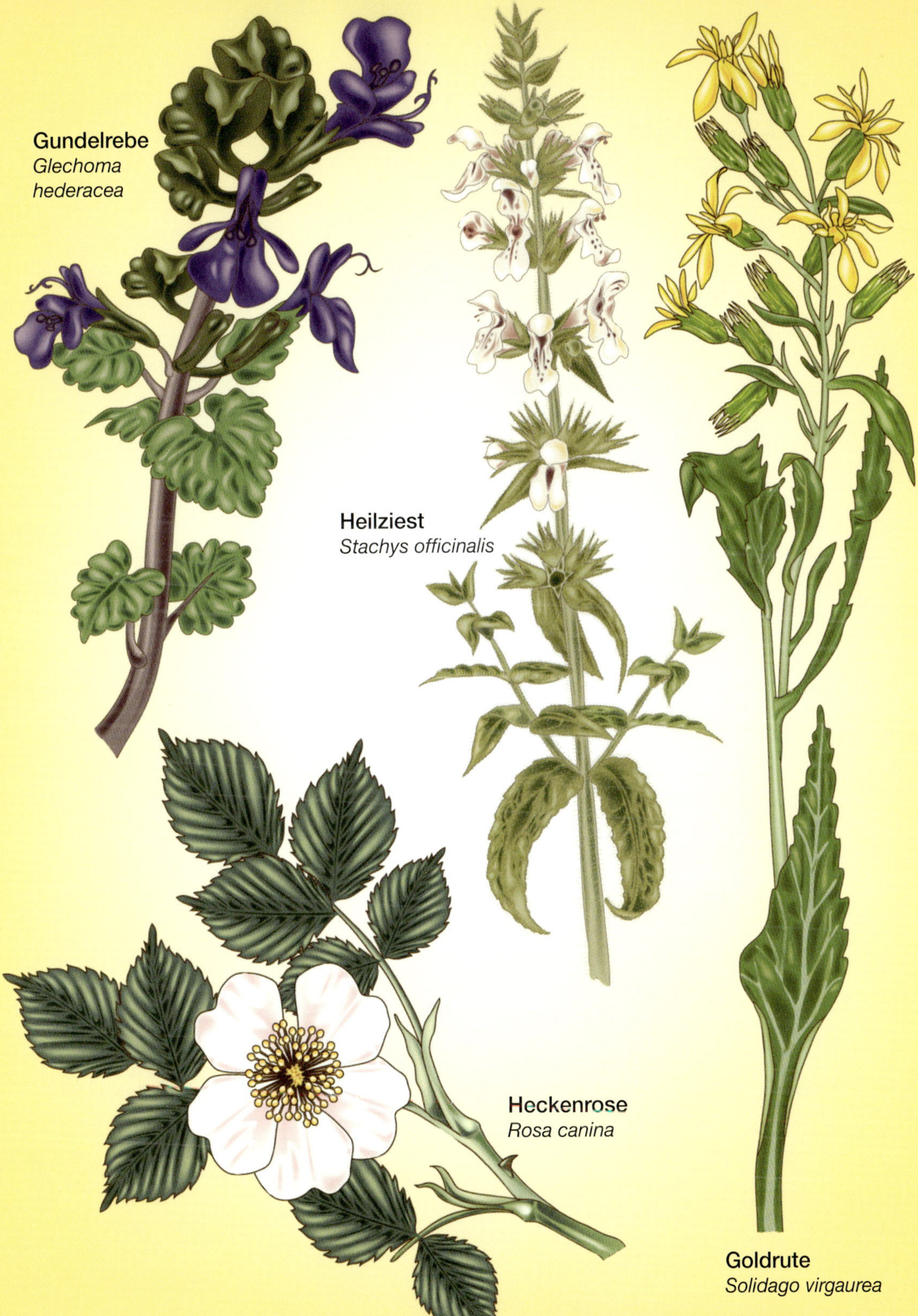
Gundelrebe
Glechoma hederacea
Heilziest
Stachys officinalis
Heckenrose
Rosa canina
Goldrute
Solidago virgaurea

Johanniskraut *(Hypericum perforatum)*

Vorkommen und Eigenschaften: Man findet es auf Kalkböden in sonnigen Lagen an Waldrändern, auf Böschungen und Brachflächen. Das Johanniskraut bildet kleine und manchmal auch recht ansehnliche Büsche mit festen, markigen Stängeln. Im Kräutergarten braucht es einen sehr sonnigen Platz mit magerem, kalkhaltigem Boden.

Verwendeter Teil: Blüten und Blütenknospen (Mitte Juni bis Ende August)

Verwendung: Weithin bekannt ist das Johanniskrautöl, das von den goldgelben Blüten eine sattrote Farbe bekommt. Es ist eine vorzügliche Basis für alle Pflegeprodukte, die empfindliche und gereizte Haut beruhigen und pflegen sollen. In Cremen und Lotionen bringt es Entzündungen und Rötungen zum Verschwinden und wirkt auch heilend bei Sonnenbrand. Man muss allerdings beachten, dass Johanniskraut die Lichtempfindlichkeit der Haut beträchtlich erhöht, und das nicht erst bei der Anwendung, sondern auch schon beim Sammeln der Blüten, wenn diese mit der Haut in Berührung kommen.

Kamille *(Matricaria chamomilla)*

Vorkommen und Eigenschaften: Man unterscheidet bei diesem wohl bekanntesten Heilkraut die wild wachsende „Hundskamille" und die Echte Kamille. Die begehrten Wirkstoffe enthält nur Letztere. Wichtigstes Unterscheidungsmerkmal sind die typisch duftenden Blütenköpfchen: Jene der Echten Kamille sind hohl!

Verwendeter Teil: Blütenköpfe (Mai bis September, nur bei Sonne um die Mittagszeit)

Verwendung: Kamille in Salben, Cremen und Lotionen wirkt reizmildernd bei Hautausschlägen, beruhigt nervöse, gerötete und empfindliche Haut und unterstützt die Abheilung von Pickeln, Mitessern und Pusteln. Zu beachten ist, dass Produkte mit Kamille die Wirksamkeit homöopathischer Arzneimittel mindern kann.

Kerbel *(Anthriscus cerefolium)*

Vorkommen und Eigenschaften: Kerbel findet man in der freien Natur bei und unter Büschen und manchmal auch auf ungedüngten Bergwiesen. Im Garten ist er eine traditionelle Gewürzpflanze und braucht einen Standort, der weder zu sonnig noch zu trocken ist.

Verwendeter Teil: Blätter und Triebspitzen (Ende Juni bis Anfang September)

Verwendung: Der alkoholische Auszug von Kerbel hilft gegen Pickel, Mitesser und die Pubertätsakne. Auch der Ölauszug und der Absud von Kerbel in Cremen und Lotionen bringt die Talgproduktion der Haut ins Gleichgewicht und verbessert sichtbar das Hautbild.

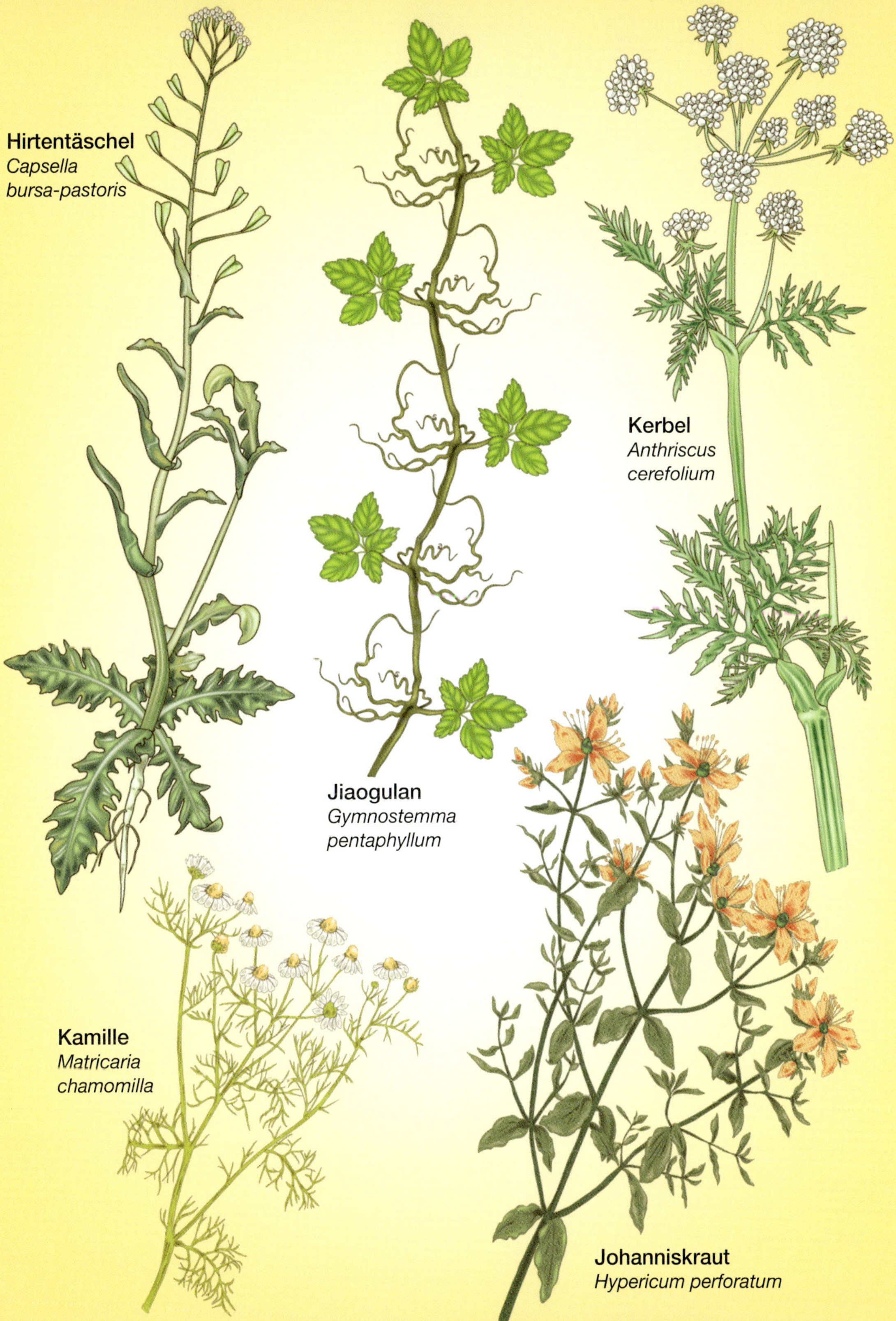
Hirtentäschel
Capsella bursa-pastoris
Jiaogulan
Gymnostemma pentaphyllum
Kerbel
Anthriscus cerefolium
Kamille
Matricaria chamomilla
Johanniskraut
Hypericum perforatum

Königskerze *(Verbascum thapsus)*

Vorkommen und Eigenschaften: Sonnige Lagen und steiniger Boden sind die Lieblingsplätze der Königskerze. Die beeindruckende Heilpflanze ist zweijährig und kann über zwei Meter hoch werden. Weil die Ähren mit den Blüten sehr dekorativ wirken, ist die Königskerze auch eine Zierde für jeden Kräutergarten. Dort braucht sie durchlässigen Boden mit wenig Nährstoffen, aber mit viel Sonne.

Verwendeter Teil: Blüten (Juni bis Mitte September)

Verwendung: Der Ölauszug und die Tinktur von Königskerzenblüten beruhigen gereizte und nervöse Haut, klären in der Reinigungslotion das Hautbild und machen in Cremen und Lotionen die Haut straffer und weicher. Wirken mild und sind deshalb auch für die Pflege von zarter Kinderhaut geeignet.

Lavendel *(Lavandula officinalis)*

Vorkommen und Eigenschaften: Die alte Kulturpflanze braucht trockenen Boden und viel Sonne. Der intensive Duft des vielseitigen Heil- und Kosmetikkrauts kommt nicht von ungefähr – die frischen Blüten enthalten bis zu 0,5 Prozent ihres Gewichts an ätherischen Ölen!

Verwendeter Teil: Blüten (Juli und August)

Verwendung: Der Duft und damit die ätherischen Öle bleiben auch in den getrockneten Blüten erhalten und enthalten antibakterielle Wirkstoffe. In Cremen und Lotionen wirkt Lavendel hautklärend, straffend und kann der Haut einen zarten, seidigen Glanz verleihen.

Löwenzahn *(Taraxacum officinale)*

Vorkommen und Eigenschaften: Dieser unverwüstliche Korbblütler ist eine jener Pflanzen, die in verödet-durchgestylten Designergärten als Unkraut gelten. Dabei ist fast alles am Löwenzahn köstlich, heilkräftig oder beides zugleich. Nur den Stängel des Löwenzahns sollte man nicht verwenden, der enthaltene Milchsaft ist nämlich giftig!

Verwendeter Teil: Blüten, Blätter, Wurzeln

Verwendung: Die Tinktur und der Ölauszug der Blüten sind wie der Absud der Blätter und der Wurzeln eine wertvolle Basis für Salben, Cremen, Lotionen und Tonics. Löwenzahn wirkt klärend und straffend bei jedem Hauttyp und stärkt das Bindegewebe.

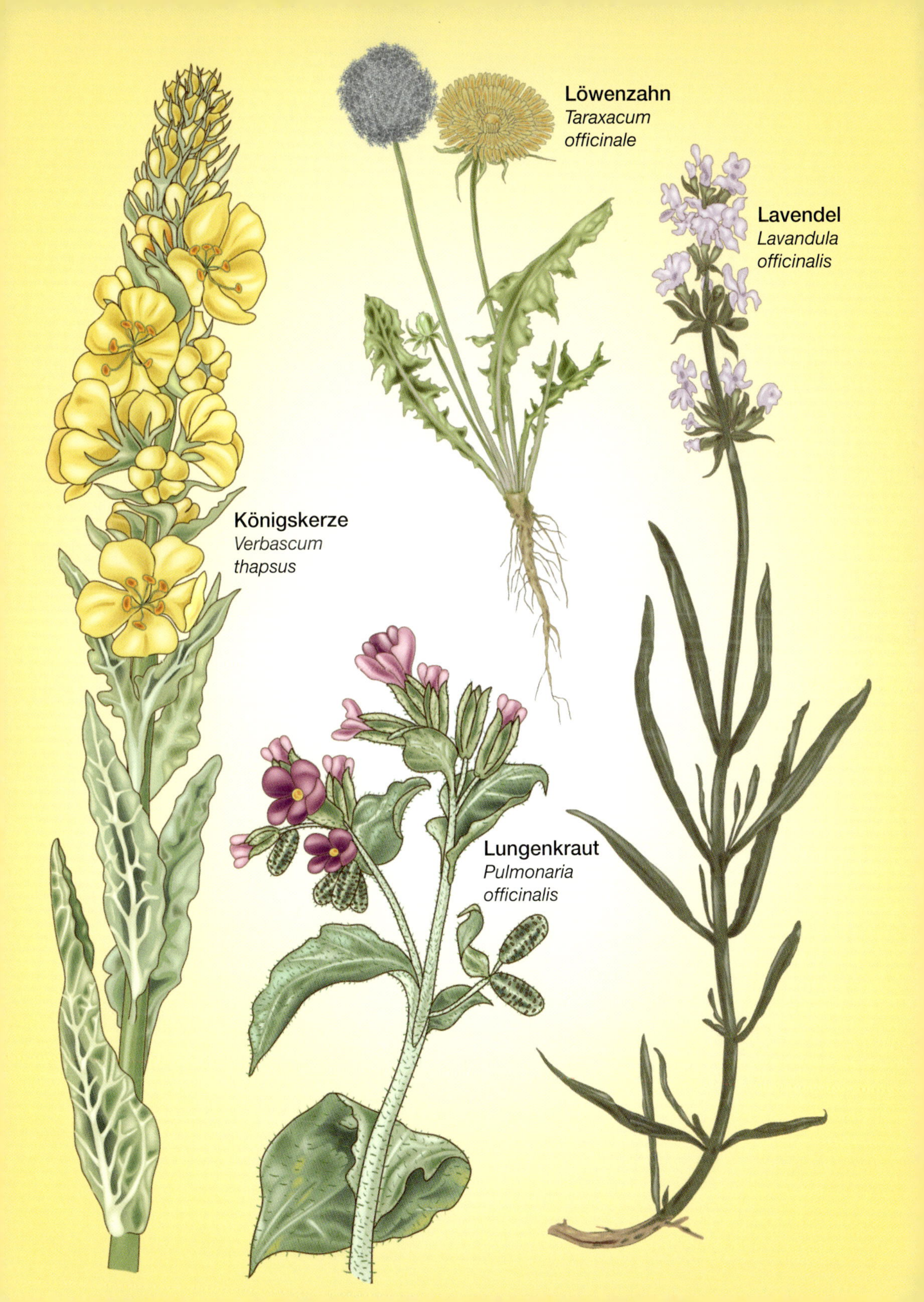
Löwenzahn
Taraxacum officinale
Lavendel
Lavandula officinalis
Königskerze
Verbascum thapsus
Lungenkraut
Pulmonaria officinalis

Lungenkraut *(Pulmonaria officinalis)*

Vorkommen und Eigenschaften: Auf feuchten, tiefgründigen Böden und an den Rändern von lichten Wäldern findet man dieses ausdauernde Kraut mit seinen typischen rot-violetten Blüten. Die weißen Flecken auf den Blättern sind kein Mangel, sondern eine Eigenheit des Lungenkrauts.

Verwendeter Teil: Ganzes Kraut (ab Anfang April), Wurzel (September und Oktober)

Verwendung: Lungenkraut in Cremen, Salben und Lotionen strafft das Bindegewebe und hilft trockener Haut, Feuchtigkeit zu binden. Es kann die Faltenbildung vermindern, pflegt trockene und anspruchsvolle Haut und verleiht ein schönes Hautbild.

Mädesüss *(Filipendula ulmaria)*

Vorkommen und Eigenschaften: Die auf feuchten Wiesen und an Bach- und Teichufern vorkommende Heilpflanze enthält die aspirinähnliche Salicylsäure mit ihrer entzündungshemmenden Wirkung. Wer das hoch wachsende Kraut selbst ziehen will, tut das am besten im immer gut feucht gehaltenen Kübel.

Verwendeter Teil: Blüten (Ende Juni bis August)

Verwendung: Als Tinktur in adstringierender und pflegender Gesichtslotion vor allem für großporige Haut, Ölauszug und Absud der getrockneten Blüten in Cremen und Lotionen wirken beruhigend, pflegend und straffend vor allem bei reizbarer Gesichtshaut.

Melisse *(Melissa officinalis)*

Vorkommen und Eigenschaften: Man findet sie auch im kleinsten Kräutergarten und wer nur wenige Kräutertöpfe auf dem Balkon sein Eigen nennt, hat auf jeden Fall Melisse. Dieses vielseitige Heil-, Tee-, Gewürz- und Kosmetikkraut ist zudem sehr wuchsfreudig und liefert die begehrten Blätter den ganzen Sommer über, auch wenn man für kosmetische Zwecke nur die jungen Blätter bis Ende Juni sammeln und trocknen sollte.

Verwendeter Teil: Blätter (April bis Ende Juni)

Verwendung: Desodoriert und erfrischt in Cremen, Lotionen und Tonics, hemmt Entzündungen und unterstützt die Abheilung von Pickeln und Mitessern, fördert die Regeneration, beruhigt stark beanspruchte, nervöse und gerötete Haut, desinfiziert als Tinktur im Gesichtswasser unreine Haut und vermindert Spannungsgefühle.

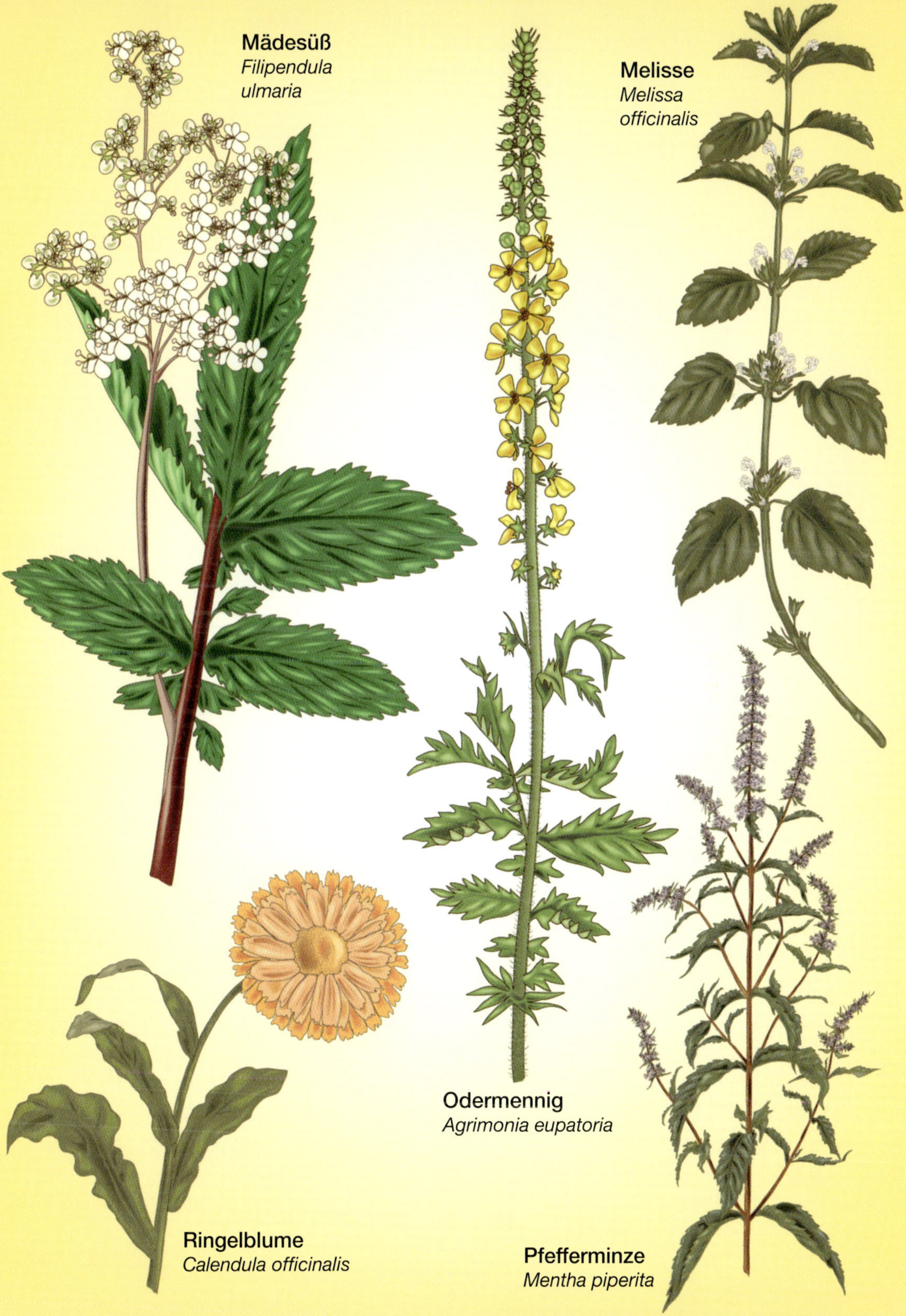
Mädesüß
Filipendula ulmaria
Melisse
Melissa officinalis
Odermennig
Agrimonia eupatoria
Ringelblume
Calendula officinalis
Pfefferminze
Mentha piperita

Odermennig *(Agrimonia eupatoria)*

Vorkommen und Eigenschaften: Die Verbindung von adstringierenden und stärkenden Wirkstoffen macht den Odermennig zu einem wertvollen Heilkraut, auch für die Heilkosmetik. Die bis zu 80 cm hohe Pflanze hat dichte gelbe Blütenstände, die ihr ein dekoratives Aussehen verleihen. In der freien Natur kommt der Odermennig auf mageren Weiden und Waldlichtungen vor, im Garten braucht er vergleichbare Bedingungen.

Verwendeter Teil: Blüten und Blätter (Ende Juni bis August)

Verwendung: Der Tee aus dem getrockneten Kraut wird im Frühling zur Entschlackung verwendet, oft gemeinsam oder abwechselnd mit Brennnesseltee. Ölauszug und Absud der Blätter und Blüten in Cremen und Lotionen straffen die Haut und klären das Hautbild.

Pfefferminze *(Mentha piperita)*

Vorkommen und Eigenschaften: Unter den zahlreichen Mitgliedern der Familie Minze ist die Pfefferminze das bekannteste. In der Natur kam sie ursprünglich gar nicht vor. Sie entstand erst im 17. Jahrhundert durch Kreuzung der Grünen Minze (*Mentha spicata*) mit der Wasserminze (*Mentha aquatica*). Weil sie ihre Existenz einer Bastardisierung verdankt, kann sie nicht über Samen vermehrt werden, sondern nur vegetativ über Kopfstecklinge oder Teilung der Wurzelstöcke. Zwar werden im Handel Pfefferminzsamen angeboten, aber die daraus wachsenden Pflanzen sind keine echte Pfefferminze.

Verwendeter Teil: Junge Blätter und Triebspitzen (ab April)

Verwendung: Wirkt in Cremen und Lotionen erfrischend und straffend, als Tinktur im Gesichtswasser mild desinfizierend und adstringierend, klärt das Hautbild.

Ringelblume

(Calendula officinalis)

Vorkommen und Eigenschaften: Die klassische Bauerngartenblume findet man oft auch verwildert auf Ödflächen oder trockenen Feldrainen. Die Blüten enthalten eine Vielzahl an Wirkstoffen und machen die Ringelblume zu einer wichtigen Heil- und Kosmetikpflanze.

Verwendeter Teil: Blüten (Mitte Juni bis Ende September; für die Trocknung sollte man die Blütenblätter von den Köpfchen abzupfen)

Verwendung: Die Ringelblumensalbe ist die klassische Wundheilsalbe der Volksmedizin. Gegen Hautpilz hilft die Tinktur aus den Ringelblumenblüten. Ölauszug und Absud der

Blüten sind eine wichtige Basis für Cremen und Lotionen, die trockene, rissige, gereizte oder entzündete Haut heilen, nähren und pflegen.

Rosmarin *(Rosmarinus officinalis)*

Vorkommen und Eigenschaften: Der Duft des im Mittelmeerraum beheimateten und dort bis zu zwei Meter hohen Strauchs ist so betörend, dass ihn die römischen Seeleute schon erschnupperten, bevor sie die Küste zu sehen bekamen: *Ros marinus*, Tau des Meeres, nannten sie ihn. Der Name blieb dem Rosmarin. In Mitteleuropa hat er eine jahrhundertelange Tradition als Bauerngartenpflanze.

Verwendeter Teil: Blätter und Triebspitzen (Juni bis August)

Verwendung: Hautcremen mit Rosmarin wirken antiseptisch, durchblutungsfördernd und straffen das Bindegewebe. Sie sind besonders für müde, strapazierte und reifere Haut empfehlenswert.

Rotklee *(Trifolium pratense)*

Vorkommen und Eigenschaften: Die auch als Wiesenklee bekannte Pflanze ist auf nicht überdüngten Wiesen eine reichlich vorkommende Futterpflanze für das Weidevieh. Rotklee heißt er wegen seiner rotlich-violetten Blüten.

Verwendeter Teil: Blüten (Mai bis Anfang Juni)

Verwendung: Rotklee enthält Phytohormone, die zusammen mit seinen anderen Wirkstoffen in Cremen und Lotionen die Regenerierung der Haut anregen, das Bindegewebe und schrundige Gesichtshaut straffen. Müder und alternder Haut können Cremen mit Rotklee-Ölauszug und/oder Rotkleeabsud ein frischeres Aussehen verleihen.

Salbei *(Salvia officinalis)*

Vorkommen und Eigenschaften: Der Echte Salbei oder Gartensalbei ist ein bis zu 80 cm hoher Strauch und seit ältester Zeit als Heil-, Kosmetik- und Gewürzkraut gerühmt. „Wie kann ein Mensch sterben, in dessen Garten Salbei wächst?“, fragt ein medizinischer Merkvers aus dem 13. Jahrhundert. Im Garten braucht der Salbei pralle Sonne, sandigen Boden und viel Platz.

Verwendeter Teil: Blätter

Verwendung: Salbei als Tinktur, Ölauszug oder Absud ist die Basis für Salben, Cremen, Lotionen und Tonics, die unreine, großporige und fettige Haut pflegen und deren Hautbild verbessern sollen. Salbei wirkt entzündungshemmend, hautklärend und gegen Akne.

Schachtelhalm *(Equisetum arvense)*

Vorkommen und Eigenschaften: Das gefiederte Kraut ist auch unter den Namen Ackerschachtelhalm oder Zinnkraut bekannt. Es wächst in so erfreulichen Mengen auf brachliegenden Äckern, an Waldrändern und Böschungen, dass man es nicht unbedingt im Garten ziehen muss, um in den Genuss seiner zahlreichen Wirkstoffe zu kommen.

Verwendeter Teil: Ganzes Kraut (Juni bis Anfang September)

Verwendung: Der hohe Gehalt des Schachtelhalms an Kieselsäure lindert in Cremen und Lotionen Entzündungen, Rötungen und schrundige Stellen. Schachtelhalmcremen und -lotionen straffen die Haut, stärken das Bindegewebe und mildern Cellulite. Bei fahler, unreiner und problematischer Haut verhelfen sie zu einem schöneren und gesünderen Hautbild.

Schafgarbe *(Achillea millefolium)*

Vorkommen und Eigenschaften: Auf sonnigen, trockenen und ungedüngten Wiesen findet man diesen Doldenblütler oft in großen Mengen. Die Schafgarbe ist eine traditionelle Heilpflanze, besonders für Frauen, und hat auch als Kosmetikpflanze einiges zu bieten. Wer sie im Garten haben will, sollte ihr einen sonnigen Platz mit magerem und trockenem Gartenboden anbieten.

Verwendeter Teil: Blütendolde (Ende Juni bis Mitte September)

Verwendung: Als Ölauszug und Absud ist die Schafgarbe Basis für Cremen und Lotionen, die gegen Akne und Pusteln helfen, allergische Hautreaktionen lindern, entzündete und gerötete Haut beruhigen und sanft straffend und glättend wirken. Die Schafgarbentinktur bringt, mit einem Wattebausch aufgetupft, Pickel und Mitesser zum Verschwinden und ist auch im Gesichtswasser wirksam gegen Hautunreinheiten.

Tausendgüldenkraut *(Centaurium erythraea)*

Vorkommen und Eigenschaften: Als Heilkraut hat das Tausendgüldenkraut eine Tradition, die bis in die Antike zurückreicht. Es wächst auf mageren, ungedüngten Wiesen und braucht auch im Garten einen vergleichbaren Platz.

Verwendeter Teil: Ganzes blühendes Kraut (Juli und August)

Verwendung: Ölauszug und Tinktur wirken in Reinigungscremen und Gesichtswasser gegen Pickel und Mitesser, klären das Hautbild und stimulieren die natürlichen Hautfunktionen.

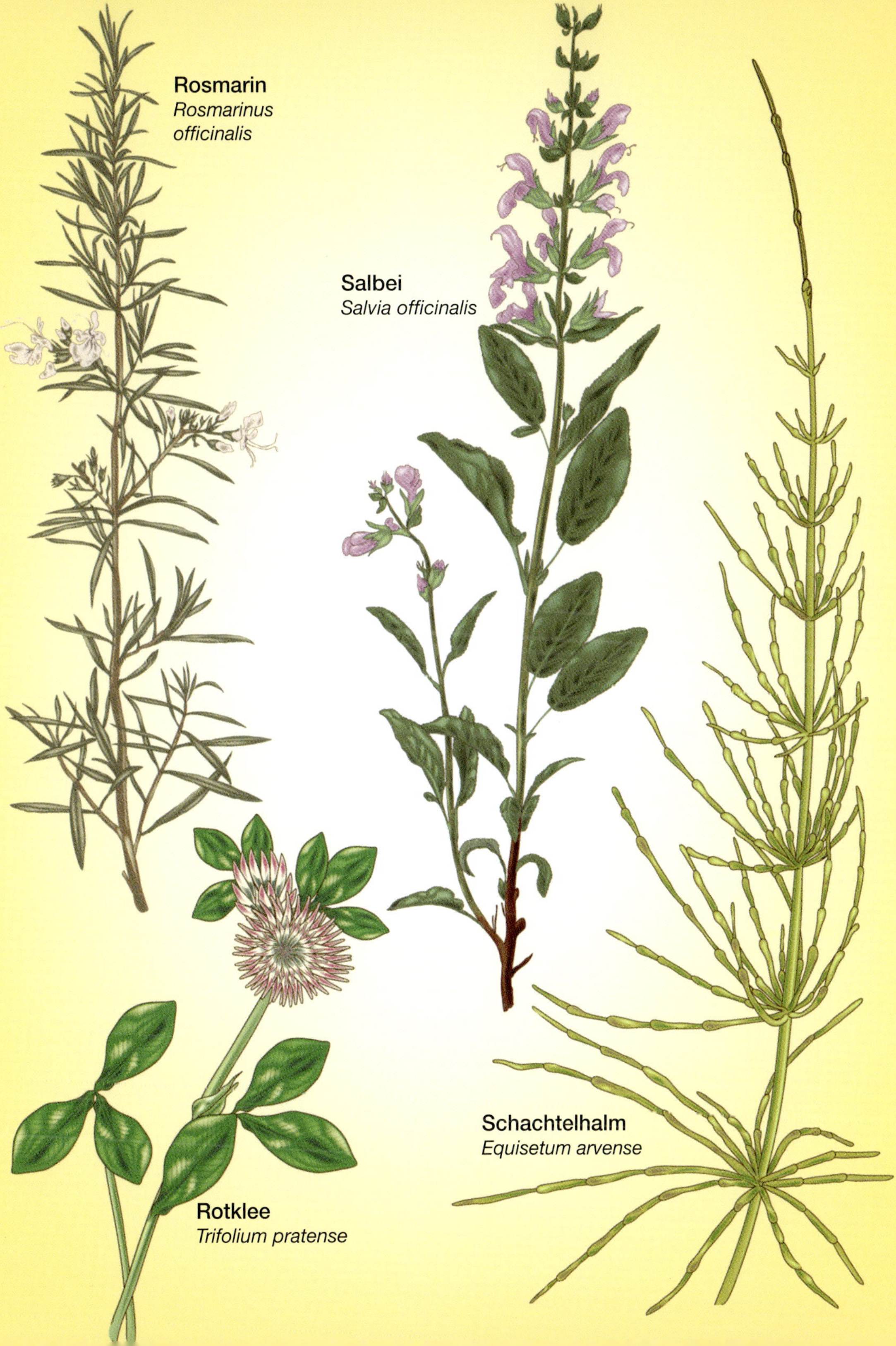

Rosmarin
Rosmarinus officinalis
Salbei
Salvia officinalis
Schachtelhalm
Equisetum arvense
Rotklee
Trifolium pratense

Thymian *(Thymus vulgaris)*

Vorkommen und Eigenschaften: Das klassische Kraut aus dem Küchengarten hat wegen seines hohen Gehalts an ätherischen Ölen auch in der Heilkosmetik seinen Wert. In der freien Natur kommt es als Quendel oder Feldthymian vor. In unseren Breiten wird der Thymian nur etwa 40 cm hoch, im Mittelmeerraum wächst er dagegen zu richtigen Büschen heran und verbreitet einen betörenden Duft.

Verwendeter Teil: Blühendes Kraut (Juni bis Ende August)

Verwendung: Mit seinen ätherischen Ölen liefert der Thymian die antiseptische Wirkung für Cremen und Lotionen, die Akne und Entzündungen der Haut lindern und bei fettiger Haut oder Mischhaut das Hautbild insgesamt verbessern können.

Veilchen *(Viola odorata)*

Vorkommen und Eigenschaften: Die zarte Pflanze mit ihrem charakteristischen Duft findet man oft an halbschattigen Plätzen mit humosem Boden, noch öfter aber im Garten oder im Blumentopf. Hildegard von Bingen verordnete Veilchentee bei Melancholie und Kopfschmerzen, in der Heilkosmetik sorgt das Veilchen für Gleichgewicht.

Verwendeter Teil: Blüten (erste Blüte ab Mai, zweite Blüte ab Juli), Wurzel (Ende September bis Anfang November)

Verwendung: Egal, ob als Ölauszug oder Absud, das Veilchen in Creme oder Lotion gibt jeder Haut eine frische und zarte Erscheinung. Der Wurzelabsud in Cremen, Salben und Lotionen beruhigt nervöse und zu allergischen Reaktionen neigende Haut und fördert die natürliche Feuchtigkeitsregulierung. Die getrocknete und zu feinem Pulver vermahlene Wurzel ergibt mit Talkum ein duftendes Körperpuder.

Wegwarte *(Cichorium intybus)*

Vorkommen und Eigenschaften: In der Natur finden wir sie auf Ödland mit kalkhaltigem Boden, an Feld- und Wegrändern, im Garten wird die Wegwarte meist als Gemüsepflanze gezogen und heißt dann Zichorie. Ihre hellblauen Blüten, die aber je nach Standort auch Abstufungen bis Violett zeigen können, sind nur am Vormittag geöffnet.

Verwendeter Teil: Ganzes Kraut (Juli und August), Wurzel (ab September)

Verwendung: Die Tinktur aus dem blühenden Kraut liefert ein tonisierendes Gesichtswasser für anspruchsvolle, trockene und müde Haut. Der Ölauszug in Cremen und Lotionen mildert Hautunreinheiten, strafft und fördert die Elastizität der Haut.

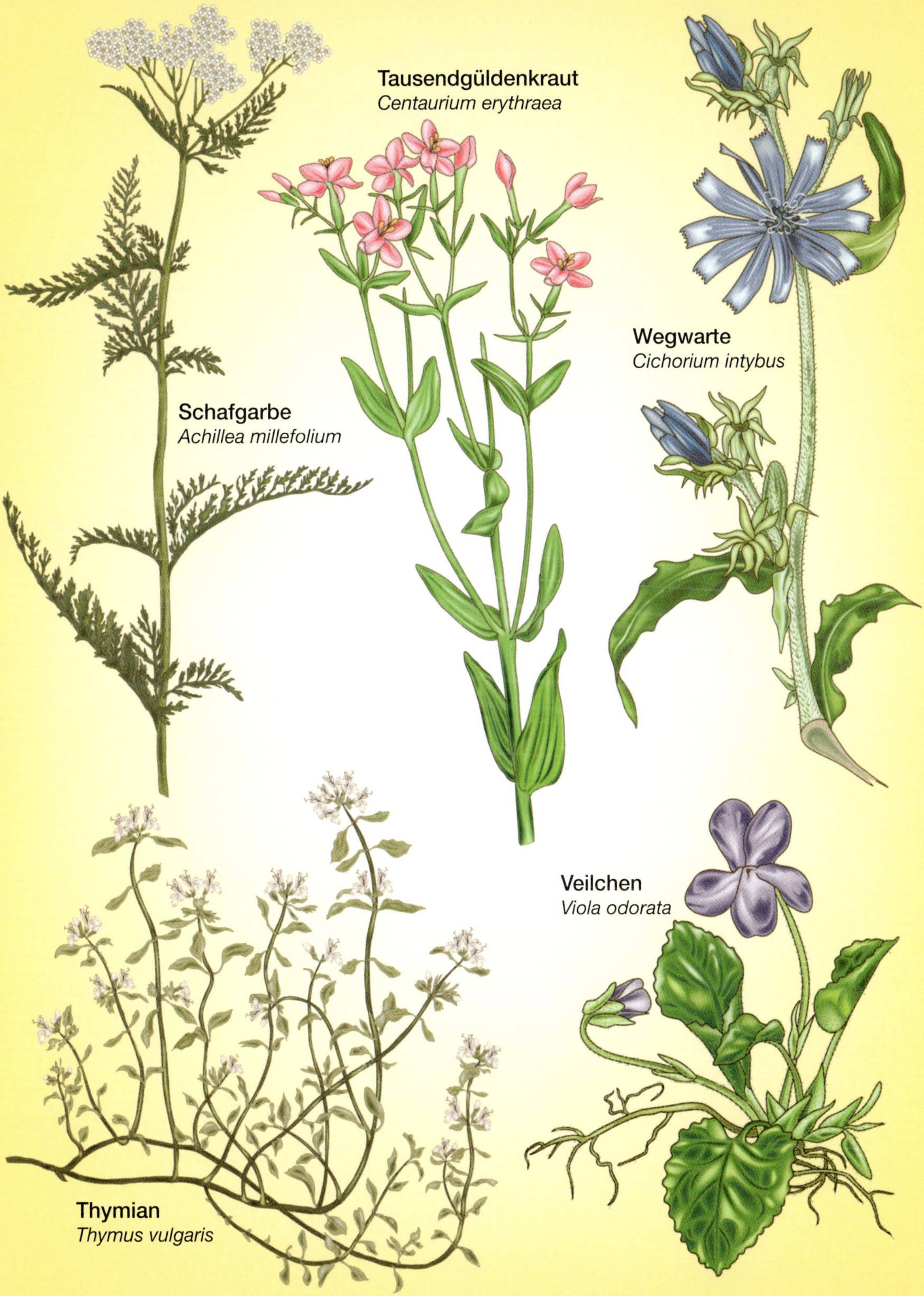
Tausendgüldenkraut
Centaurium erythraea
Wegwarte
Cichorium intybus
Schafgarbe
Achillea millefolium
Veilchen
Viola odorata
Thymian
Thymus vulgaris

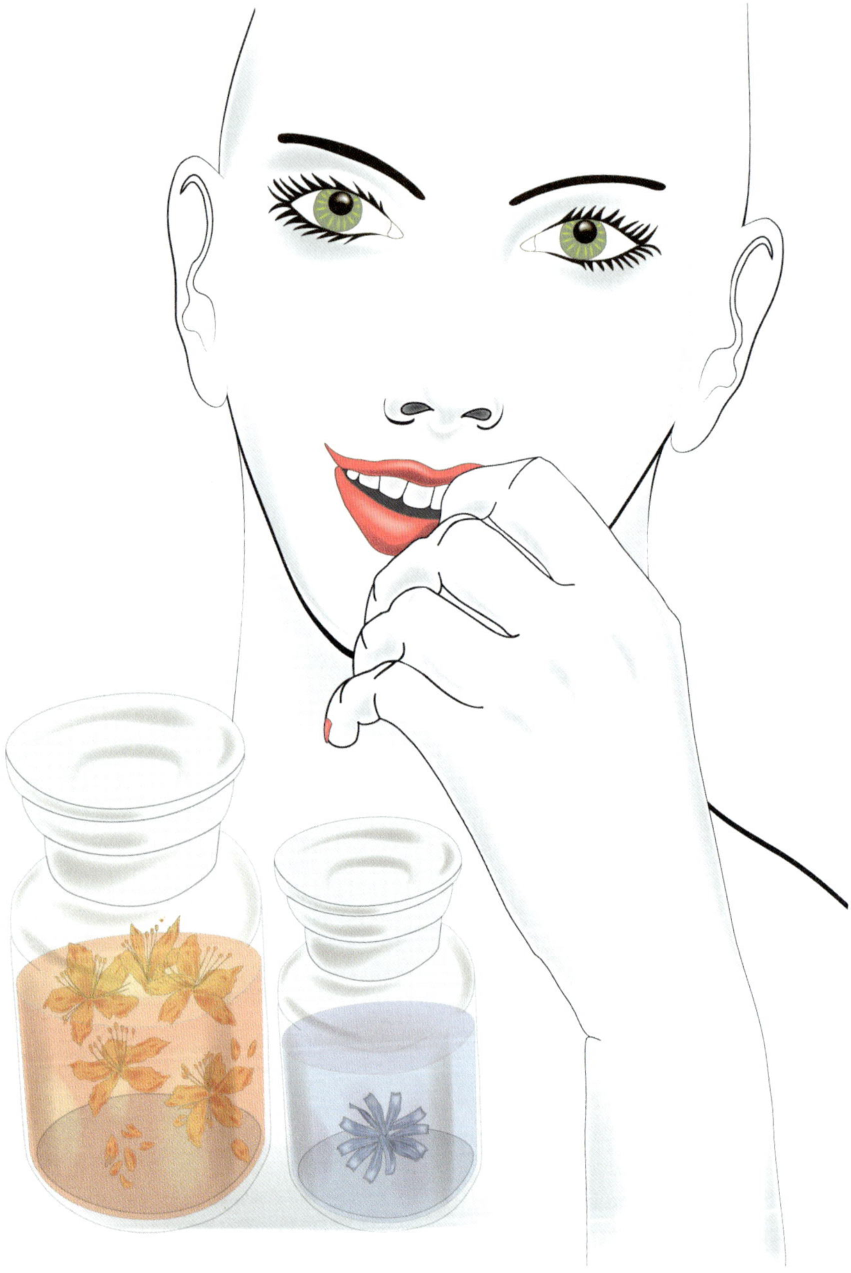

Damit aus getrockneten Kräutern Salben, Cremen oder Lotionen werden, sind einige Hilfs- und Zusatzstoffe nötig:

Herstellung und Zusatzstoffe

Manche der Kräuter, die uns die Grundstoffe für Kosmetikprodukte liefern, wachsen auch heute noch in erfreulichen Mengen in der freien Natur. Andere wieder sind durch das Abhandenkommen ihrer bevorzugten Umgebung fast verschwunden oder stehen überhaupt unter Naturschutz. Allgemein kann man sagen: Alles, was man braucht, wächst in der freien Natur, wenn auch nicht überall und selten im Übermaß.

Aber alles, was man an Kräutern braucht, lässt sich auch im Garten ziehen. Oft sogar in einem Kübel auf Balkon und Terrasse und manches sogar in einem Blumenkisterl auf dem Fensterbrett. Die für die Kosmetik benötigten Kräuter selbst zu ziehen, bietet neben dem Schutz für deren frei lebende Vettern und Basen eine Reihe weiterer Vorteile. So weiß man bei selbst gezogenen Kräutern immer, welchen Einflüssen sie ausgesetzt sind. Sammelt man Kräuter auf einer Bauernwiese, weiß man nicht, ob und womit diese Wiese gedüngt oder ob nicht in Windrichtung ein Feld mit Pestiziden besprüht wurde. Zudem braucht man viel Zeit, um die Kräuter einerseits zu finden und andererseits auch noch den richtigen Zeitpunkt für deren Ernte zu nutzen. Viel einfacher ist es da schon, sie im eigenen Garten oder auf dem Balkon zu haben. Man kann ihr Wachstum beobachten, kann die beste Zeit für die Ernte nutzen, hat sie immer verfügbar – und kann sich auch noch an ihnen erfreuen. Denn die meisten Kräuter, die so freizügig die Basis für Gesundheit und Schönheit liefern, sind auch selbst wunderschön.

Bei selbst gezogenen Kräutern lassen sich die Einflüsse, denen sie ausgesetzt sind, weitgehend selbst bestimmen. Sammelt man wild wachsende, ist es wichtig, nur Teile von völlig gesunden Kräutern zu nehmen. Verfärbungen an Blüten oder Blättern, auch wenn sie nur Punktgröße haben, oder gar abgestorbene Pflanzenteile sind ein Grund, die Finger von dieser Pflanze zu lassen.

Weil wir bei der Herstellung von Kosmetika immer und grundsätzlich getrocknete Kräuter verwenden, ist eine sinnvolle Alternative zu Sammeln und Selbstziehen deren Kauf. In Apotheken und Drogerien bekommen Sie alle Kräuter, die Sie benötigen, getrocknet und in geprüfter Arzneibuchqualität um wenig Geld. Weil es für manche Kräuter verschiedene deutsche Namen gibt, sollten Sie auch immer deren lateinische Bezeichnung parat haben. Damit lässt sich jedes Kräutchen zweifelsfrei identifizieren.

Jedes heilkosmetische Produkt besteht in der Regel aus einer Reihe von Einzelbestandteilen, die im Idealfall ein harmonisches Ganzes mit den für den individuellen Hauttyp perfekt passenden Eigenschaften ergeben. Um solche Produkte selbst herzustellen, brauchen Sie kein eigenes Labor und keine speziellen Geräte. Alles, was dafür nötig ist, lässt sich in der Küche finden. Haben Sie vor, sich intensiver mit der Herstellung Ihrer eigenen Kosmetik zu befassen, ist es allerdings sinnvoll, sich diese wenigen Utensilien noch ein zweites Mal zu besorgen und sie ausschließlich für diesen Zweck zu nutzen. Damit eliminieren Sie die Gefahr, dass irgendwelche Reste oder Spülmittelrückstände in den Gefäßen bleiben und in Ihre Kosmetik gelangen. Es könnte dadurch die ohnehin nicht übermäßig lange Haltbarkeit der natürlichen Kosmetikprodukte – die ja möglichst frei von Konservierungsmitteln sein sollten – noch beträchtlich vermindert werden. Also lieber einen zweiten Satz Messgläser und einen zusätzlichen Rührstab für den Mixer kaufen als eine ranzige Creme haben.

Nötig sind drei Gläser mit Maßskala für 50, 100 und 250 Milliliter. Sie sollten hitzefest sein. Ein Küchenthermometer mit einem Messbereich bis 100 Grad Celsius ist eine Notwendigkeit, ebenso ein Rührstab aus Glas, ein Mörser aus Glas oder Porzellan und eine Waage mit Feinanzeige. Sie sollte auf Gramm genau wiegen können. Die meisten digitalen Küchenwaagen erfüllen diese Forderung oder übertreffen sie sogar. Der zusätzliche Rührstab für den Mixer wurde bereits erwähnt, fehlen nur noch ein Kochtopf für das Wasserbad, ein feines Teesieb für das Abfiltern von Kräuter- und Blütenauszügen, ein kleiner Spatel zum Abfüllen von Cremen, ein Plastiktrichter zum Umfüllen von Flüssigkeiten und eine Pipette für den Fall, dass Zutaten tropfenweise zu einer Mischung gegeben werden.

Zum Ansetzen von Auszügen benötigen Sie weithalsige Flaschen oder Schraubdeckelgläser. Deren Größe hängt davon ab, was und wie viel davon Sie ansetzen wollen. Bei Ölauszügen sollte aber nicht mehr als ein halber Liter in einem Glas sein, eher weniger. Die üblichen 250-ml-Schraubdeckelgläser sind jedenfalls ideal.

Für die Aufbewahrung der fertigen Produkte eignen sich am besten Schraubdeckelgläser aus braunem oder grünem Glas. Zum Aufbewahren von Cremen sind kleine Töpfchen aus Plastik billig zu haben, für die Haltbarkeit sind solche aus Glas oder Porzellan aber vorteilhafter. Gerade bei Cremen fördert es die Haltbarkeit, wenn das Behältnis nicht zu groß ist. Mit jedem Öffnen und Eintauchen des Fingers gelangen Luft, Bakterien und Pilzsporen an die Creme. Es verlängert zwar die Haltbarkeit einer Creme, wenn Sie ihr einige Tropfen eines ätherischen Öls beimengen, aber mit chemisch konservierten Produkten kann die Haltbarkeit selbst gemachter Kosmetika nicht konkurrieren. Das ist aber ihr einziger und nicht allzu schwer wiegender Nachteil. Die Vorteile aufzuzählen erübrigt sich an dieser Stelle wohl. Und der Nachteil der kürzeren Haltbarkeitsdauer lässt sich durch die Aufbewahrung im Kühlschrank einigermaßen wettmachen. Lotionen und Körpermilch sollten ihren Platz überhaupt im Kühlschrank haben, auch wenn die Flasche bereits in Verwendung steht. Die niedrige Temperatur hinterlässt auf der Haut ein angenehmes Prickeln – sie stimuliert die Zellen, fördert die Durchblutung und trägt so bereits zur Pflege der Haut bei.

Wichtig für das Gelingen der Produkte und deren Haltbarkeit ist peinliche Sauberkeit bei der Arbeit. Es ist sinnvoll, die Arbeitsgeräte vor Gebrauch in kochendem Wasser zu reinigen.

Zusatzstoffe

In so manchen naturkosmetischen Rezepturen findet man eine Reihe von exotisch anmutenden Zusatzstoffen. Sie mögen durchaus ihre Wirksamkeit haben, aber sicher keine, die man nicht auch mit unseren heimischen Produkten erzielen kann. Wer unbedingt glaubt, seine Creme mit Sheabutter, Kokosöl oder Jojobaöl auffetten zu müssen, darf das natürlich tun. Die Rezepte dieses Buches setzen allerdings auf Öle, die keine Reise von Tausenden Kilometern bis zu unserer Haut hinter sich haben. Das gilt auch für die anderen Zusatzstoffe. Deshalb bekommt man diese Zutaten in jeder Drogerie und Apotheke, viele, wie die Öle, auch im Supermarkt.

Alkohol

Als Lösungsmittel für Tinkturen und für Tonics, für alkoholische Auszüge von Blüten und Blättern und als natürlicher Konservierungsstoff in Cremen ist Alkohol unentbehrlich. Man erhält ihn als Ethanol oder Weingeist mit einem Alkoholgehalt von 96 oder 70 Prozent. Meist ist er mit einem Promille Kampfer vergällt, damit er untrinkbar wird. Natürlich gibt es auch unvergällten Weingeist. Er ist aber wesentlich teurer, weil er mit den Steuern für alkoholische Getränke belegt ist. In der Kosmetik stört ein Promille Kampfer nicht. Für Blütenessenzen sollte man aber unvergällten Alkohol verwenden.

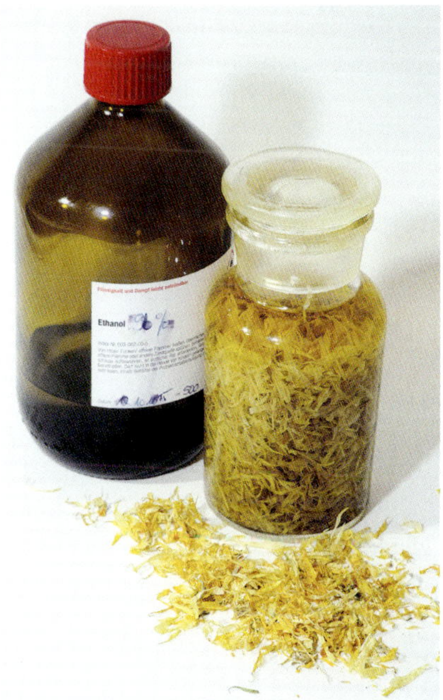

Aloe-vera-Gel

Die Aloe vera ist eine beliebte und weit verbreitete Topfpflanze, im Sommer auch in Gärten und auf Terrassen. Sie sieht zwar aus wie ein Kaktus, gehört aber zu den Affodillgewächsen. Ursprünglich stammt sie aus den Wüstengegenden Afrikas und der arabischen Halbinsel. Sie braucht deshalb im Freien einen warmen und windgeschützten Standort. Wasser braucht sie nur sehr wenig. Verfärben sich im Verlauf des Sommers die Blattspitzen braun oder die ganzen Blätter ins Rötliche, so ist das natürlich und keine Mangelerscheinung.

Die Aloe vera ist nicht nur eine sehr dekorative Pflanze. Sie liefert uns auch das Aloe-vera-Gel, das man entweder teuer kaufen oder selbst auf einfache Weise aus den dickfleischigen Blättern gewinnen kann.

Sobald die Pflanze groß genug ist und etwa zehn Blätter hat, kann man einzelne Blätter abschneiden. Man wählt immer die ältesten, also größten Blätter. Ein Blatt wird ganz unten an der Basis mit einem scharfen Messer angeritzt und dann vorsichtig zur anderen Seite hin abgedreht. So ist die Verletzung der Pflanze minimal. Nach dem Abschneiden legt man das Blatt auf ein Stück Küchenkrepp und lässt den gelben Saft vollständig ablaufen. Er enthält den reizenden Wirkstoff Alain und ist für kosmetische Zwecke unerwünscht.

Nach dem Ablaufen des Saftes schneidet man das Blatt der Länge nach durch und löst das farblose Gel mit einem Löffel aus der Blattschale. Aus einem einzigen Blatt können bis zu 300 Gramm Gel gewonnen werden! Man kann es frisch verwenden – als Zusatz zu Cremen, Salben oder Lotionen –, aber auch einfrieren. Außerdem kann man durch Ansatz in Alkohol eine Aloe-vera-Tinktur herstellen und diese als Zusatz zu Tonics, Gesichtswässern und Lotionen verwenden.

Die Gewinnung des Aloe-vera-Gels – Schritt für Schritt

- **1** Eines der größten Blätter wird an der Basis mit einem scharfen Messer angeritzt …
- **2** … und dann vorsichtig zur anderen Seite hin abgedreht.
- **3** Man legt das Blatt auf ein Stück Küchenkrepp und lässt den gelben Saft vollständig ablaufen.
- **4** Dann schneidet man das Blatt der Länge nach durch …
- **5** … und löst das Gel mit einem Löffel aus der Blattschale.
- **6** Das Gel kann man frisch verwenden oder einfrieren.

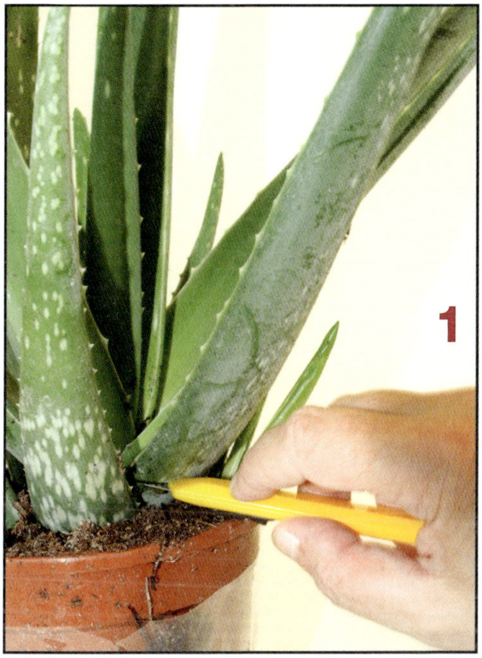

Die Gewinnung des Aloe-vera-Gels – Schritt für Schritt

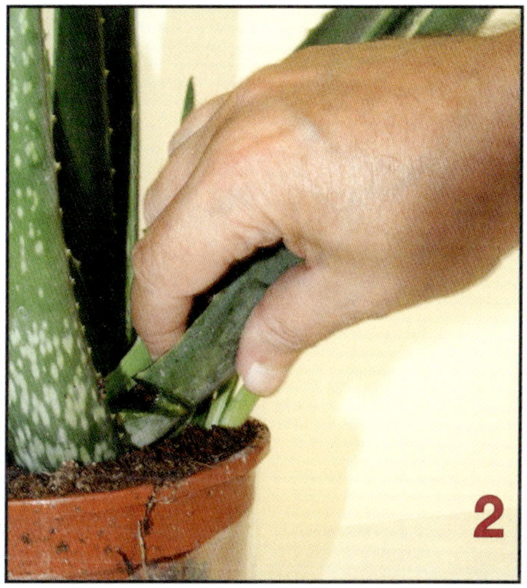

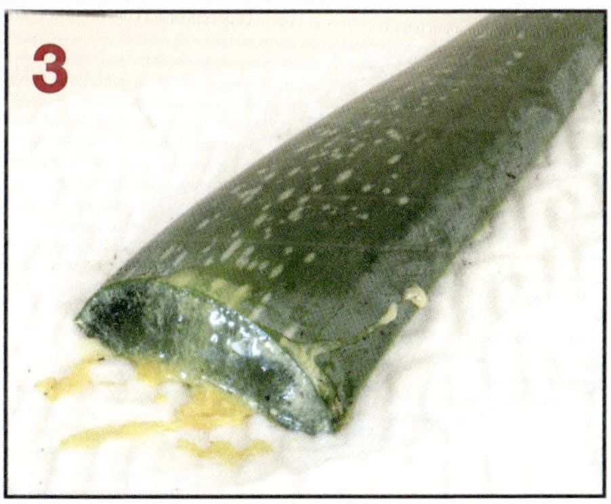

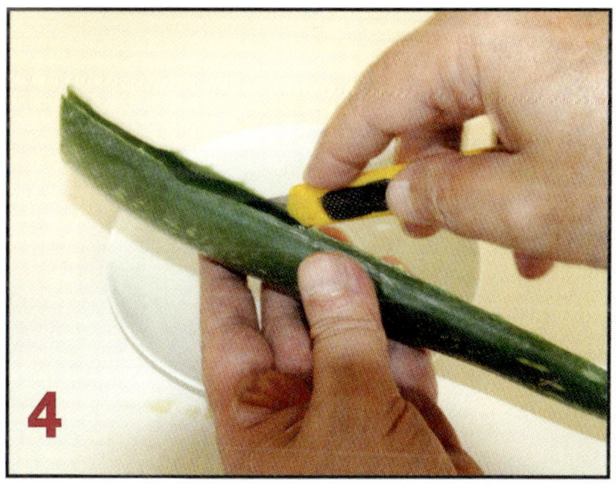

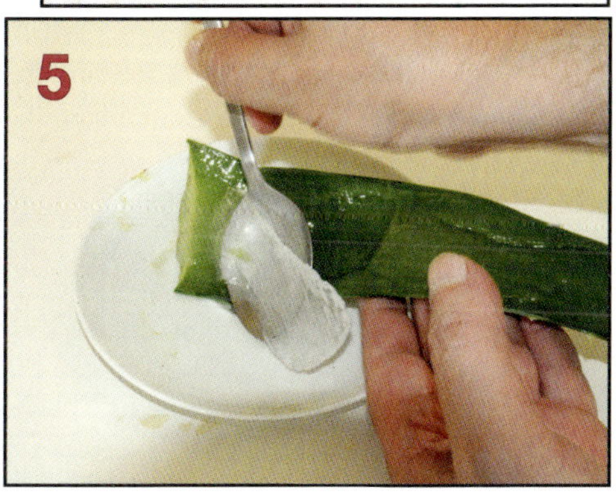

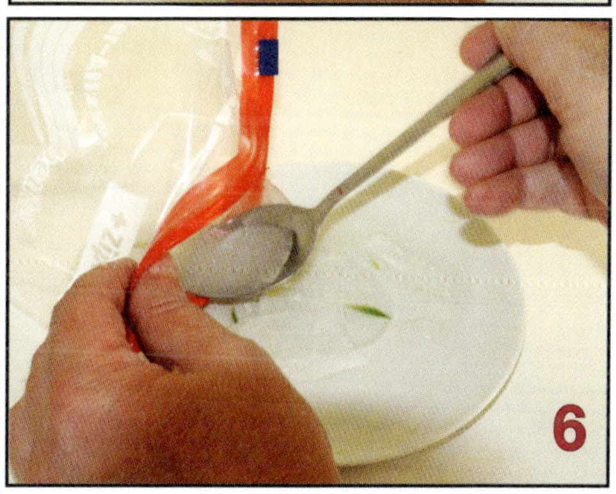

Die Wirkung des Aloe-vera-Gels

Die Aloe vera ist eine seit Jahrtausenden genutzte Heil- und Kosmetikpflanze. Schon die Ägypter des Alten Reichs stellten die Pflanze in diesem Zusammenhang bildlich dar. Das Gel aus den Blättern wirkt stark entzündungshemmend und antibakteriell. Das Bündel der im Gel enthaltenen Wirkstoffe fördert die Zellteilung und kann die Geweberegenerierung um ein Vielfaches beschleunigen. Die Aloe vera ist deshalb eine regelrechte „Erste-Hilfe-Pflanze" bei Sonnenbrand, Brand- und Schnittwunden sowie Verätzungen durch Chemikalien.

In der Kosmetik ist das Gel aus den Blättern eine wertvolle Zutat zu Cremen und Lotionen, die nicht nur pflegt, sondern Akne, entzündliche Irritationen der Haut und Schädigungen durch Umwelteinflüsse heilen kann. Die Förderung der Zellerneuerung kann auch kleine Falten und Narben lindern und sogar zum Verschwinden bringen. Das Aloe-vera-Gel bringt Schwellungen rasch zum Abklingen und hat zudem die Eigenschaft, die Poren der Haut zu öffnen, wodurch auch andere Wirkstoffe besser in die Haut eindringen können. Zu guter Letzt besitzt das Aloe-vera-Gel auch noch einen natürlichen Lichtschutzfaktor. Dieser kann die etwa durch die Verwendung von Johanniskraut gesteigerte Lichtempfindlichkeit der Haut mildern.

Bienenwachs

In der Heilkunde war das Bienenwachs über viele Jahrhunderte hinweg die wichtigste Grundlage für alle Salben. Und das mit gutem Grund, denn Bienenwachs dient nicht nur als Konsistenzgeber und Trägermaterial für Wirkstoffe, es enthält auch selbst antiseptisch und antibakteriell wirksame Substanzen.

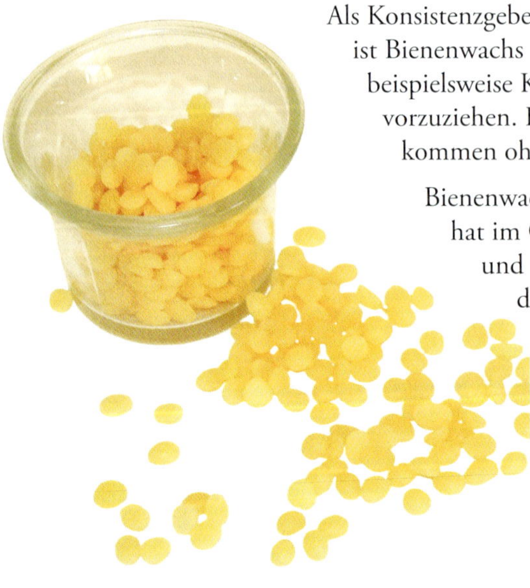

Als Konsistenzgeber für heilkosmetische Cremen und Salben ist Bienenwachs die allererste Wahl und allen anderen, wie beispielsweise Kakaobutter oder Cetylalkohol, unbedingt vorzuziehen. Erdölprodukte, wie Vaseline oder Paraffin, kommen ohnehin nicht in Frage.

Bienenwachs neigt nicht dazu, ranzig zu werden. Es hat im Gegenteil sogar eine leicht konservierende und zudem noch emulgierende Wirkung. Sein dezenter Eigengeruch ist eine Bereicherung für jede Creme. Bienenwachs erhält man in seiner natürlichen gelblichen Färbung in Apotheken, Drogerien, oft auch in

Geschäften für Bastelbedarf und natürlich direkt beim Imker in Form von Plättchen oder kleinen Blöcken. Es gibt auch gebleichtes weißes Wachs. Das sollte man für heilkosmetische Produkte aber nicht verwenden, auch wenn es als Konsistenzgeber durchaus seinen Zweck erfüllt.

Die Inhaltsstoffe des gelben, natürlichen Bienenwachses sorgen für sich genommen schon für eine weiche und glatte Haut. Etwas Vorsicht ist bei bestehenden Pollenallergien angebracht. Bienenwachs enthält meist Spuren von Propolis und eine sehr geringe Mange an Pollen. Auch wenn diese Menge wahrscheinlich zu gering ist, um allergische Reaktionen auszulösen, sollte man im Verdachtsfall die Creme oder Salbe auf einer kleinen Hautfläche an der Innenseite eines Unterarms testen.

Im Fall einer allergischen Reaktion – oder wenn Sie vegane Kosmetikprodukte herstellen und deshalb auf die Gaben der Bienen verzichten wollen – stellt das Beerenwachs eine Alternative zum Bienenwachs dar. Die weißlichen Plättchen werden aus den Fruchtschalen des chinesischen Lacksumachs gewonnen. Es hat einen Schmelzpunkt von 52 Grad Celsius, also etwa zehn Grad niedriger als Bienenwachs, und schmilzt entsprechend schneller.

Bienenhonig

Der pH-Wert des Bienenhonigs entspricht jenem des Säureschutzmantels gesunder Haut. Außerdem enthält Bienenhonig reiche Mengen an Mineralien, Vitaminen, Enzymen und pflanzlichen Aromastoffen. Er ist nicht nur gut aufs Butterbrot, er ist auch ein wertvolles Pflegemittel für die Haut. Honig wirkt pflegend und straffend bei empfindlicher und unreiner Haut, hemmt das Bakterien- und Pilzwachstum bei spröder und rissiger Haut und ist in Verbindung mit einer Waschlotion ein gutes Mittel gegen Pickel und Mitesser. Honig kann auch in Masken, Gesichtswässern, Salben und Cremen verwendet werden.

Zu beachten ist, dass Honig niemals zu stark erwärmt werden darf. Immer nur in lauwarmem Wasser auflösen! Unter die Creme oder Lotion darf man Honig erst dann rühren, wenn diese bereits auf unter 40 Grad Celsius abgekühlt ist. Wird Honig zu stark erwärmt, verliert er nämlich den Großteil seiner Wirkstoffe und ist nur noch süß und sonst nichts.

Honig auf der Haut regt die Lymphbildung an. So kommt es zu einem vorteilhaften Synergismus zwischen der körpereigenen Abwehr und den bakterienfeindlichen Stoffen des Honigs. Zudem fördert der Invertzucker des Honigs die Zellosmose, wodurch Giftstoffe beschleunigt aus den Zellen entfernt werden. Auch wenn er bei den Rezepten nicht gesondert angeführt ist: Honig passt fast überall dazu.

Konservierungsmittel

Ein wesentlicher Vorteil selbst gemachter Kosmetikprodukte ist der Verzicht auf aggressive chemische Konservierungsmittel. Wer nicht gänzlich auf Konservierungsmittel verzichten will, hat einige natürliche oder zumindest naturnahe und deshalb weder für das Produkt noch für die Haut schädliche Stoffe zur Wahl. Dass einzelne Zutaten für die selbst gemachten Pflegeprodukte, wie etwa Alkohol in Kräuterauszügen, ätherische Öle, der Alkohol in Blütenessenzen oder Bienenwachs, auch eine konservierende Funktion haben und deshalb zusätzliche Konservierungsmittel weitestgehend überflüssig machen, ist ein Aspekt, den man berücksichtigen sollte. Fehlen diese Zutaten in einem Produkt und will man die Haltbarkeit verlängern, kann man eines der folgenden Konservierungsmittel sehr sparsam in die Salbe, Creme oder Lotion einrühren.

Kaliumsorbat

Es ist ein biologisches Konservierungsmittel. Als Salz der Sorbinsäure kommt es in der Natur, beispielsweise in der Vogelbeere, vor und ist auch in der Lebensmittelkonservierung gebräuchlich. Es wirkt am besten bei einem pH-Wert von 5. Im basischen Bereich ist es unwirksam.

Benzylalkohol

Dieser Alkohol kommt häufig in duftenden Blüten vor und ist ein rein biologisch konservierender Duftstoff.

Beide Konservierungsstoffe werden in einer Dosierung von zwei bis drei Tropfen auf zehn Gramm Creme verwendet. Sinnvoll ist ihre Beimengung jedenfalls nur bei Salben, Cremen und stark fetthaltigen Lotionen. Konservierung, die einer natürlichen Kosmetik gerecht wird, soll schließlich nichts anderes bewirken als das schnelle Ranzigwerden der Fettanteile zu verhindern. Länger als sechs Monate sollten Sie fertige Cremen aber trotzdem nicht aufbewahren. Haltbarkeitsfristen von zwei oder drei Jahren, wie sie bei industriell gemixten Cremen üblich sind, können mit natürlichen Mitteln nicht erreicht werden.

Lanolin, Wollwachs

Als Emulgator bei der Herstellung von Cremen ist das Wollwachs der Schafe so gut wie unentbehrlich. Es ermöglicht, Wasser und Fett miteinander zu verbinden, wird von jeder Haut gut vertragen und problemlos aufgenommen. Als Sekret der Talgdrüsen der Schafe wird es bei der Entfettung der Schafwolle gewonnen. In der Drogerie erhält man es unter der Bezeichnung Lanolin anhydrid. Das Wort anhydrid ist bedeutsam, denn es bezeichnet die wasserfreie Qualität. Gehärtetes Lanolin ist für die Heilkosmetik ungeeignet, es wurde chemisch verändert. Eine Lanolin-Unverträglichkeit kann nur durch Pestizidrückstände in Lanolin minderer Qualität auftreten. Deshalb sollte man auf hochwertige Bio-Qualität achten.

Wer seine Creme streng vegan herstellen und deshalb auf das Geschenk der Schafe verzichten will, hat eine Reihe von Alternativen, die allerdings nicht ganz die vorzüglichen Eigenschaften des Lanolins erreichen.

Am ehesten tut das Phospholipid, ein hautfreundlicher Emulgator aus Raps- oder Sojasamen. Es kommt auch in unseren Zellwänden vor. Auch Tegomuls, ein Gemisch aus Pflanzenölen und Zitronensäure, erfüllt seinen Zweck und ist wie Lanolin auch ein Konsistenzgeber.

Öle

Als wichtigem Bestandteil von Salben, Cremen und Lotionen und als Lösungsmittel für Wirkstoffe aus den Kräutern und Blüten kommt dem Öl in der Heilkosmetik größte Bedeutung zu. In naturkosmetischen Rezepten wird oft Olivenöl empfohlen. Das dürfte durchaus einer gewissen Mystifizierung zuzuschreiben sein. Olivenöl bringt eine Spur von Urlaubsfeeling in die Hautpflege, es erinnert an mediterrane Länder. Aber Olivenöl hat auch einen starken Eigengeruch und bildet wegen seiner Schwere auf der Haut einen satten und lange anhaltenden Fettfilm. Auch gibt es Öle, die unserer Haut insgesamt besser tun als Olivenöl.

Weizenkeimöl

Ein für die vielfältigen kosmetischen Anwendungen bestens geeignetes Öl ist das Weizenkeimöl. Es hat einen frischen Eigengeruch, der etwas an ein sommerliches Getreidefeld erinnert, ist ein sehr leichtes Öl, das rasch einzieht und von jeder Haut gut vertragen wird. Überdies enthält es eine Menge wertvoller Inhaltsstoffe: Beta-Carotin, Vitamin D, viel Vitamin E und das wertvolle Keimlecithin. Dieses Keimlecithin ist mit dem Lecithin in unseren Hautzellen nahe verwandt. Weizenkeimöl pflegt besonders die anspruchsvolle, trockene und spröde Haut, es verbessert die Struktur der Haut und ist auch während der Schwangerschaft ein gutes Mittel für die Hautpflege, speziell im Bauchbereich.

Das Weizenkeimöl stellt also von sich aus bereits nahrhaftes Futter für die Haut dar. Zudem enthält es mit dem hohen Anteil von bis zu sechs Prozent unverseifbaren Bestandteilen einen natürlichen Weichmacher für die Haut. Die kräftige goldgelbe Farbe des Weizenkeimöls bleibt auch in den Cremen erhalten.

Das einzige Argument, das manchmal gegen das Weizenkeimöl angeführt wird, ist sein Eigengeruch. Aber der Geruch ist eine reine Geschmackssache.

Sonnenblumenöl

Das Öl aus den Samen der Sonnenblume ist nicht nur ein beliebtes Salatöl, es kann auch der Haut gute Dienste leisten. Es ist reich an ungesättigten Fettsäuren, besitzt daher eine gute Hautverträglichkeit, und wirkt mild entzündungshemmend. Es ist als leichtes Trägeröl bei fettiger, unreiner Haut geeignet.

Traubenkernöl

Das feine Öl aus den Kernen der Weintrauben ist besonders reich an Antioxidantien und wird deshalb oft als „Anti-Aging-Öl" bezeichnet. Der hohe Vitamin-E-Gehalt beugt Falten vor und hält die Haut elastisch. Oft wird das pure Traubenkernöl für eine mehrwöchige Kur genutzt, die das Bindegewebe an Gesäß und Oberschenkeln deutlich straffen kann.

In einer Creme hat Traubenkernöl leicht konservierende Eigenschaften. Wichtig ist, beim Kauf auf die kaltgepresste Bio-Qualität zu achten. Diese hat zwar ihren Preis, aber immerhin müssen für einen Liter Traubenkernöl 40 Kilogramm Traubenkerne ausgepresst werden!

Marillenkernöl

Die Kerne der Marille (außerhalb Österreichs: Aprikose) liefern uns ein mildes und leichtes Öl für die Hautpflege. Man unterscheidet zwischen kalt gepresstem und raffiniertem Öl. Für heilkosmetische Produkte wird das goldgelbe kalt gepresste Öl mit seinem leichten Marzipanduft bevorzugt verwendet, obwohl das deutlich hellere, flüssigere und geruchsneutrale raffinierte Öl dem kalt gepressten hinsichtlich seines Wirkstoffgehalts in nichts nachsteht.

Das Marillenkernöl zieht gut ein und hinterlässt kein schweres Gefühl auf der Haut. Cremen mit Marillenkernöl werden deshalb als besonders angenehm empfunden. Marillenkernöl spendet Feuchtigkeit, festigt und strafft das Gewebe, wirkt auf gereizte Haut beruhigend und ist deshalb für trockene, alternde oder nervöse Haut besonders wertvoll. Das an Enzymen sehr reiche Öl ist pur sowohl für die Babypflege als auch als Make-up-Entferner, besonders für die Augenpartie, geeignet. Generell wird Marillenkernöl von jedem Hauttyp gut vertragen.

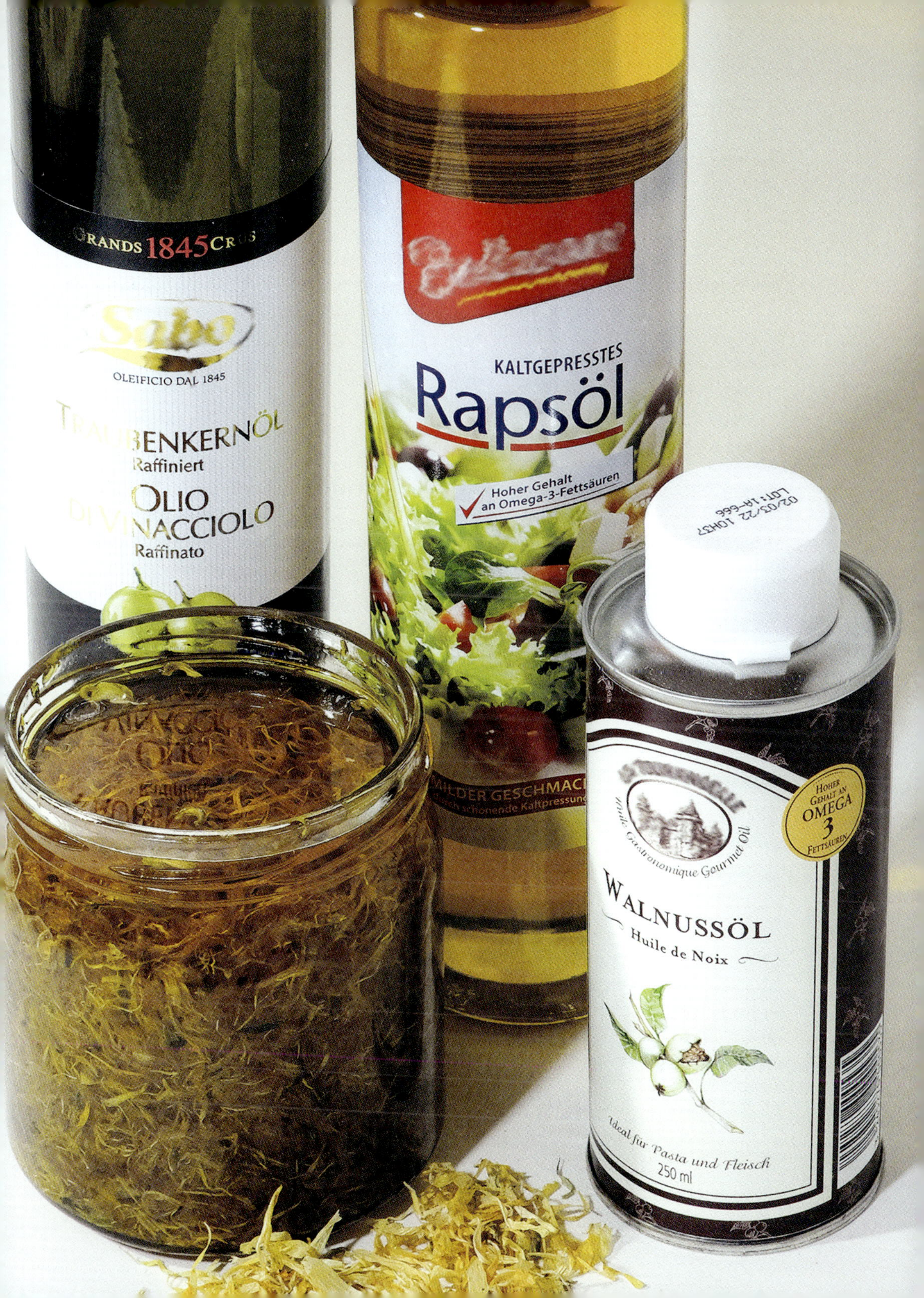
GRANDS 1845 CRUS
Sabo
OLEIFICIO DAL 1845
TRAUBENKERNÖL
Raffiniert
OLIO DI VINACCIOLO
Raffinato
KALTGEPRESSTES
Rapsöl
Hoher Gehalt an Omega-3-Fettsäuren
WALNUSSÖL
Huile de Noix
Ideal für Pasta und Fleisch
250 ml
HOHER GEHALT AN OMEGA 3 FETTSÄUREN

Distelöl

Aus den Samen der Färberdistel wird dieses vitaminreiche Öl gewonnen. Es eignet sich besonders gut für wertvolle Gesichts- und Handcremen bei trockener, müder und spröder Haut, hilft Unreinheiten zu beseitigen und ist deshalb pur als Gesichtsreiniger und Make-up-Entferner bei unreiner Gesichtshaut empfehlenswert. Distelöl – ob pur oder in Cremen – strafft die Haut und verhilft ihr zu mehr Geschmeidigkeit. In den letzten Jahren ist die Beliebtheit von Distelöl auch für die Küche so merklich gestiegen, dass es mittlerweile nicht nur in Reformhäusern und Biomärkten, sondern vereinzelt auch in Supermärkten angeboten wird.

Hagebuttenöl

Dieses Öl aus den Kernen der Hagebutten, den Früchten der Wildrose, ist eines der wertvollsten Öle für die Hautpflege. Meist wird es als Wildrosenöl bezeichnet. Mit seinem sehr hohen Gehalt an mehrfach ungesättigten Fettsäuren wirkt es nicht nur in hohem Maß pflegend. Das zarte und leichte Öl ist für die Haut Balsam im wahrsten Wortsinn. Es wirkt aufbauend und regenerierend, es schützt die Haut vor Feuchtigkeitsverlust und ist in der Lage, trockene, spröde, schuppige, alternde und gereizte Haut geschmeidiger, weicher und klarer zu machen. Es ist das ideale Öl für eine Ölkur zur Regeneration alternder und müder Haut im Bereich Gesicht, Dekolleté, Arme und Hände. Für diesen Zweck kann man auch aus Blüten von Wild- und Duftrosen einen Ölauszug in Hagebuttenöl herstellen.

Hagebuttenöl ist sehr selten und meist nur in Reformhäusern, vereinzelt auch in Drogerien, erhältlich. Und es hat natürlich einen Preis, der seinem Wert entspricht.

Für Ölauszüge von Kräutern und Blüten sind auch das Maiskeimöl und das Rapsöl gut geeignet. Beide enthalten einen hohen Anteil einfach und mehrfach ungesättigter Fettsäuren, werden von der Haut gut aufgenommen, ohne einen lange anhaltenden Fettfilm zu bilden, und sind für alle Hauttypen gut verträglich.

Grundsätzlich kann man jedes gute Pflanzenöl für die Herstellung heilkosmetischer Produkte verwenden. Das Ergebnis aus den später angeführten Rezepturen kann sich allerdings je nach verwendetem Öl geringfügig ändern. Beispielsweise kann es vorkommen, dass eine Creme noch einige Tage nachdickt. Das ist kein großes Problem. Sie müssen diesen Umstand bloß beim nächsten Herstellungsvorgang durch weniger Konsistenzgeber oder etwas mehr Ölzugabe berücksichtigen.

Talkum

Das feine, weiße, leicht fettige Pulver wird aus einem natürlichen Mineral, dem Speckstein, durch Zerreiben hergestellt und als Körper- und Babypuder verwendet. Besonders bei fetter und unreiner Haut ist Körperpuder auf der Basis von Talkum nach einem Bad empfehlenswert. Es ist nicht nur saugfähig, sondern wirkt auch desodorierend und entzündungshemmend.

Propolis

Propolis ist ein hochwirksames Antibiotikum. Die Kenntnis dieser Tatsache gehört heute schon fast zur Allgemeinbildung. Noch vor wenigen Jahren war das noch ganz anders. Da hielten selbst Lebensmittelchemiker die Bezeichnung Propolis für einen Fantasienamen. Dabei hätten sie bloß Plinius lesen müssen, denn das Wissen um die segensreiche Wirkung der Propolis war schon in der griechischen und römischen Antike bekannt. Es ging bloß im Lauf der Zeit verloren, und mit den Antibiotika der modernen Pharmazie schien es gänzlich unnötig geworden zu sein. Dass dieser Schein trog, bewies die Forschung, die sich ab den Fünfzigerjahren des vorigen Jahrhunderts immer intensiver und immer faszinierter mit der Propolis, dem Kittharz aus dem Bienenstock, befasste.

Propolis als Produkt der Biene zu bezeichnen, fällt nicht leicht und ist auch nicht ganz korrekt. Es ist wie alles, was uns das Bienenvolk über seinen Imker anbietet, ein Gemeinschaftsprodukt aus der einzigartigen Beziehung zwischen Insekt und Pflanze. Propolis besteht aus einer Komposition pflanzlicher Stoffe, die einander in ihrer Wirkung ergänzen und potenzieren. Man nennt diese Stoffe Phytonzide. Sie werden von Pflanzen produziert und abgesondert, um die Wechselbeziehung zwischen den Pflanzen und ihrer Umwelt in Gang zu halten. Aus der Sicht der Pflanze ist Propolis im Wesentlichen ein solches Phytonzid. Es wird von Bäumen – in unseren Breiten vor allem von Buchen, Erlen, Birken und Ulmen – als Harz abgesondert und schützt verletzte Stellen dieser Bäume. Die Biene sammelt dieses Harz, reichert es mit Fermenten aus ihrem eigenen Stoffwechsel an – und der Mensch braucht dieses wahre Wundermittel nur noch zu sammeln, zu reinigen und zu verwenden.

Unterzieht man Propolis einer chemischen Analyse, so fällt auf: Egal, wo sie gesammelt wurde, enthält sie annähernd die gleichen Bestandteile, wenn auch in unterschiedlichen Anteilen. Im Wesentlichen sind das etwa 50 Prozent Harze und Balsam, große Mengen ätherischer Öle (deshalb riecht Propolis immer sehr intensiv), organische Säuren, Aminosäuren, Eisen, Kupfer, Mangan, Zink, einige Vitamine und, was besonders wichtig ist, ein hoher Gehalt an Flavonoiden.

Im gesamten Organismus wirken Flavonoide als Kraftstoff für das Immunsystem. Die Flavonoide der Propolis stärken T- und B-Lymphozyten und regen die Thymusdrüse zu verstärkter Aktivität an.

Die Verstärkung der Wirkung hat auch für jene Vitamine, die als Radikalenfänger gelten, besondere Bedeutung. Das sind die Vitamine C, E und das Provitamin Beta-Carotin. Die Flavonoide der Propolis verstärken die Wirksamkeit von Vitamin C bis zum Zwanzigfachen, jene von Vitamin E sogar bis zum Fünfzigfachen. Freie Radikale sind sauerstoffhaltige molekulare Bruchstücke, die den Zellkern schädigen und zur Tumorbildung beitragen können. Die Vitamine C, E und das Provitamin Beta-Carotin neutralisieren diese gefährlichen Zellschädlinge und verhindern damit die Entwicklung entarteter Zellen.

Für die Heilkosmetik ist die entzündungshemmende und desinfizierende Wirkung der Propolis von ebenso großer Bedeutung. Empfindliche Haut, die zu Rötungen, Entzündungen, Pickeln und Mitessern neigt, kann man beruhigen, indem man Hautcremen und Lotionen einen kleinen Anteil Propolispulver oder Propolistinktur beimengt. So kann dieses natürliche Antibiotikum seine Wirkung bei jedem Eincremen entfalten. Ja, noch eines: Propolis im Lippenbalsam ist ein wirkungsvolles Mittel gegen Herpesviren, die Verursacher der Fieberbläschen. Diese einfach mit Lippenstift zu übermalen, ist sicher die schlechteste Methode, mit ihnen umzugehen.

Dermatologisch in vielen Fällen erprobt ist die Wirksamkeit der Propolis gegen Akne, vor allem auch in der Form der über die Pubertät hinausgehenden langwierigen Hauterkrankung. Viele der Betroffenen wurden von jenen Hautärzten, die statt zu Kortison zur Propolissalbe und -tinktur griffen, rasch und meist auf Dauer von ihrem Leiden geheilt.

Viele Gründe also, die Propolis bei entsprechendem Bedarf auch in der selbst gemachten Heilkosmetik zu verwenden. Und es ist nicht nur die einzigartige Anhäufung von Inhaltsstoffen pflanzlichen Ursprungs, welche die Wirksamkeit der Propolis ausmacht. Es ist auch die Ausgewogenheit und Harmonie der Zusammensetzung und die Ergänzung durch die Fermente der Biene.

Seit man (wieder) weiß, welchen Segen die Propolis – das Kittharz, wie es von den Imkern auch genannt wird – in sich birgt, wird Propolis auch von den meisten Imkern gesammelt. So ist es verhältnismäßig einfach, an diesen Stoff zu kommen. Meist wird Propolis gereinigt und zu einem feinen Pulver vermahlen. Man kann dieses Pulver direkt in Salben einrühren oder für Cremen und Lotionen die Propolistinktur verwenden. In beiden Fällen, aber noch stärker bei der Tinktur durch den Alkoholgehalt wirkt Propolis auch als Konservierungsmittel. Eine Zugabe von extra Konservierungsmitteln ist also völlig überflüssig!

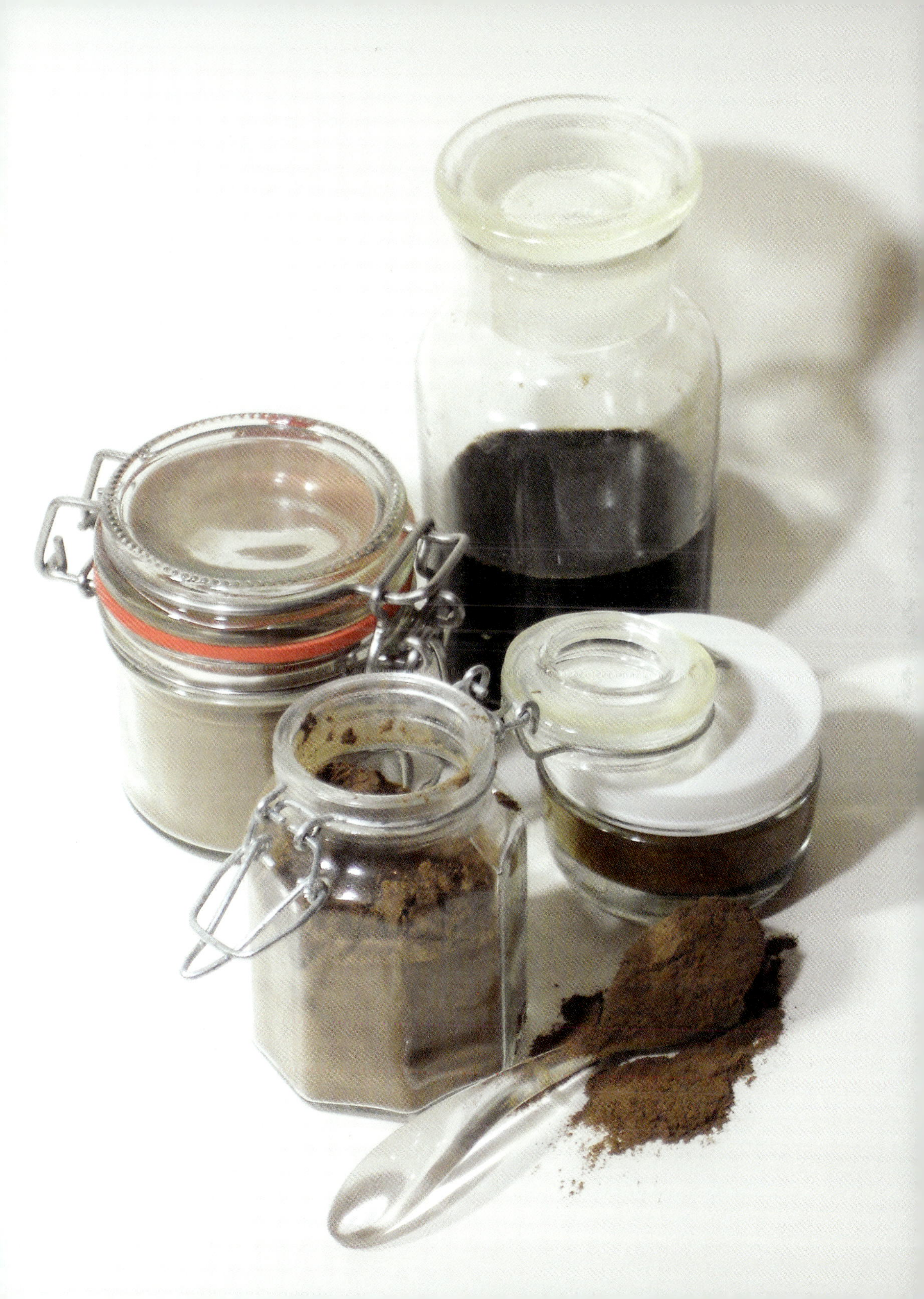

Propolistinktur kann man auf einfache Weise selbst herstellen. Man benötigt dafür gereinigte, zu feinem Pulver vermahlene Propolis und 70-prozentigen Alkohol. Man kann auch den 96-prozentigen Alkohol verwenden. Geringer als 70 Prozent soll der Alkoholgehalt jedoch nicht sein, sonst wird der Wassergehalt zu hoch. Man kann eine 10- oder 20-prozentige Propolistinktur herstellen. Dazu gibt man das Propolispulver in ein verschließbares Glas und gießt mit dem Alkohol auf. Für eine 10-prozentige Tinktur kommen 10 Gramm Propolis auf 100 Milliliter Alkohol, für eine 20-prozentige Tinktur 20 Gramm. Man verschließt das Glas und schüttelt den Ansatz gut durch. Dann lässt man ihn an einem dunklen Ort bei Zimmertemperatur drei bis vier Wochen stehen, schüttelt ihn aber täglich ausgiebig. Danach wird die Tinktur durch einen Kaffeefilter abgegossen. Bei reiner pulverförmiger Propolis kann man auf den Filter unter Umständen verzichten, weil hier die Propolis kaum Verunreinigungen enthalten dürfte. Die fertige Tinktur wird in dunkle Glasfläschchen abgefüllt und bis zum Gebrauch kühl und lichtgeschützt aufbewahrt. Weder das Propolispulver noch die fertige Tinktur dürfen über 40 Grad Celsius erwärmt werden!

Propolistinktur – die Herstellung Schritt für Schritt:

- **1** Pulverförmige Propolis in ein Glas geben.
- **2** Mit Alkohol aufgießen.
- **3** Verschließen, gut durchschütteln.
- **4** An einem dunklen Ort drei bis vier Wochen stehen lassen. Täglich durchschütteln.
- **5** Soll aus der Tinktur Propolisextrakt werden, lässt man sie durch Verdunsten eindicken.

Propolistinktur enthält einen sehr hohen Anteil an Alkohol. Bei der Zugabe zu Cremen ist das wegen der geringen Menge kein Problem. Für die Verwendung zur Salbenherstellung ist die Tinktur mit dem verhältnismäßig geringen Propolisanteil von 10 oder 20 Prozent und dem hohen Alkoholanteil aber nicht so gut geeignet. Für die Salbenherstellung soll möglichst viel Propolis in möglichst wenig Alkohol gelöst sein. Um das zu erreichen – d. h. nicht Propolistinktur, sondern Propolisextrakt – geht man folgendermaßen vor: Zuerst stellt man, wie vorher beschrieben, Propolistinktur her. Allerdings mit einem möglichst hohen Propolisanteil. 40 oder 50 Gramm fein pulverisierte gereinigte Propolis kommen auf 100 Milliliter Alkohol. 70-prozentiger ist geeignet, 96-prozentiger ist günstiger. Er kann mehr Propolis lösen und später verdunstet er rascher.

Die fertige Propolistinktur lässt man sodann durch Verdunsten eindicken. Man gibt die Tinktur in ein offenes Glas und lässt dieses an einem mäßig warmen, staubfreien

Propolistinktur – die Herstellung Schritt für Schritt

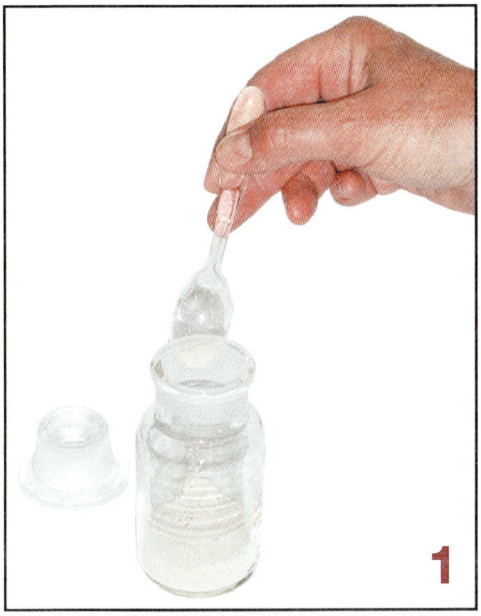

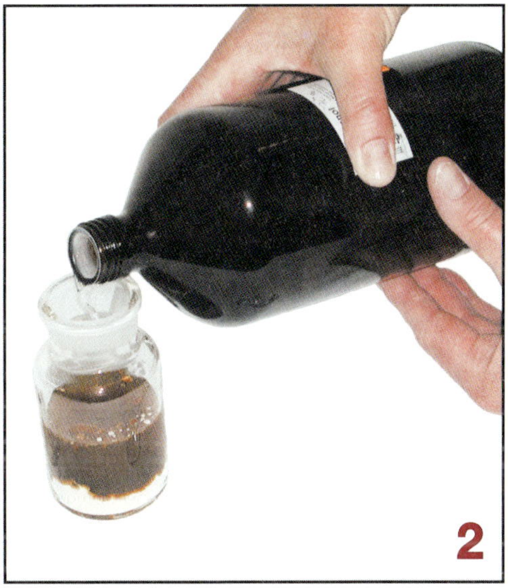

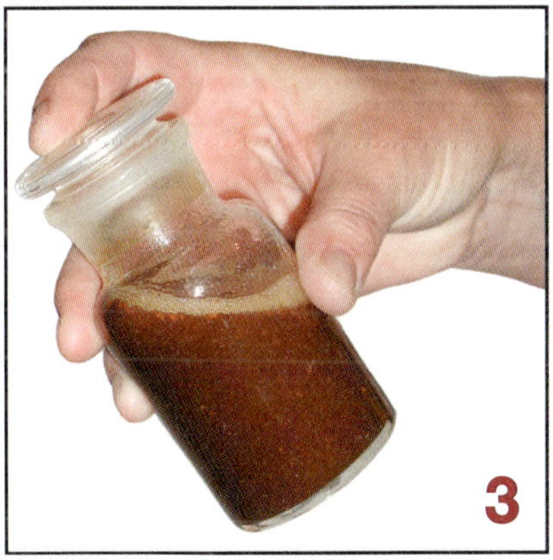

4

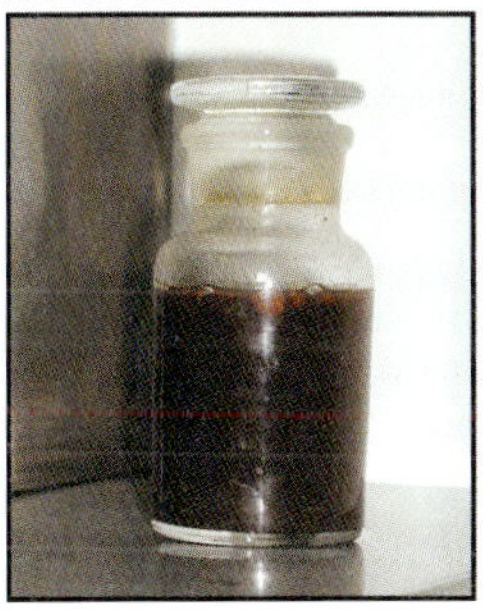

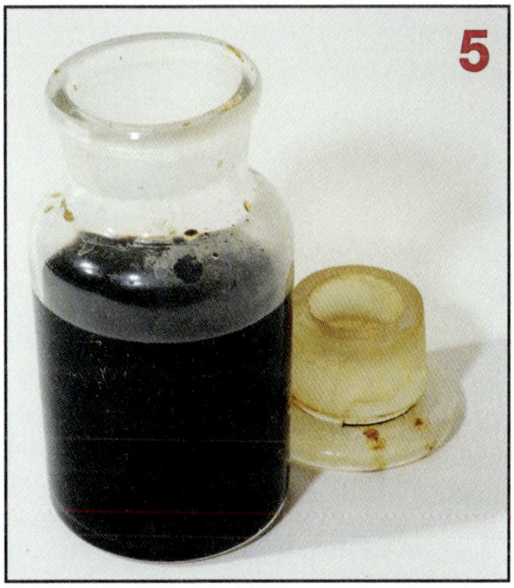

Ort stehen. Der Alkohol verdunstet verhältnismäßig rasch und man erhält schließlich einen Propolisextrakt, der auf etwa zwei Drittel des ursprünglichen Volumens eingedickt ist, bis zu 70 Prozent Propolis und nur noch wenig Alkohol enthält. Dieser Propolisextrakt ist ideal für die Herstellung der puren Propolis-Heilsalbe, aber auch als Zugabe zu anderen Salben bestens geeignet.

Weihrauch

Der aus dem sakralen Bereich sattsam bekannte Weihrauch ist das Harz der Weihrauchbäume. Mehrere Arten der unter dem Gattungsnamen Boswellia zusammengefassten kleinwüchsigen Bäume wachsen in den Trockengebieten Afrikas, insbesondere in Somalia und Äthiopien, im Süden der arabischen Halbinsel und in Indien.

Weihrauch wird meist in Form des Weihrauchöls als Heilmittel, als Salböl und in der Kosmetik verwendet – und das seit mehreren Jahrtausenden. Wir finden Hinweise darauf bei den alten Ägyptern genauso wie in der Bibel, bei den antiken Griechen und Römern sowieso. Und dass die Heiligen Drei Könige als Geschenk auch Weihrauch überreichten, zeigt dessen Wert: genauso hoch wie Gold!

Für medizinische Zwecke wird heute das Harz des indischen Weihrauchbaumes *Boswellia serrata* genutzt. Es ist im Arzneibuch, der offiziellen Liste der Heilmittel, eingetragen. Entsprechend hoch ist dessen Qualität, die nach den Richtlinien des Arzneibuchs auf Herkunft, Reinheit und Inhaltsstoffe geprüft wird.

Für kosmetische Zwecke sind auch zwei andere Arten von Weihrauch geeignet. Man sollte aber immer sorgfältig auf Herkunft und Qualität achten. Die am weitesten verbreiteten Weihrauchsorten sind die Harze des *Boswellia papyrifera* und des *Boswellia sacra*.

Die Qualität ist vom Zeitpunkt der Ernte abhängig. Sie beginnt meist im April. Stamm und große Äste des Weihrauchbaums werden angeschnitten, wodurch aus den Schnittstellen nach und nach das Harz austritt. Es trocknet an der Luft und wird dann abgeschabt. In der ersten Zeit ist das Weihrauchharz fast schwarz bis bernsteinfarben und von minderer Qualität. Bis vor wenigen Jahren wurde es als unbrauchbar entsorgt. Mittlerweile gibt es auch für den minderwertigen dunklen Weihrauch einen Markt. Im Verlauf des Erntejahres wird das Harz immer heller und hochwertiger. Für heilkosmetische Zwecke kommt deshalb nur sehr heller Weihrauch von hellgelb-bräunlicher bis fast weißer Färbung in Frage.

Weihrauchöl kann auf zwei verschiedene Arten gewonnen werden. Das im Handel erhältliche Weihrauchöl ist fast ausschließlich das ätherische Öl, gewonnen durch Wasserdampf-Destillation. Auch das ätherische Weihrauchöl ist in unterschiedlicher Qualität im Handel erhältlich. Bezeichnungen wie „Duftöl" oder „Aromaöl" sind ein Hinweis auf mindere Qualität. Solche Öle enthalten nur einen gewissen Anteil an Weihrauchöl und bestehen oft überwiegend aus synthetischen Duftölen. In Ihre selbst gemachten Pflegeprodukte sollte immer nur ein 100-prozentig reines Weihrauchöl gelangen.

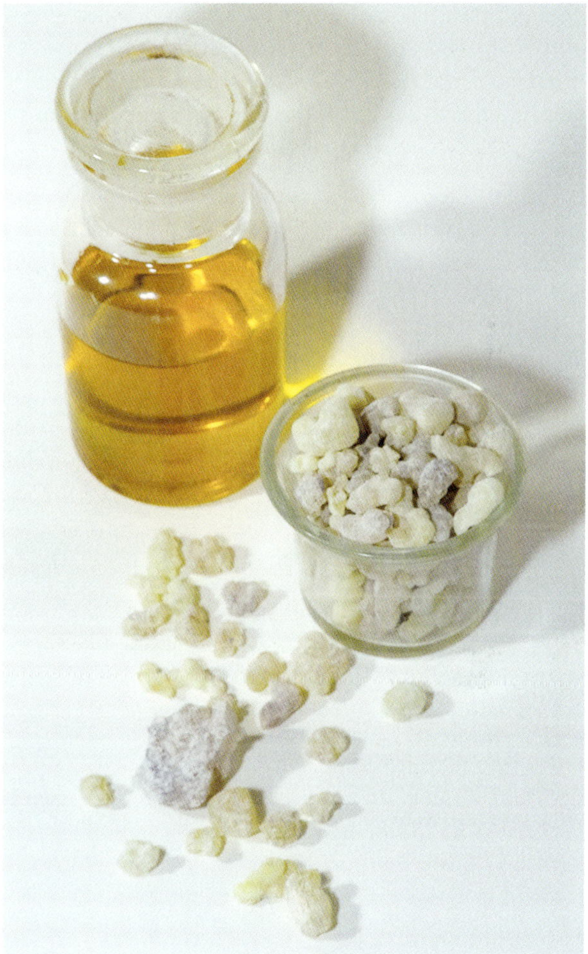

Zu absolut reinem Weihrauchöl hoher Qualität kommen Sie aber auch, indem Sie es selber machen. Es ist zwar kein ätherisches Weihrauchöl, aber das ist für heilkosmetische Zwecke auch gar nicht nötig. Was wir wollen, ist ein sehr gutes Basisöl mit den Wirkstoffen des Weihrauchs in möglichst hoher Konzentration. Dafür brauchen wir ein gutes Pflanzenöl, am besten Distel- oder Traubenkernöl, und Weihrauchharz, am besten *Boswellia serrata*. Auch *Boswellia papyrifera* ist in sehr heller Farbe und damit höchstmöglicher Qualität geeignet.

Für 100 Milliliter Weihrauchöl benötigt man 25 Gramm Weihrauch und 100 Milliliter Öl. Das Weihrauchharz wird in einem Mörser zermahlen, bis ein ganz feines Pulver entsteht. Dieses geben Sie in ein hitzefestes Glasgefäß und gießen das Öl darüber. Rühren Sie das Gemisch gründlich durch. Dann stellen Sie das Gefäß in einen Topf, der bis zur halben Höhe des Gefäßes mit Wasser gefüllt ist. Vom Wasser darf keinesfalls etwas in das Gefäß mit dem Weihrauch-Öl-Gemisch gelangen.

Nun erhitzen Sie das Wasser auf kleinster Stufe. Das Öl soll auf eine Temperatur von 60 bis 70 Grad Celsius erwärmt werden, darf aber keinesfalls sieden oder Blasen bilden. Unter regelmäßigem Umrühren etwa eine Stunde lang auf dieser Temperatur halten, dann das Gefäß aus dem Wasserbad nehmen und das Öl abkühlen lassen.

Nach dem Abkühlen auf Zimmertemperatur verschließen Sie das Gefäß und lassen es für drei Tage an einem kühlen und dunklen Ort stehen. Zweimal täglich gut durchschütteln. Danach können Sie das Weihrauchöl durch einen feinen Filter (Kaffee- oder Teefilter) in ein sauberes Glasgefäß abgießen. Das Filtern kann etwas dauern, weil das Öl nur sehr langsam durch den Filter dringt.

Weihrauchöl selber machen – Schritt für Schritt:

• **1** Weihrauchharz im Mörser zu einem feinen Pulver vermahlen.

• **2** und • **3** In einem hitzefesten Glasgefäß mit dem Öl übergießen …

• **4** … und gründlich durchrühren.

• **5** Im Wasserbad für eine Stunde auf 60 bis 70 Grad Celsius erwärmen, regelmäßig durchrühren.

• **6** Abkühlen lassen, an einem kühlen und dunklen Ort drei Tage stehen lassen, zweimal täglich schütteln. Dann durch einen feinen Filter abgießen.

Das selbst gemachte Weihrauchöl ist eine vorzügliche Basis für Salben, Cremen und Lotionen, besonders für ältere, sensible und gereizte Haut. Weihrauch mildert die Anzeichen der Hautalterung, fördert die Regeneration der Zellen und verbessert die Spannkraft des Gewebes. Das Weihrauchöl mildert unschöne Dehnungsstreifen und glättet alte aufgeworfene Narben genauso wie es frische Narben schneller und glatter verheilen lässt. Es fördert die Elastizität der Haut und kann damit bewirken, dass sich die Tiefe bestehender Falten vermindert.

Das pure Weihrauchöl hat sich bei der Behandlung von Akne, Ekzemen, aber auch von Neurodermitis, Nesselsucht und Schuppenflechte bewährt. Die entzündungshemmenden Boswelliasäuren des Weihrauchs und seine anderen Inhaltsstoffe beruhigen den Juckreiz, desinfizieren, mildern die Entzündungen der Haut und versorgen die gereizte Haut mit Feuchtigkeit.

Weihrauchöl selber machen – Schritt für Schritt

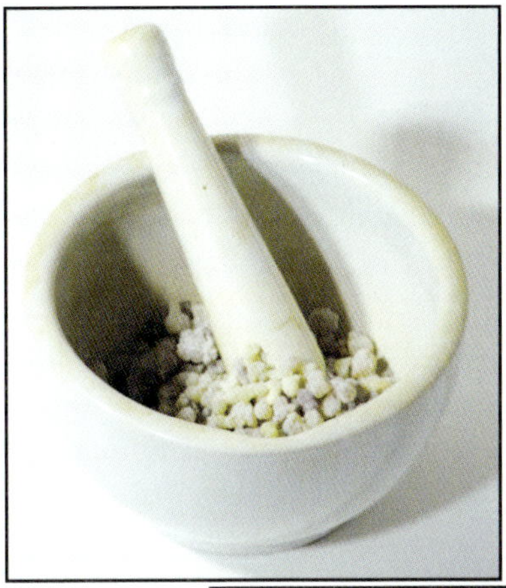
1

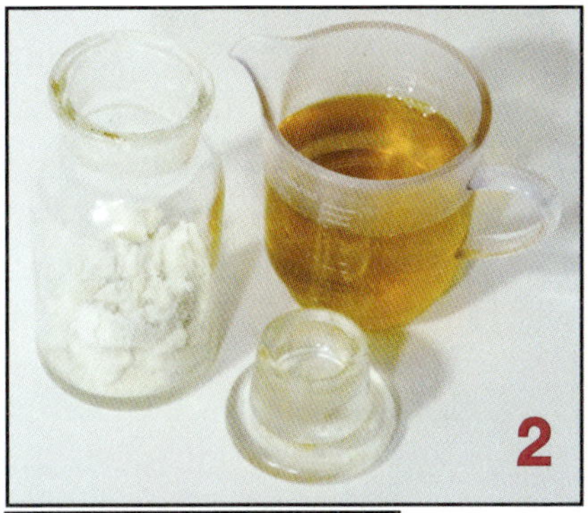
2

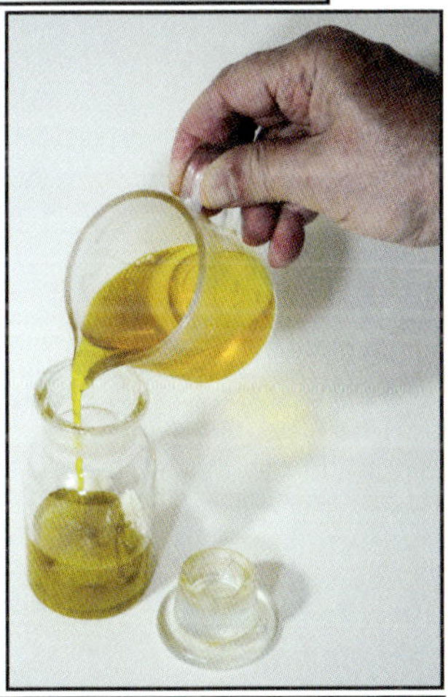
3

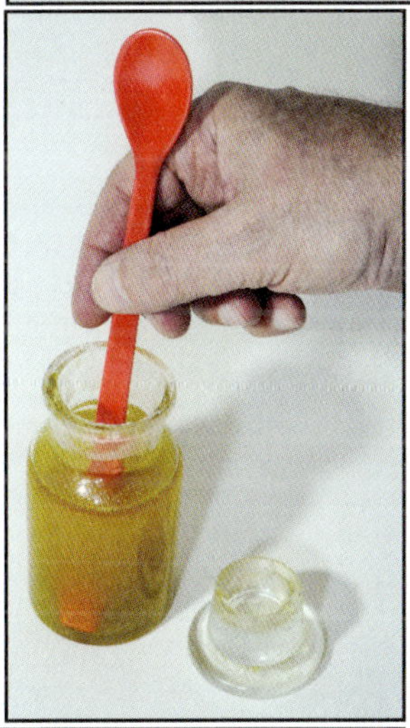
4

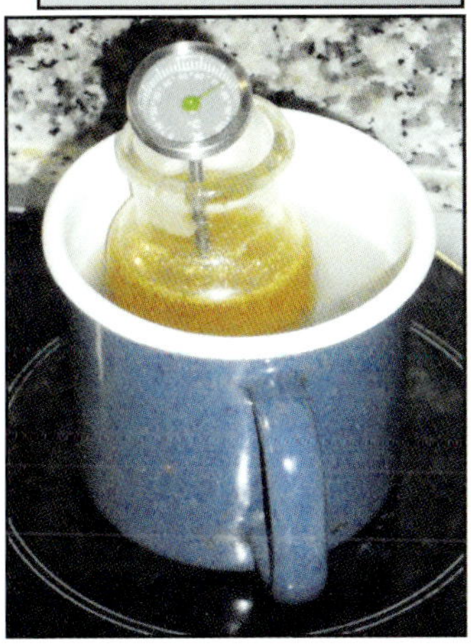
5

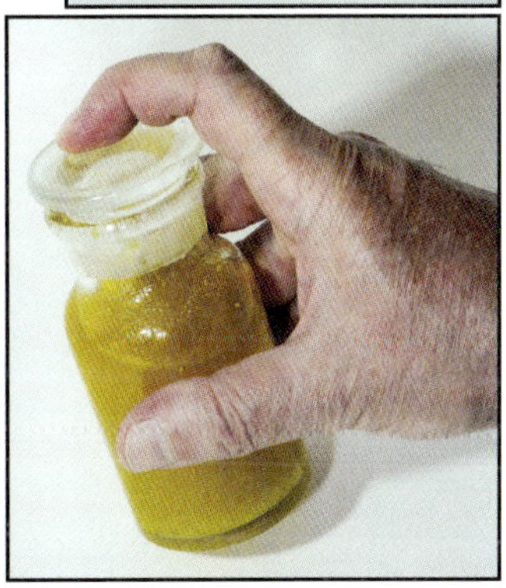
6

Ätherische Öle

Ätherische Öle enthalten die Wirkstoffe einer Pflanze in höchstmöglicher Konzentration. Ein Beispiel: In einem Milliliter ätherischem Kamillenöl sind die Wirkstoffe von 140 Tassen Kamillentee enthalten!

Gewonnen werden ätherische Öle mittels Wasserdampfdestillation aus den Blüten, Blättern, Rinden oder Wurzeln der Pflanzen. Gemeinhin sind ätherische Öle vor allem wegen ihres Dufts bekannt. Aber ihre Wirkung geht weit über den Duft hinaus. Der Duft wirkt auf das limbische System unseres Gehirns und kann auf diese Weise Stimmungen und Gefühle beeinflussen. Trägt man ätherische Öle also auf die Haut auf – egal ob pur oder in einer Creme oder Lotion –, so können sie die Hautschichten durchdringen, in allen Hautschichten und über die Blutbahnen auch im ganzen Körper ihre Wirkung entfalten. Je nach Sorte wirken ätherische Öle antibakteriell, antiseptisch, antiallergisch,

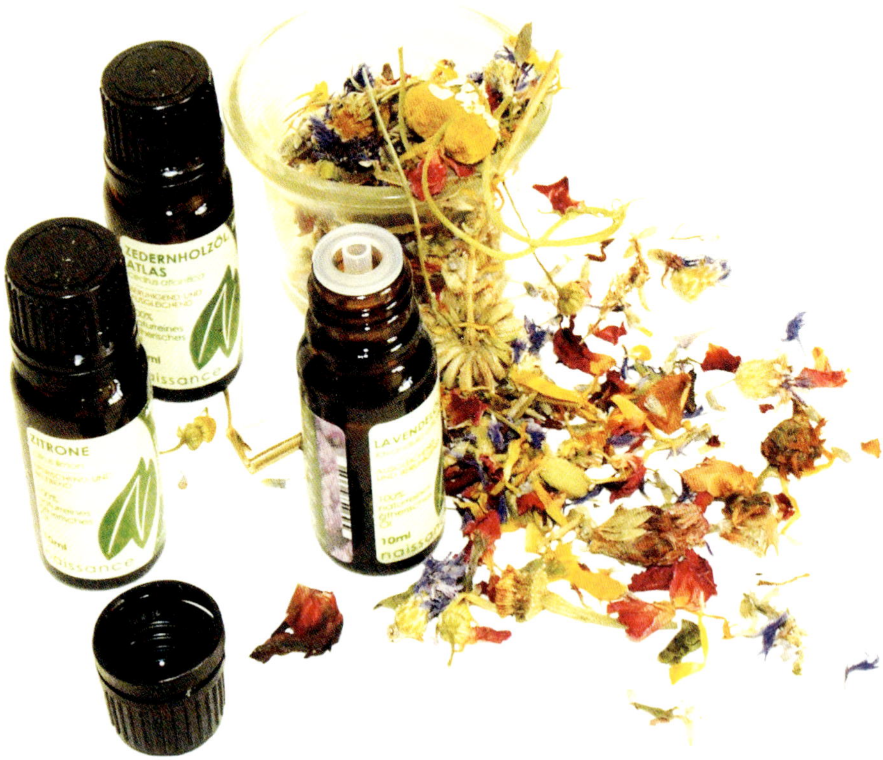

antiviral oder antimikrobiell. Sie helfen gegen Pilze und Keime, sind entzündungshemmend, unterstützen die Zellregeneration und fördern Wundheilungsprozesse.

Weil ätherische Öle eine immens hohe Wirkstoffkonzentration aufweisen, sollte man sie nie direkt auf die Haut auftragen. Wenn man sie pur nutzen will, müssen sie immer mit einem guten Pflanzenöl als Basisöl verdünnt werden. Die hohe Wirkstoffkonzentration kann auch für Allergiker zum Problem werden. Wenn Sie etwa unter einer Pollenallergie leiden, dann sollten Sie ätherische Öle von Pflanzen, auf deren Pollen Ihr Immunsystem reagiert, auf jeden Fall meiden. Im Zweifelsfall sorgt ein einfacher Allergietest für Klarheit: Mischen Sie einen Tropfen des jeweiligen ätherischen Öls mit zehn Tropfen Pflanzenöl und tragen Sie diese Ölmischung auf eine kleine Fläche an der Innenseite eines Unterarms auf. Zeigen sich auch nach einigen Stunden keine allergischen Reaktionen, dürfte Ihr Immunsystem dieses ätherische Öl akzeptieren.

Einige einfache Regeln im Umgang mit ätherischen Ölen sollen sicherstellen, dass Sie deren Wirkung ungetrübt genießen können:

- In Pflegeprodukten für das **Gesicht** soll der Anteil ätherischer Öle nicht mehr als 0,5 Prozent betragen, also 0,5 Milliliter auf 100 Milliliter des Produkts. Das entspricht zehn Tropfen des ätherischen Öls.
- In Produkten für die **Körperpflege** darf der Anteil ätherischer Öle bis zu einem Prozent ausmachen, also bis zu 20 Tropfen auf 100 Milliliter des Produkts.
- **Stark reizende** ätherische Öle, wie etwa Teebaumöl oder Zimtöl, sollte man noch sparsamer einsetzen.
- Bei der Herstellung von **Cremen** dürfen ätherische Öle erst untergerührt werden, wenn die Creme auf unter 40 Grad Celsius abgekühlt ist.

Wenn Sie ätherische Öle kaufen, achten Sie darauf, wirklich zu 100 Prozent reines ätherisches Öl zu erhalten. In Apotheken, Drogerien und Reformhäusern ist das kein Problem. Bei anderen Anbietern finden sich oft Duftöle oder Aromaöle und diese haben mit echten ätherischen Ölen kaum etwas zu tun. Für die selbst gemachte Heilkosmetik sind sie jedenfalls ungeeignet.

Aus der Vielzahl erhältlicher ätherischer Öle bietet die folgende Tabelle eine Auswahl, die besonders die Wirkung in der Hautpflege und die Auswirkung auf die Psyche beschreibt. Sie können ätherische Öle bei Bedarf oder Wunsch grundsätzlich jeder Salbe, Creme oder Lotion beigeben.

Ätherisches Öl:	**Für die Haut:**	**Für die Psyche:**
Bergamotte *Citrus bergamia*	Keimtötend, fördert die Durchblutung, strafft das Gewebe. Erhöht die Photosensibilität der Haut!	Hebt die Stimmung bei Niedergeschlagenheit.
Bitterorange *Citrus aurantium*	Regt den Zellstoffwechsel an, unterstützt die Entgiftung, fördert die Durchblutung, wirkt dem Alterungsprozess entgegen.	Ausgleichend bei depressiven Verstimmungen.
Cistrose *Cistus ladanifer*	Pflegt unreine und allergieanfällige Haut, wirkt mildernd bei Schuppenflechte, fördert den Lymphfluss.	Fördert die Ausgewogenheit zwischen Intellekt und Gefühl, schärft die Sensibilität für Sinnlichkeit.
Eisenkraut *Verbena officinalis*	Kräftigt das Bindegewebe, fördert die Durchblutung, klärt unreines Hautbild, regeneriert müde Haut, hemmt Entzündungen.	Motiviert und richtet auf, inspiriert, fördert die Konzentration.
Eukalyptus *Eucalyptus spec.*	Stark antiseptisch. Hilft gegen Hautentzündungen durch Bakterien und Pilze, gegen Akne, Ekzeme und Abszesse.	Fördert Konzentration und Zielstrebigkeit, motiviert.
Geranie *Geranium spec.*	Pflegt anspruchsvolle, trockene, unreine oder entzündete Haut, fördert eine glatte Vernarbung nach Verletzungen.	Beruhigt und fördert die emotionale Öffnung, regt zum Streben nach Harmonie an.

Ätherisches Öl:	**Für die Haut:**	**Für die Psyche:**
Ingwer *Zingiber officinale*	Fördert die Durchblutung, unterstützt den Erhalt des Bindegewebes, lindert Schwangerschaftsstreifen.	Fördert Kreativität und Ausdrucksfähigkeit, Mut und das Bestehen auf dem eigenen Willen.
Iris *Iris spec.*	Reinigt und regeneriert trockene, unreine und empfindliche Haut, lindert Ekzeme, beugt Schwangerschaftsstreifen vor, lindert Neurodermitis.	Löst innere Blockaden, fördert Offenheit und Mitgefühl.
Jasmin *Jasminum grandiflorum*	Pflegt reifere trockene Haut, lindert Hautbeschwerden in Folge der Menstruation.	Hellt die Stimmung auf, löst emotionale Verkrampfung, fördert die Ausstrahlung.
Kamille *Matricarla recutita*	Desinfiziert und unterstützt die Abheilung von Verletzungen, hemmt Entzündungen bei Ekzemen, Geschwüren und Eiterpusteln.	Kräftigt emotional, beruhigt, lindert Angstgefühle, wirkt ausgleichend bei innerer Anspannung und Stress.
Karotte *Daucus carota*	Pflegt alternde oder belastete Haut, lindert Ekzeme und Neurodermitis, hilft bei Cellulite und bei geplatzten Äderchen, unterstützt die Elastizität der Haut.	Richtet auf, wirkt emotional stabilisierend und mild aphrodisierend.
Lavendel *Lavandula spec.*	Regt Regeneration der Zellen und Durchblutung an, fördert die glatte Vernarbung, mildert Entzündungen, öffnet die Poren.	Stärkt das ausgebrannte, überanstrengte, energielose Gemüt, besänftigt negative Emotionen, klärt bei emotionalem Durcheinander.

Ätherisches Öl:	Für die Haut:	Für die Psyche:
Lemongras *Cymbopogon citratus*	Antiseptisch, regt Lymphfluss und Durchblutung an, strafft die Haut bei Cellulite.	Fördert Motivation und Durchhaltevermögen, hellt die Stimmung auf, vermittelt Leichtigkeit und Lebensbejahung.
Melisse *Melissa officinalis*	Lindert allergische Reaktionen der Haut, hemmt Entzündungen, wirkt ausgleichend bei sensibler, unreiner oder fettiger Haut.	Beruhigt bei Stress, Nervosität, emotionalen Belastungen, wie Melancholie oder depressiver Stimmung, lindert Angstzustände und Neigung zu Hyperaktivität.
Orange *Citrus sinensis*	Regt den Blutkreislauf an und fördert einen frischen Teint, strafft das Bindegewebe – auch bei Cellulite, bremst die Hautalterung.	Hellt depressive Verstimmung auf, tröstet bei Frustration, mildert nervöse Unruhe und Ängstlichkeit.
Palmarosa *Cymbopogon martinii*	Reinigt die Poren und hemmt Entzündungen, reguliert die Zellerneuerung und die Talgproduktion; besonders für unreine und fettige Haut.	Hellt die Stimmung auf und fördert die Bereitschaft zu einem harmonischen Miteinander.
Pfefferminze *Mentha piperata*	Lindert Entzündungen, kühlt bei entzündeter Haut und fördert das Abschwellen; besonders für fettige Haut mit Akne.	Konzentrationsfördernd, motiviert die Kreativität, entspannt.

Ätherisches Öl:	Für die Haut:	Für die Psyche:
Rose *Rosa damascena* oder *Rosa centifolia*	Entzündungshemmend, antiseptisch, reguliert die Hautfunktionen, pflegt gereizte und trockene Haut, wirkt zellregenerierend und glättend, auch gegen vorzeitige Hautalterung.	Beruhigt und besänftigt, löst inneren Druck, Wut, Groll und Ängste, mildert Stress.
Rosmarin *Rosmarinus officinalis*	Fördert die Durchblutung und ein frisches Aussehen, wirkt antiseptisch, entzündungshemmend und unterstützt die Zellregeneration.	Fördert das Selbstwertgefühl, wirkt belebend, hilft bei Konzentrations- und Gedächtnisschwäche.
Salbei *Salvia officinalis*	Stark antiseptisch, entzündungshemmend, adstringierend, reguliert die Talgproduktion und strafft die Haut, beugt vorzeitiger Hautalterung vor.	Wirkt anregend, mildert Müdigkeit und emotionale Erschöpfung, klärt bei Desorientiertheit.
Sandelholz *Santalum album*	Pflegt trockene, empfindliche und entzündliche Haut, kräftigt die Venen bei beginnenden Krampfadern, lindert Schwellungen.	Löst innere Blockaden, die aus Schutzmechanismen entstanden sind, hilft gegen negative Emotionen.
Teebaum *Melaleuca alternifolia*	Fördert die Durchblutung, stärkt Bindegewebe und Gefäßwände, lindert Schuppenflechte, wirkt antiseptisch.	Löst Angstzustände, stabilisiert die Gefühle, wirkt anregend und fördert die Konzentration.

Ätherisches Öl:	Für die Haut:	Für die Psyche:
Wacholder *Juniperus communis*	Stark keimtötend, entzündungshemmend und entgiftend, strafft die Haut.	Fördert Konzentration, innere Kraft und Ausdauer, stabilisiert in Zeiten von Veränderungen.
Weihrauch *Boswellia serrata*	Unterstützt alternde, trockene und anspruchsvolle Haut, lindert Faltenbildung, regeneriert in der Creme trockene Hände mit Neigung zu entzündlichen Rissen, stärkt das Bindegewebe und fördert die Zellerneuerung.	Weckt kreative Energien, wirkt stimmungsaufhellend bis leicht euphorisierend, mildert depressive Verstimmungen.
Zedernholz *Cedrus atlantica*	Wirkt antiseptisch, entzündungshemmend, durchblutungsfördernd und zellregenerierend, pflegt unreine und fettige Haut, wirkt straffend bei Cellulite.	Wirkt entspannend, beruhigend und harmonisierend, löst unbestimmte Angstgefühle.

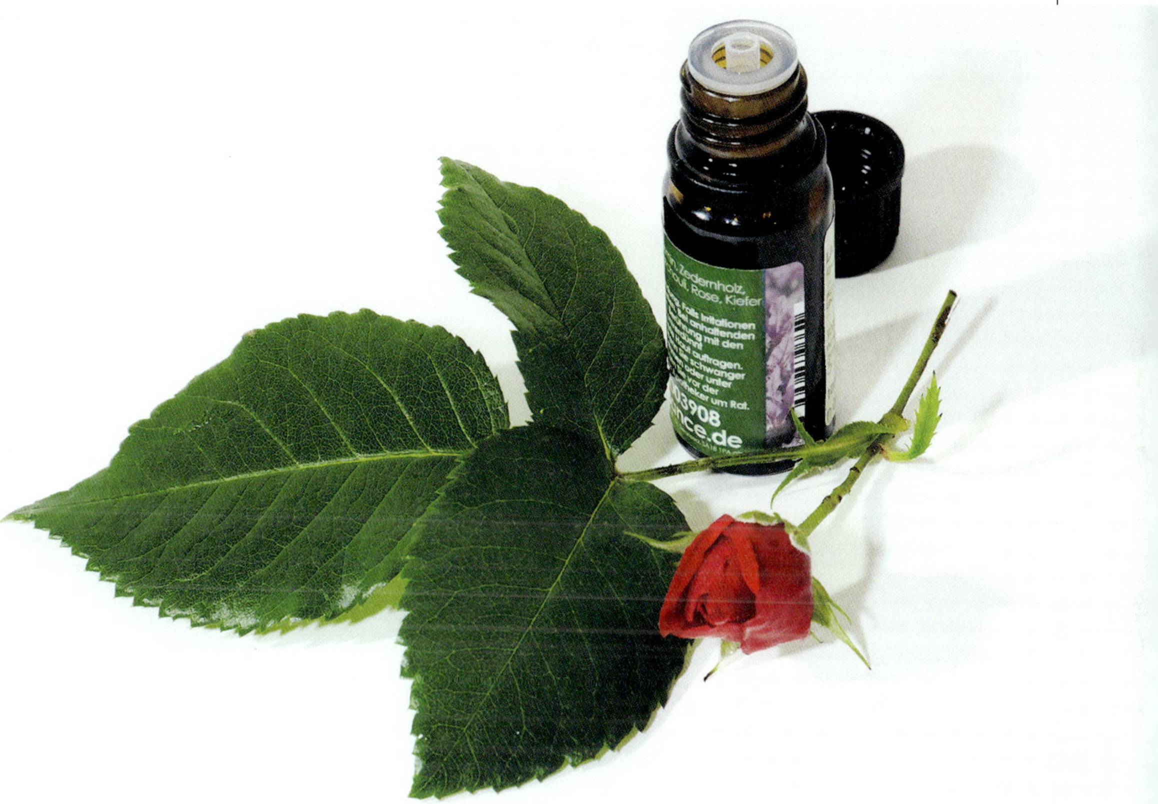

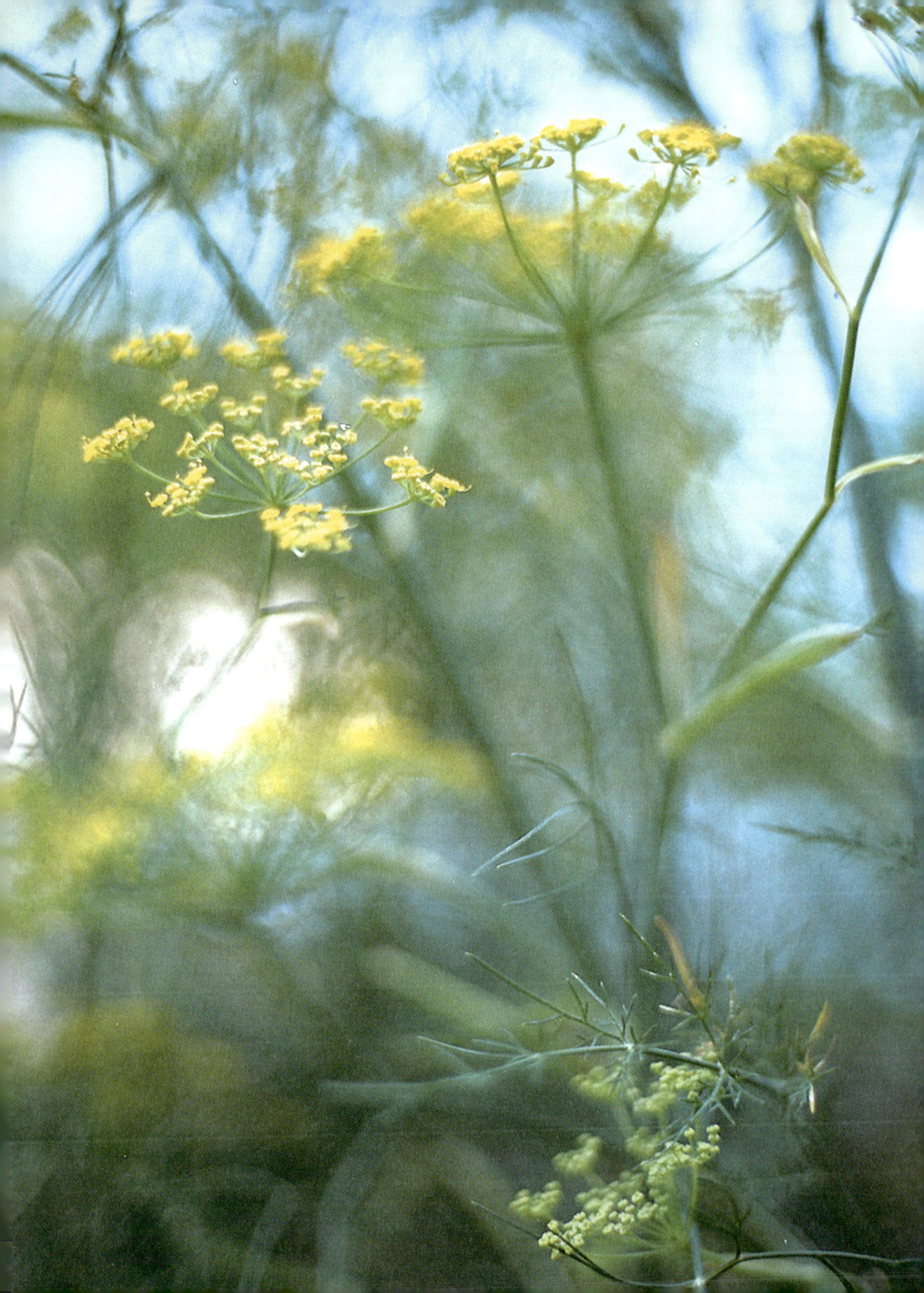

Die Haut steht nicht für sich allein. Sie steht mit dem Rest des Körpers, aber auch mit der Psyche in inniger Verbindung. Damit die Verbindung zwischen Haut und Seele ungetrübt bleibt, dafür sorgen die

Blütenessenzen

Was die Heilkosmetik über die bloße Naturkosmetik hinaushebt, ist die ganzheitliche Sicht- und Herangehensweise. Ganzheitlich im Sinne der Heilkosmetik heißt, nicht nur der Haut Zuwendung und Pflege zukommen zu lassen, sondern auch der Psyche und ihren vielfältigen Emotionen – damit ist nämlich die Haut durch ein engmaschiges Netzwerk verbunden. Psychische und emotionale Probleme werden unweigerlich auch zu Hautproblemen. Geht es der Seele nicht gut, leidet die Haut mit. Also müssen wir uns einem gesunden Hautbild zuliebe auch um die Seele kümmern. Und dabei hilft uns die energetische Essenz der Blüten.

Blüten gelten als Symbol für die höchste Stufe der Lebensenergie. Das gesamte Wesen einer Pflanze und ihr Potenzial der Entfaltung, des Wachstums und der Reife ist in der Blüte in konzentrierter Form vorhanden. Dazu kommt noch die Harmonie, die sich auf jeden empfindenden Menschen überträgt, der eine Blüte betrachtet. Nicht von ungefähr sind Blumen und Blüten für den Menschen von großer Bedeutung. Vordergründig liegt das an ihrer Schönheit. Aber die Schönheit ist nur ein Ausdruck der Harmonie, die eine Blüte ausstrahlt.

Schon in ältester Zeit wurden die Lebensenergie und die Harmonie der Blüten von Heilkundigen genutzt. Von Schamanen, Hippokrates, Hildegard von Bingen bis zu Paracelsus kennen wir Ansätze einer Blütentherapie. Von Paracelsus ist überliefert, dass er nach Sonnenaufgang den Morgentau von bestimmten Blüten sammelte und als Heilmittel gebrauchte. Die Tautropfen von den Blüten sind eine ursprüngliche Form der Blütenessenz.

So wie jedes lebendige Wesen besitzt auch jede Pflanze ihre eigene Ausstrahlung. Sie konzentriert sich in der Blüte und kann durch eine bestimmte Form energetischer Schwingung charakterisiert werden. Jede Blüte hat ihr ganz bestimmtes energetisches Schwingungsmuster, ihre individuelle Information. Ihre heilsamen und ausgleichenden Qualitäten können gezielt gegen emotionale Verstimmungen unserer Psyche wirken und so unser seelisches Wohlbefinden beeinflussen. Den energetischen Aspekt der Blütenkraft können wir durch Blütenessenzen aufnehmen. In dieser Form können die Schwingungen der Blüte dort eingreifen, wo unsere eigenen blockiert sind und wir uns unwohl oder gar krank fühlen.

Unsere mentale Gesundheit und in deren Folge unser körperliches Wohlbefinden und natürlich auch unser Hautbild hängen vom freien und kontinuierlichen Fluss der Lebensenergie in unserem Körper ab. In der chinesischen Medizin ist dieser Energiefluss ein zentraler Aspekt. Eine Störung der Harmonie der Schwingungsmuster im Fluss der Lebensenergie kann sich dieser Sichtweise entsprechend nicht nur in mentalen Störungen, sondern auch in körperlichen Krankheiten bemerkbar machen.

Die Blütenessenz erreicht uns mit ihrem individuellen Schwingungsmuster genau dort, wo unsere eigene Energie gehemmt oder blockiert ist. So kann die je nach Problem und Persönlichkeit genau passende Blütenessenz den Anstoß zu einem umfassenden Heilungsprozess bieten. Denn die harmonisierende und regulierende Wirkung der Blütenessenz auf das seelische Befinden beeinflusst das gesamte körperenergetische Zusammenspiel. Wir fühlen uns ausgeglichen im Umgang mit uns selbst und mit unserem Umfeld. Körper und Seele sind im Einklang und das sieht man nicht zuletzt auch der Haut an.

Samuel Hahnemann und Edward Bach

Samuel Hahnemann (1755–1843) gilt als Begründer der Homöopathie. Seine Arzneimittel wirken durch die Übertragung von Schwingungsmustern auf Wasser- oder Milchzuckermoleküle. Mit den heutigen Kenntnissen der Quantenphysik, speziell der Quantenverschränkung, ist dieser Vorgang weitgehend nachvollziehbar.

Weil die Wirkung nicht durch eine materielle Substanz, sondern durch energetische Information bewirkt wird, kann die ursprüngliche Tinktur zum Gebrauch stark verdünnt werden. Die vorhandene Information wird durch „Verschütteln“ an das Lösungsmittel weitergegeben. Das Prinzip der Homöopathie ist also, dass sich die Materie der „rohen“ Arzneisubstanz in ihr spezifisches energetisches Schwingungsmuster auflöst.

Nach dem Prinzip der Homöopathie und auf der Basis alter Heilverfahren entwickelte der englische Arzt Dr. Edward Bach (1886–1936) eine ganzheitlich orientierte Therapieform, die heute allgemein bekannte Bach-Blüten-Therapie. Angeregt durch die Wirkungsweise der homöopathischen Mittel Samuel Hahnemanns suchte Bach in der Natur nach Heilkräften, die ausgleichend auf die Seele wirken können. Er machte dabei die Entdeckung, dass die Blüten bestimmter Pflanzen in den Frequenzen ihrer energetischen Schwingungen mit dem Energiemuster des Menschen übereinstimmen.

Jedem – oder fast jedem – menschlichen Seelenzustand lässt sich eine entsprechende Blüte zuordnen. Bach stellte aus diesen Blüten die Essenzen nach homöopathischem Prinzip her. Denn, so Bachs Theorie, ist eine seelische Frequenz im Menschen verzerrt – durch Ängste, Traumatisierung, Mutlosigkeit, Stress usw. –, so kann die korrespondierende Blütenessenz regulierend eingreifen. Sie hilft, seelische Negativzustände zu verarbeiten, geistige Blockaden aufzuheben und auf diese Weise das innere Gleichgewicht wieder herzustellen.

Die Blütentherapie ist eine psychosomatische Therapieform. Die psychische Verfassung eines Menschen wird als Ursache einer Krankheit oder Beschwerde angesehen. Jeder belastende seelische Zustand kann, wenn er unbehandelt bleibt, seine Manifestation in einer organischen Störung finden. Blütenessenzen behandeln die psychische Verfassung. Ist diese ausgeglichen, harmonisiert, wird die körperliche Gesundung unterstützt oder unter Umständen sogar bewirkt.

Mehr als 38 Blüten

Edward Bach entwickelte ein System, das auf 38 Blüten beschränkt ist. Diese 38 Blütenessenzen bzw. Mischungen davon wie etwa die weithin bekannten „Notfalltropfen" decken die von Bach beschriebenen Anwendungsbereiche ab.

Das System der Bach-Blüten ist aber nicht das einzige Heilsystem, das auf Blütenessenzen beruht. Es gibt keinen Grund, sich auf die 38 Blüten zu beschränken, die in Bachs Umfeld in England in der freien Natur wachsen.

Seit Bachs Pionierarbeit hat sich das Interesse an Blütenessenzen über die ganze Welt verbreitet. Teils basierend auf traditionellen Heilverfahren, wie etwa bei den Himalaya-Blüten, dem Ayurveda oder der Traditionellen Chinesischen Medizin. In letzterer werden oft Akupunktur und Blütenessenzen kombiniert, indem man die Essenz auf bestimmte Akupunkturpunkte aufträgt. Teils haben sich aus der Forschung auch ganz neue Systeme der Blütentherapie ergeben, etwa die Kalifornischen Blütenessenzen, die Yoga-Blütenessenzen, die Findhorn-Blütenessenzen oder die Busch-Blütenessenzen in Australien. Grundsätzlich ist es kein Nachteil, sich mit den Blüten aus seiner unmittelbaren Lebensumgebung zum Wohle seiner eigenen Gesundheit zu verbünden. Es gibt auch in Mitteleuropa jede Menge Blüten, die sich dafür anbieten.

Blüten finden: Intuition und Selbstanalyse

Die Blüten, deren Essenz Sie Ihrer selbst gemachten Heilkosmetik beigeben, müssen zu Ihnen, zu Ihrer Haut und zu Ihrem emotionalen Zustand passen. Sie zu finden, ist nicht ganz einfach und setzt das Zusammenspiel von zwei eigentlich recht gegensätzlichen Vorgehensweisen voraus: Intuition und Selbstanalyse.

Wenn Sie sich auf Ihre Intuition einlassen, werden Sie merken, dass Sie sich zu bestimmten Blüten hingezogen fühlen. Das ist ein guter Anfang, aber Sie sollten sich nicht auf das erste Gefühl verlassen. Es könnte auch nur daran liegen, dass Sie eine Blüte als schön empfinden und sie Ihr ästhetisches Bedürfnis befriedigt. Nehmen Sie sich Zeit, betrachten Sie die Blüte eingehend, lassen Sie sie mit ihrer ganzen Präsenz auf sich wirken. Intuition, die Sie zu „Ihrer" Blüte führt, ist keine Sache weniger Augenblicke. Sie muss sich entfalten.

Weil Intuition allein gewisse Unsicherheitsfaktoren in sich birgt, verlangt sie nach Absicherung und Ergänzung durch eine ehrliche, schonungslos kritische Selbstanalyse. Das ist der wirklich schwierige Teil, weil wir oft gar nicht mehr daran gewöhnt sind, ganz offen uns selbst gegenüber zu sein. Vielfach sind wir in Rollenbildern oder Wunschvorstellungen verhaftet, die unseren tatsächlichen emotionalen Zustand verschleiern. Diesen Schleier müssen wir lüften, um unsere seelische Bedrückung, unsere oft verborgenen Ängste, unsere Frustrationen, unsere Eigenheiten, wie Mutlosigkeit, innere Erschöpfung, Engstirnigkeit, Kontaktscheue, Selbstzweifel oder übersteigerten Egoismus, zu erkennen. Jeden Zustand und jeden Aspekt, der Ihr Gemüt belastet, sollten Sie vor sich selbst offenlegen. Vielleicht werden Sie längere Zeit der wiederholten Selbstanalyse brauchen. Das ist besonders dann der Fall, wenn Sie sich lange Zeit davor gescheut haben, sich mit tiefer liegenden seelischen Problemen zu befassen. Und wenn Sie eine Motivation dafür brau-

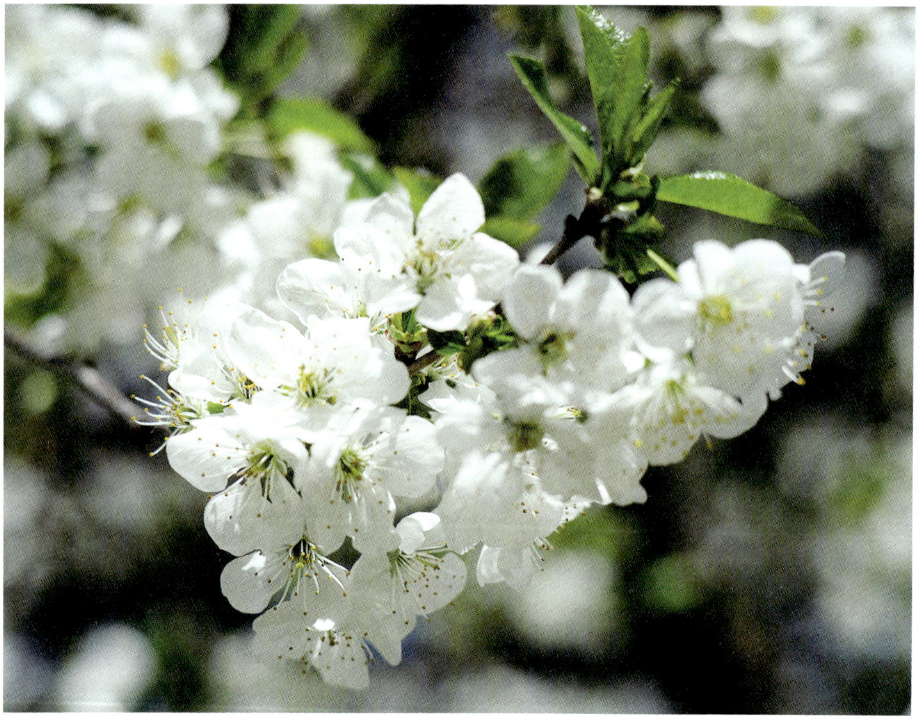

chen: Es kommt nicht nur Ihrem inneren Gleichgewicht, sondern auch dem Zustand Ihrer Haut zugute!

Mit der Selbsterkenntnis Ihrer emotionalen Verfassung und der intuitiven Anziehung, die einzelne Blüten auf Sie ausüben, sind Sie mit einiger Sicherheit in der Lage, die für Sie individuell genau passenden Blüten zu wählen. Und mit deren Hilfe können Sie daran gehen, Ihre emotionale Ausgewogenheit auch am Zustand Ihrer Haut sichtbar werden zu lassen.

Blütenessenzen selbst herstellen

Blütenessenzen bekommt man in vielen Apotheken, Drogerien, Reformhäusern und Ayurveda-Läden. Die kleinen Fläschchen enthalten die konzentrierte Essenz und müssen zur Verwendung verdünnt werden.

Man kann sich aber von der Haltung des bloßen Konsumenten lösen und seine Blüten selbst suchen, sich mit ihnen auseinandersetzen und selbst die Blütenessenz herstellen. Die Herstellung nach der traditionellen Sonnenmethode ist sehr einfach und erfordert keine besondere Fachkenntnis. Und es steht wohl außer Zweifel: Eine Essenz, für die Sie die Blüten selbst gesammelt und die Sie anschließend selbst gewonnen haben, wird für Sie eine ganz andere Qualität haben als eine, die Sie abgefüllt und gebrauchsbereit in der Apotheke kaufen können.

Blüten sind an dem Ort, an dem sie wachsen, auf dem Höhepunkt ihrer Vitalität. Es ist deshalb sinnvoll, auch die Essenzen an diesem Ort herzustellen. Sobald eine Blüte gepflückt ist, beginnt sie zu welken, also ihre Lebensenergie abzubauen. Dieser Umstand spricht dagegen, Blüten zu sammeln, nach Hause zu tragen und dort erst die Essenz herzustellen. Wenn der Weg nicht zu weit ist, kann man das natürlich tun. Als Behältnis für die gesammelten Blüten ist ein Papiersäckchen – aus grobem, unbedrucktem und unlackiertem Papier – am sinnvollsten. Auch ein Korb erfüllt seinen Zweck, sofern man sich durch sein Fassungsvermögen nicht dazu verleiten lässt, mehr Blüten zu sammeln als man braucht. Für einen halben Liter Blütenessenz braucht man nur etwa eine Handvoll Blüten.

Für die Herstellung einer Blütenessenz an Ort und Stelle müssen Sie nur folgende Hilfsmittel dorthin tragen:

- Eine Flasche mit frischem, klarem Wasser. Quellwasser ist ideal, aber oft nicht so einfach zu bekommen. Wegen der bei uns üblichen hohen Qualität des Leitungswassers ist aber auch dieses geeignet, wenn Sie den Wasserhahn etwa eine Minute lang laufen lassen, bevor Sie das benötigte Wasser in die Flasche füllen. Auch „stilles" Mineralwasser kann man verwenden. Keinesfalls geeignet ist jedoch energetisiertes Wasser oder Grander-Wasser, weil hier dem Wasser bereits energetische Informationen zugeführt wurden. Wir wollen aber dem Wasser die Blütenenergie mitteilen und dafür muss es aufnahmefähig, also rein in jeder Hinsicht, sein.

• Eine kleine, flache, saubere Schale aus klarem und nicht zu dickem Glas mit etwa einem halben Liter Fassungsvermögen.

• Eine Flasche mit etwa einem Achtelliter Weingeist (96 Prozent, bei 70-prozentigem Alkohol braucht man um die Hälfte mehr) oder einer Blütentinktur, also dem alkoholischen Auszug genau jener Blüten, aus denen man auch die Essenz gewinnen will. An sich genügt purer Weingeist, weil der Alkohol ja bloß der Konservierung dienen soll. Die Verwendung der Blütentinktur ist eine Zugabe, die bei den Verfechtern der „reinen Lehre" umstritten ist, aber für Essenzen, die heilkosmetischen Produkten beigegeben werden sollen, durchaus sinnvoll ist. Die Blütenessenz enthält dann zusätzlich zur energetischen Information auch materielle Substanzen der Blüte.

Die Entscheidung, ob Sie „reine" oder „angereicherte" Blütenessenz gewinnen wollen, müssen Sie selbst treffen. Wenn Sie vorhaben, die Blütenessenz auch einzunehmen, etwa in einem Kräutertee, sollten Sie allerdings der bloßen Konservierung mit purem Weingeist den Vorzug geben.

• Einen Trichter aus Plastik (keinesfalls Metall) zum Abfüllen der fertigen Essenz, eine Flasche aus dunklem Glas und einen in den Trichter passenden Kaffee- oder Teefilter zum Filtern der Essenz beim Abfüllen.

Für das Sammeln der Blüten ist es außerdem angebracht, die pflückende Hand in einen sauberen Zwirnhandschuh zu stecken. So vermeidet man die Verunreinigung der Blüten durch Handschweiß, Seifen- oder Hautcremerückstände.

Für die Herstellung von Essenzen ist wichtig, dass sich die Blüten in bestem Zustand befinden und von Pflanzen stammen, die in keiner Weise beeinträchtigt oder verunreinigt sind.

Man legt die Blüten am besten auf ein Blatt sauberes unbehandeltes Papier, um sie nicht berühren zu müssen, und lässt sie vom Papier in die Schale mit Wasser gleiten. Die gesamte Wasseroberfläche soll dicht mit Blüten bedeckt sein. Dann wird die Schale für zwei bis drei Stunden in das direkte Sonnenlicht gestellt.

Mit dem Sammeln der Blüten beginnt man, sobald der Morgentau abgetrocknet ist und sich die Blüten zur Gänze entfaltet haben. So kann man die Herstellung der Essenz abschließen, bevor die Mittagshitze zu einer übermäßigen Verdunstung des Wassers führt. Die Schale sollte auf dem natürlichen Boden stehen, umgeben von Gras und ande-

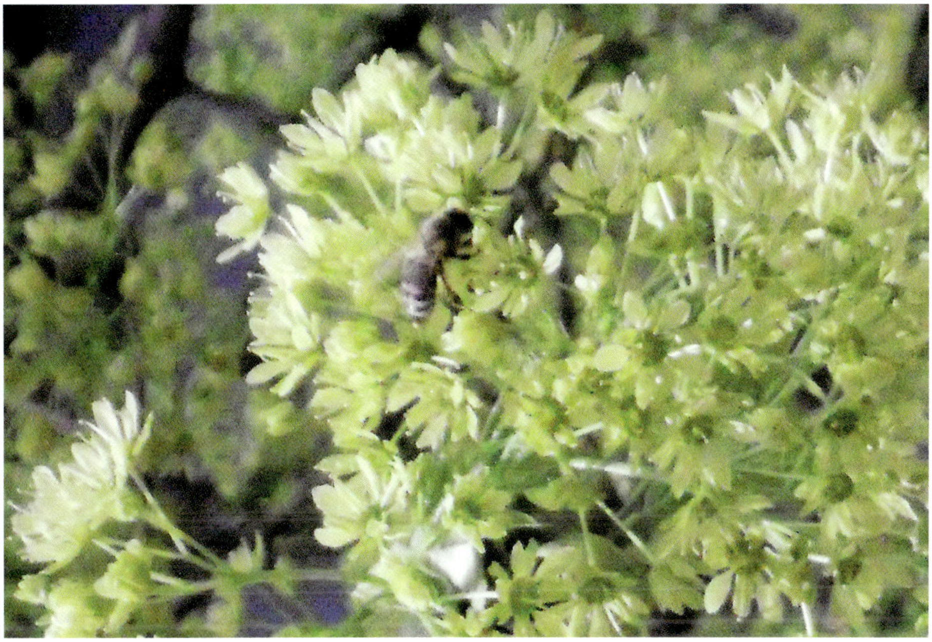

ren Pflanzen. Diese dürfen aber keinen Schatten auf die Schale werfen. Ein harter, heller Untergrund reflektiert die Wärme und erhöht die Verdunstungsrate des Wassers.

Während der gesamten Zeit der Einwirkung des Sonnenlichts auf die Schale mit Blüten und Wasser sollte man öfters nachsehen, ob einzelne Blüten zu welken beginnen. Ist das der Fall, hat die Blüte ihre Vitalenergie an das Wasser abgegeben und sollte entfernt werden. Man hebt sie mit einem hölzernen Zahnstocher oder mit einem Ästchen aus dem Wasser, möglichst ohne andere Blüten zu berühren und tiefer als unbedingt nötig in das Wasser einzutauchen.

Nach Ablauf der Zeit im Sonnenlicht – oder wenn eine größere Anzahl von Blüten erste Anzeichen des Welkens zeigen auch früher – wird die Essenz durch einen Trichter mit eingelegtem Filter in die vorgesehene Flasche abgegossen. Man gibt etwa ein Viertel bis ein Drittel der Menge an Weingeist hinzu und verschließt die Flasche.

Sie haben nun die Basisessenz, die für die Verwendung in Ihren ganzheitlichen Kosmetikprodukten mit reinem Wasser unter sorgfältigem Verschütteln auf das Fünf- bis Siebenfache verdünnt wird. Die Basisessenz ist durch den enthaltenen Alkohol gut konserviert, sodass bei kühler und lichtgeschützter Aufbewahrung eine Haltbarkeit von zumindest einem Jahr gewährleistet ist. Eine Verdünnung der Basisessenz sollte immer erst unmittelbar vor der Verwendung erfolgen und immer nur in einer Menge, die Sie tatsächlich brauchen. Und Sie brauchen im Allgemeinen sehr wenig davon. So kommen etwa bei einer Salbe 15 bis 20 Tropfen der verdünnten Essenz auf 100 Milliliter, bei einer Creme 12 bis 15 Tropfen, bei einer Lotion bis zu 20 Tropfen. Eine Überdosierung in dem Sinn, dass Sie damit Schaden anrichten, ist bei Blütenessenzen – im Gegensatz zu ätherischen Ölen! – nicht zu befürchten. Aber mehr zu verwenden, als nötig ist, hilft nicht mehr und ist bloß eine Verschwendung.

Sie können beispielsweise als Zugabe zu einer Creme auch zwei oder maximal drei Blütenessenzen mischen. In Summe sollte die Menge aber trotzdem nicht 12 bis 15 Tropfen der Essenzen auf 100 Milliliter Creme übersteigen.

Blütenessenzen gewinnen – Schritt für Schritt:

- **1** Lassen Sie die Blüten von dem Papierblatt, auf dem Sie sie gesammelt haben, in die Schale mit Wasser gleiten.
- **2** Ist die Wasseroberfläche vollständig mit Blüten bedeckt, wird die Schale für zwei bis drei Stunden in die Sonne gestellt.
- **3** Beginnen einzelne Blüten zu welken, werden sie mit einem Zahnstocher vorsichtig aus dem Wasser gehoben.
- **4** Die Essenz wird durch einen Filter in die Flasche abgegossen.
- **5** Geben Sie ein Viertel bis ein Drittel des Volumens der Essenz an Alkohol bei: Die Basisessenz ist fertig!

Wichtig ist, an einem Tag jeweils nur eine Essenz aus einer bestimmten Blüte zuzubereiten. Es ist keine mechanische Tätigkeit, die Sie einfach Punkt für Punkt abarbeiten können. Auch wenn Sie es vielleicht nicht so empfinden, sind Sie selbst an diesem Prozess emotional beteiligt. Und es sollte nicht so sein, dass Sie sich bei der Gewinnung Ihrer Blütenessenzen einem vermeidbaren Stress aussetzen.

Aus der Vielzahl der Blüten, die sich zur Gewinnung von Essenzen anbieten, soll die folgende Auflistung eine Auswahl darstellen. Der Zeitraum für das Sammeln der Blüten ist angegeben. Der jeweilige energetische Einfluss beschreibt die Wirkung auf die Psyche und auf dem Weg über diese auch auf die Haut.

Blütenessenzen gewinnen – Schritt für Schritt

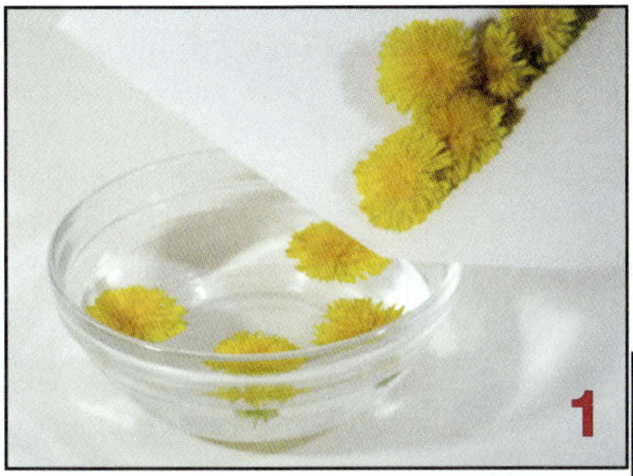

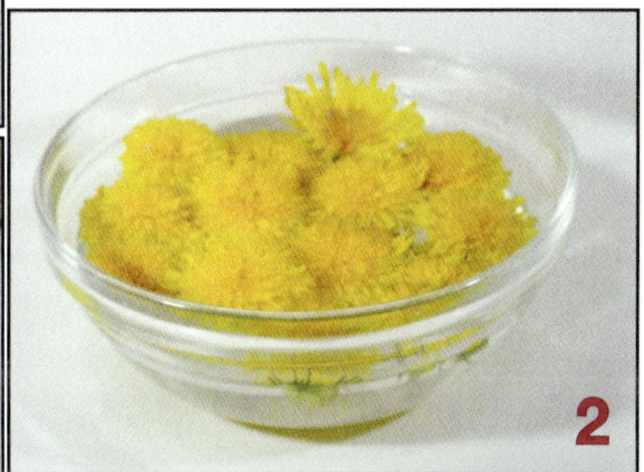

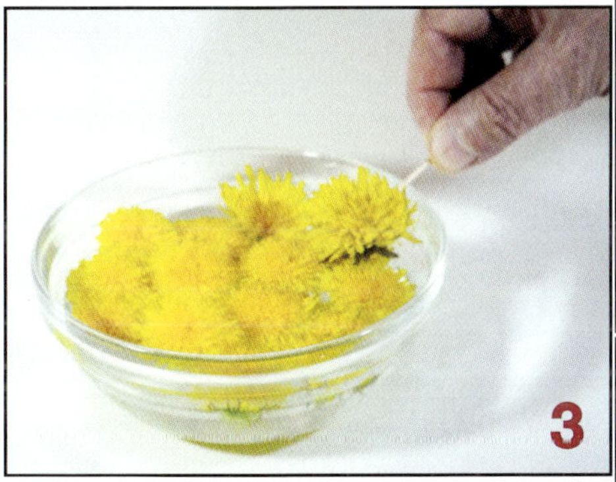

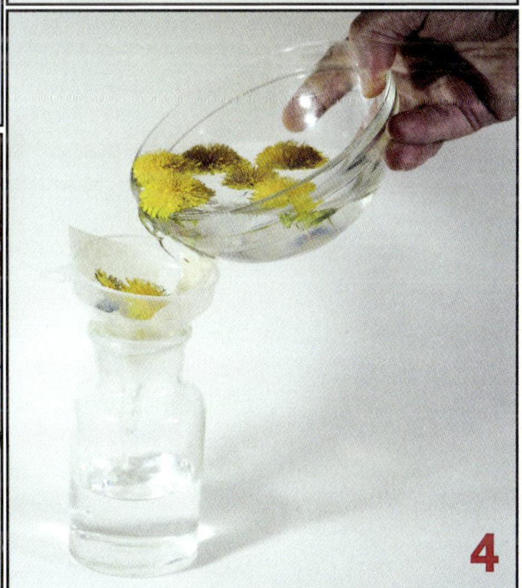

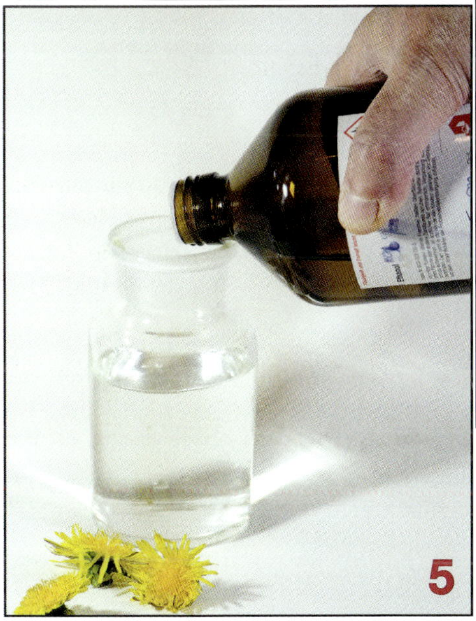

Blütenessenz:	Emotionale Wirkung:	Auswirkung auf die Haut:
Ahorn *Acer spec.* (April)	Kräftigt und unterstützt die Widerstandskraft bei Stress, dämpft Aggressionen.	Fördert die Regeneration der Haut, bessert gereiztes Hautbild.
Apfelbaum *Malus domestica* (April, Mai)	Unterstützt das innere Gleichgewicht, mildert Sorgen und Ängste, stärkt das Selbstvertrauen.	Beruhigt in Cremen und Lotionen gereizte und nervöse Haut, fördert als Badezusatz die Ausgewogenheit.
Baldrian *Valeriana officinalis* (ab Juni)	Mildert Stress, hilft bei Problemen wegen Veränderungen, besänftigt bei innerer Unruhe und Wutgefühlen.	Mildert allergische Reaktionen und das allergische Potenzial der Haut insgesamt, in Cremen gegen rissige und gerötete Haut.
Blutwurz *Potentilla erecta* (Ende April bis Mitte Juni)	Hilft, mit Veränderungen und neuen Umständen leichter fertig zu werden, dämpft Gefühle der Entfremdung und die Neigung zu Vorurteilen.	Lindert in Cremen und Lotionen Juckreiz, mildert allergische Neigungen und dämpft Überempfindlichkeit der Haut.
Brennnessel *Urtica dioica* (ab Mai)	Fördert die Motivation und Zielstrebigkeit, hilft bei Unsicherheit und Verzagtheit, stärkt das Selbstvertrauen.	Fördert in Cremen die Stabilität der Haut und des Schutzmantels, beruhigt sensible Haut.
Eisenkraut *Verbena officinalis* (April und Mai)	Fördert die Offenheit für neue Perspektiven, hilft festgefahrene Einstellungen zu hinterfragen und Schwerpunkte zu setzen.	Regt Durchblutung und Lymphfluss an, bessert gereiztes Hautbild mit Rötungen und Neigung zu Ausschlägen.

Blütenessenz:	Emotionale Wirkung:	Auswirkung auf die Haut:
Engelwurz *Angelica archangelica* (Mai und Juni)	Stärkt Standfestigkeit und Selbstbewusstsein, unterstützt die Selbstakzeptanz, hilft bei Überlastung, Übermüdung und in Lebenskrisen.	Fördert ein klares Hautbild besonders bei fettiger Haut mit Neigung zu Pickeln und Mitessern.
Flieder *Syringa vulgaris* (Ende Mai und im Juni)	Fördert die Neuorientierung, lindert innere Verspannung, hilft, Blockaden zu lösen und seinen Charakter zu entwickeln.	Mildert die Neigung zu vorzeitiger Hautalterung, regt den Stoffwechsel der Haut an.
Gänseblümchen *Bellis perennis* (ab Frühling bis in den frühen Herbst)	Stärkt bei emotionaler Dünnhäutigkeit, stimmt leicht und optimistisch, hilft emotionale Verletzungen aufzuarbeiten.	Beruhigt gereizte Haut, besonders gerötete und schuppige Partien, kann bei Schuppenflechte lindernd wirken.
Gundelrebe *Glechoma hederacea* (April bis Anfang Juli)	Mildert innere Unruhe, unspezifische Ängste und sogar panikartige Zustände, hilft bei der Aufarbeitung eines Traumas und bei Suchtverhalten.	Unterstützt die Regeneration der Haut und ihres Schutzmantels, beruhigt gerötete und unreine Haut.
Heckenrose *Rosa canina* (ab Anfang Juni)	Fördert die innere Abgeklärtheit und die Selbstachtung, mildert negative Emotionen, wie Wut, lange anhaltenden Groll und Aggressionen.	Unterstützt die Regeneration der Haut, besänftigt und unterstützt die Haut bei Problemen, wie Akne, Neurodermitis und Neigung zu geplatzten Äderchen.

Blütenessenz:	Emotionale Wirkung:	Auswirkung auf die Haut:
Holunder *Sambucus nigra* (Mai und Juni)	Fördert Motivation und Begeisterungsfähigkeit, dämpft Stressreaktionen und Selbstzweifel, hilft bei der Suche nach Selbsterkenntnis.	Belebt müde oder alternde Haut, fördert die Regeneration, kann in der Salbe oder Creme gegen Akne helfen.
Johanniskraut *Hypericum perforatum* (Juli und August)	Ein wirkungsvolles Antidepressivum! Hilft bei Melancholie, Mutlosigkeit, Ängsten, bei der Aufarbeitung traumatischer Erlebnisse, entspannt arrogante und herrschsüchtige Menschen, lindert Gefühle von Verlust und Einsamkeit.	Beruhigt in Cremen und Lotionen gestresste und gerötete Haut, unterstützt die Pflege trockener und reifer Haut.
Königskerze *Verbascum thapsus* (Juni bis August)	Fördert Selbsterkenntnis und innere Entwicklung, hilft, sich von belastenden Rollenbildern zu lösen, mildert Stress durch das Bestreben, es allen Recht machen zu wollen.	Unterstützt die Regeneration alternder und gestresster Haut, fördert die Klärung des Hautbildes bei Stressreaktionen.
Löwenzahn *Taraxacum officinale* (von April bis Ende August)	Fördert die Klärung des Bewusstseins, die Selbstachtung und auch das vorurteilsfreie Erkennen des Gegenübers, unterstützt die Abwendung von negativen Gewohnheiten, öffnet für notwendige Veränderungen.	In Cremen und Lotionen fördert die Löwenzahnessenz die Klärung und Kräftigung jeder Haut.

Blütenessenz:	Emotionale Wirkung:	Auswirkung auf die Haut:
Melisse *Melissa officinalis* (Juni und Juli)	Hilft, prägende Lebenseinstellungen zu erkennen und Einstellungen, die zu Belastung und Stress führen, zu verändern, besänftigt bei emotionalen Ausbrüchen, dämpft Selbstmitleid.	Beruhigt nervöse Haut und Akne durch Stress, mildert durch exzessive Trinkgewohnheiten bedingte Hautrötungen und die Neigung zu geplatzten Äderchen.
Nachtkerze *Oenothera hookeri* (Anfang Juni bis September)	Fördert die emotionale Öffnung, hilft bei der Bewältigung tiefsitzender Traumata, mildert Neigung zum Grübeln, hilft, Ängste während der Schwangerschaft zu besänftigen.	Mildert in Cremen und Lotionen Hautprobleme im Zuge des Menstruationszyklus, unterstützt die Abheilung von Ekzemen und Akne.
Quitte *Cydonia oblonga* (April und Mai)	Hilft dabei, eigene Wünsche und Emotionen bewusst zu machen, mildert Wankelmütigkeit und Resignation, fördert den Lebensmut.	Mildert Symptome vorzeitiger Hautalterung, beruhigt entzündliche Haut.
Ringelblume *Calendula officinalis* (Juni bis Ende September)	Der Angstlöser schlechthin! Mildert Ängste und Beklemmungen, auch solche, die in der individuellen Persönlichkeitsentwicklung begründet sind, dämpft emotionale Überempfindlichkeit.	Unterstützt die Pflege reizbarer und überempfindlicher Haut, mildert Rötungen und Entzündungen, hilft beim Abheilen von Pusteln und Ekzemen.

Blütenessenz:	Emotionale Wirkung:	Auswirkung auf die Haut:
Rose *Rosa damascena,* *Rosa centifolia* (ab Mai)	Beruhigt und besänftigt den Drang, Ängste durch Aktionismus zu kompensieren, befreit vom Zwang zur Selbstdarstellung, dämpft Ungeduld, Wut und Groll.	Bei normaler, sensibler und älterer Haut beruhigend und entzündungshemmend.
Schafgarbe *Achillea millefolium* (Mitte Mai bis September)	Mildert überempfindliche Reaktionen auf äußere Einflüsse, festigt das emotionale Gleichgewicht, fördert das Bestreben, seinen eigenen Bedürfnissen Geltung zu verschaffen.	Unterstützt die Pflege vor allem fettiger Haut, mildert Neigung zu Entzündungen.
Schlehe *Prunus spinosa* (ab Mitte März)	Vitalisiert, heitert auf, hilft, sich zu öffnen und mit dem Umfeld gut auszukommen, stärkt das Selbstbewusstsein kontaktscheuer Menschen, fördert die Selbsterkenntnis.	Regeneriert müde und schlaffe Haut, wirkt straffend, auch bei Cellulite, hilft Schwangerschaftsstreifen zu mildern.
Spitzwegerich *Plantago lanceolata* (Juli bis Ende September)	Mildert Kopflastigkeit und Überreizung mit unkonstruktiven Überlegungen, hilft gegen Entscheidungsschwäche, Frustration und Resignation.	Hemmt Neigung zu Entzündungen, Pusteln, Ekzemen und Pickeln.

Blütenessenz:	Emotionale Wirkung:	Auswirkung auf die Haut:
Steinklee *Melilotus officinalis* (Mitte Juni bis August)	Regt Kreativität und Willenskraft an, fördert das Streben nach Selbstverwirklichung, hilft aufgestaute Unzufriedenheit abzubauen.	Unterstützt die Ausheilung bei allergischen Hautreaktionen, bei rissiger oder schuppiger Haut.
Taubnessel *Lamium album* (Juli bis August)	Hilft dabei, seine Veranlagungen und Wünsche zu erkennen, seine gefühlvolle Seite zu entdecken, sich nicht durch eine aufgezwungene Rolle einengen zu lassen.	Unterstützt die Pflege von sehr zarter und sensibler Haut, auch gut als Beigabe zu Kinderbädern geeignet.
Tausendgüldenkraut *Centaurium erythraea* (ab Juni)	Hilft, sich von starren Überzeugungen zu lösen, sein eigenes Wesen zu erkennen und Verklemmungen zu beseitigen.	Unterstützt die Durchblutung fahler Haut, die Regeneration und die Geschmeidigkeit der Haut.
Veilchen *Viola odorata* (1. Blüte: März, April 2. Blüte: September)	Mildert die Folgen verletzender Erfahrungen, besänftigt Bitterkeit, löst emotionale Verklemmung, hilft, ein gewisses Maß an Nähe und Vertrauen zuzulassen.	Unterstützt alle Pflegemaßnahmen für anspruchsvolle und sensible Haut, mildert allergische Hautreaktionen.
Vogelmiere *Stellaria media* (den ganzen Frühling und Sommer über)	Harmonisiert, besänftigt und entspannt bei innerer Zerrissenheit, hilft, sich von fremden Sichtweisen zu lösen und inneres Gleichgewicht zu finden.	Hilft mit, Rötungen und Reizungen der Haut zu besänftigen, belebt müde, schlaffe oder ungenügend durchblutete Haut.

Blütenessenz:	Emotionale Wirkung:	Auswirkung auf die Haut:
Wegwarte *Cichorium intybus* (ab Juli)	Fördert den Prozess der inneren Entwicklung und stößt ihn neu an, wenn wir in einem Verhaltensmuster festgefahren sind, hilft, sich von Abhängigkeiten zu lösen.	Unterstützt die Regeneration von fahler und müder Haut, fördert ein frisches Aussehen der Haut.
Wiesenschaumkraut *Cardamine pratensis* (ab April)	Fördert die geistige Wachheit und die Konzentration, öffnet für das Erleben des Augenblicks, hilft, sich gegen Bevormundung abzugrenzen.	Fördert die Durchblutung bei müder oder alternder Haut, unterstützt Maßnahmen zur Straffung des Bindegewebes und zur Milderung von Falten.

Wer seine Blütenessenzen nicht selbst herstellen kann oder will, aber nicht auf die energetische Kraft der Blüten in der selbst gemachten Kosmetik verzichten will, kann natürlich auch die klassischen Bach-Blüten aus Apotheke oder Drogerie oder die Vielzahl anderer Blütenessenzen nutzen.

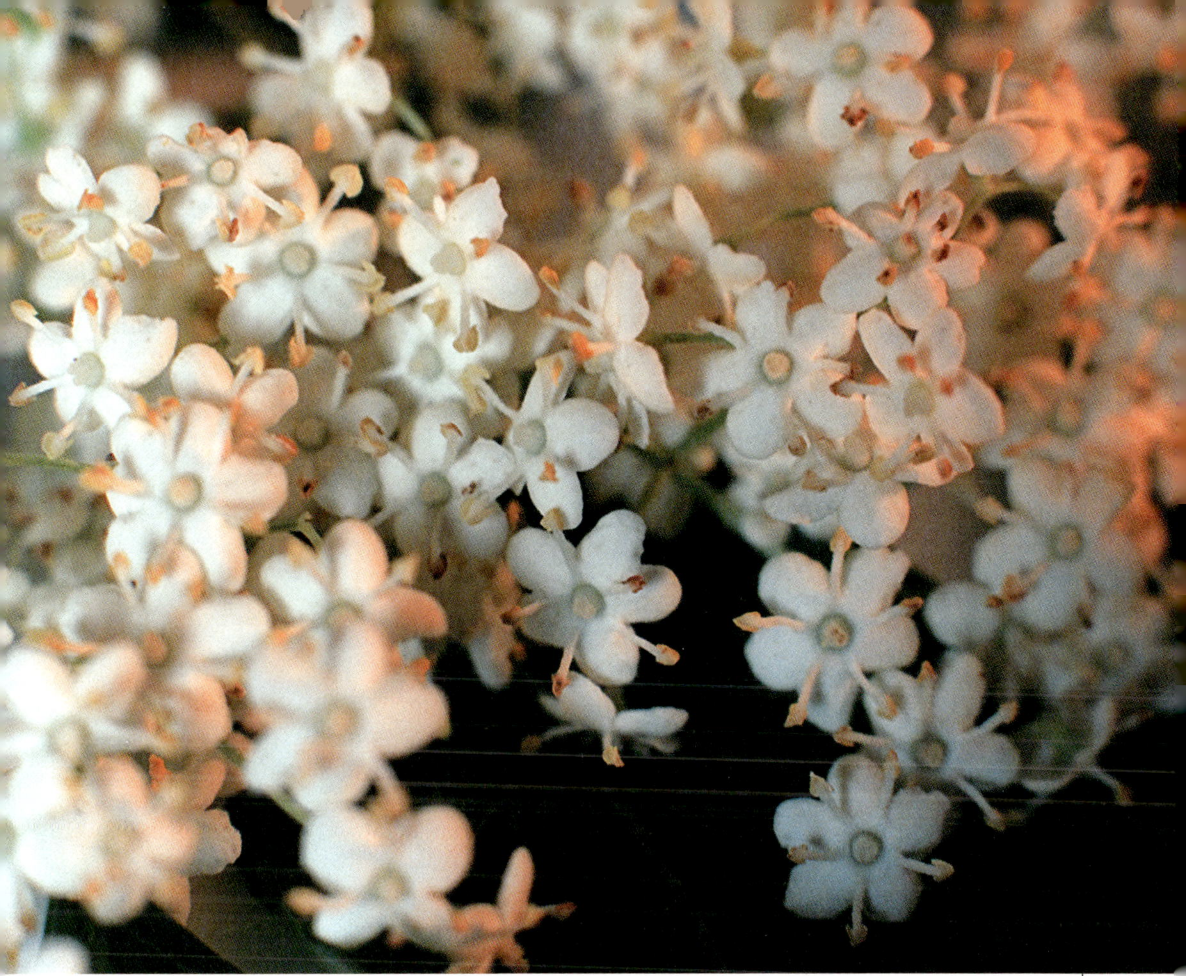

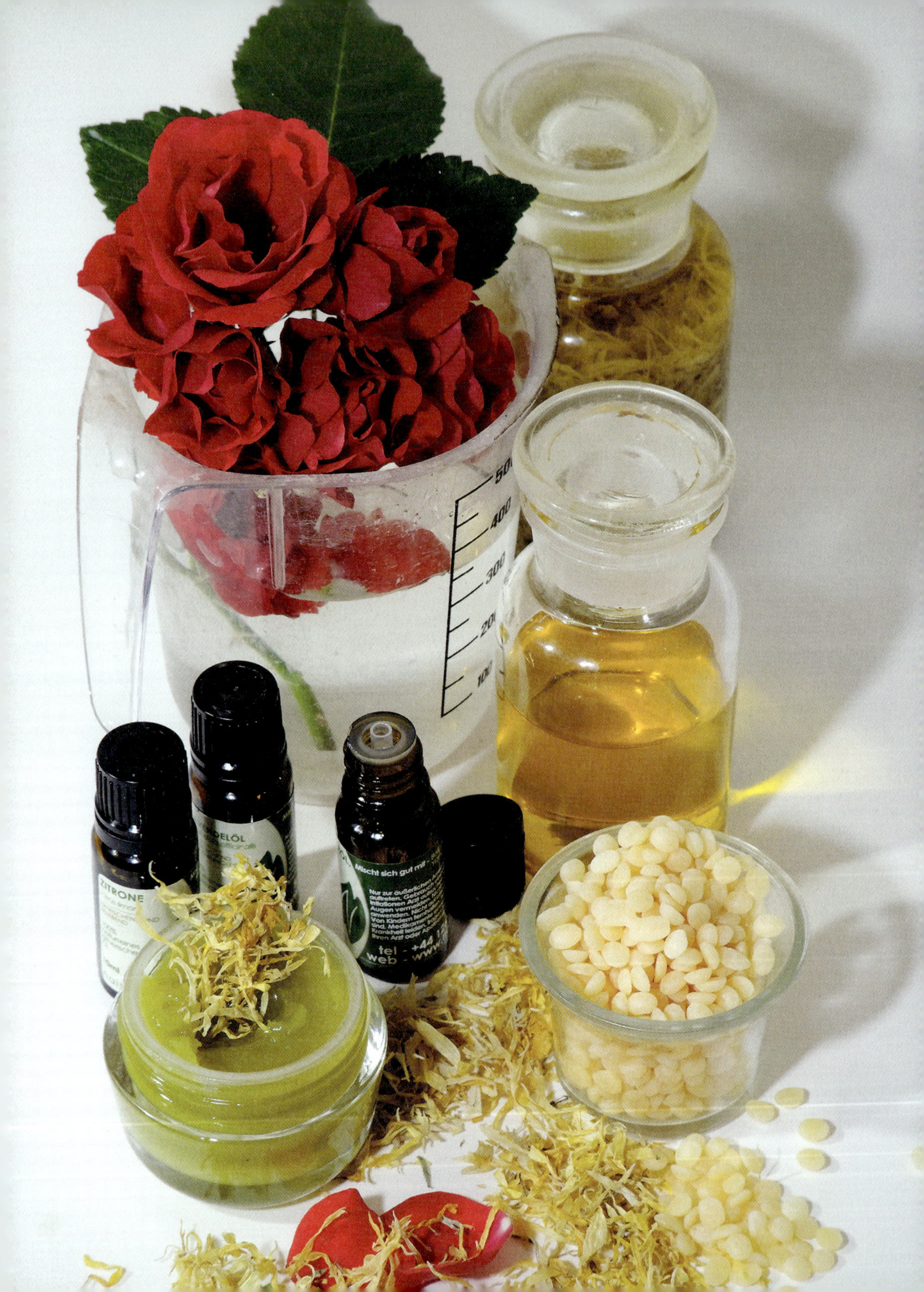
ZITRONE
Mischt sich gut mit
400
300

Wir wissen um die vielfältigen Gaben der Kräuter und Blüten für die Pflege unserer Haut. Wir müssen sie bloß nutzen:

Selber machen!

Was wir in der freien Natur oder im Garten finden, bieten die Pflanzen meist nur in einem verhältnismäßig kurzen Abschnitt des Jahres an. Blüten sind am Höhepunkt der Blütezeit am reichsten an Energie und Inhaltsstoffen. Frische Triebspitzen gibt es nur, wenn die Pflanze austreibt. Wurzeln auszugraben, ist nur dann sinnvoll, wenn sich die Säfte der Pflanze in die Wurzel zurückgezogen haben. Und selbst wenn man das ganze Kraut erntet, beschränkt sich der mögliche oder sinnvolle Zeitraum dafür auf maximal zwei oder drei Monate. Es müssen also die für unsere selbst gemachten Pflegeprodukte wichtigen Teile der Pflanze zum bestmöglichen Zeitpunkt eingesammelt und sodann für den Gebrauch im restlichen Jahr aufbereitet werden.

Trocknen

Für die Herstellung von Kosmetikprodukten verwendet man am besten getrocknete Kräuter, Blüten, Blätter oder Wurzeln. In den getrockneten Pflanzenteilen ist bis auf einen sehr geringen Verlust alles vorhanden, was die Pflanze zu bieten hat – ausgenommen Wasser. Das ist ein Vorteil in zweierlei Hinsicht: Einerseits verringert der fehlende Wassergehalt der Kräuter in der fertigen Salbe, Creme oder Lotion das Risiko der Schimmelbildung und andererseits sind getrocknete Kräuter leichter und genauer zu dosieren als frische, deren Wassergehalt ja von vielen Faktoren abhängt.

Damit in den getrockneten Kräutern möglichst alles an Wirkstoffen erhalten bleibt, sollte man beim Trocknen einige Punkte beachten.

Kräuter dürfen keinesfalls in der prallen Sonne getrocknet werden, immer nur an windgeschützten Stellen im Schatten. Gut geeignet ist auch ein durchlüfteter, aber nicht zugiger Dachboden oder Schuppen. Am besten hängt man Kräuter, zu lockeren Sträußen gebunden, im Schatten an Leinen oder an einer trockenen Wand kopfüber zum Trocknen auf. Das spart Platz und sie bekommen von allen Seiten Luft.

Die zweite Möglichkeit besteht darin, die Kräuter auf Küchenkrepp oder alten – aber sauberen – Leintüchern auszulegen. Das ist auch die Trockenmethode für Blüten, einzelne Blätter oder Stängel von Kräutern und für Wurzeln. Wurzeln sollte man vor dem

Trocknen in Scheiben schneiden, sonst dauert der Trocknungsvorgang zu lange. Und Wurzeln dürfen auch in der Sonne getrocknet werden!

Abgeschlossen ist die Trocknung der Kräuter, wenn das Kraut beim Anfassen raschelt und die Stängel wie Glas brechen. Nach einer Woche bis zu zehn Tagen sind auch großflächige Blütenblätter und Kräuter trocken. Dann gibt man sie am besten in einen mit Seidenpapier ausgelegten, gut verschließbaren Karton und bewahrt sie bis zum Gebrauch an einem dunklen, kühlen und trockenen Ort auf. Auch Weißblechdosen (kein Aluminium!) oder verschraubbare Gläser sind für die Aufbewahrung getrockneter Kräuter, Blüten und Wurzeln geeignet.

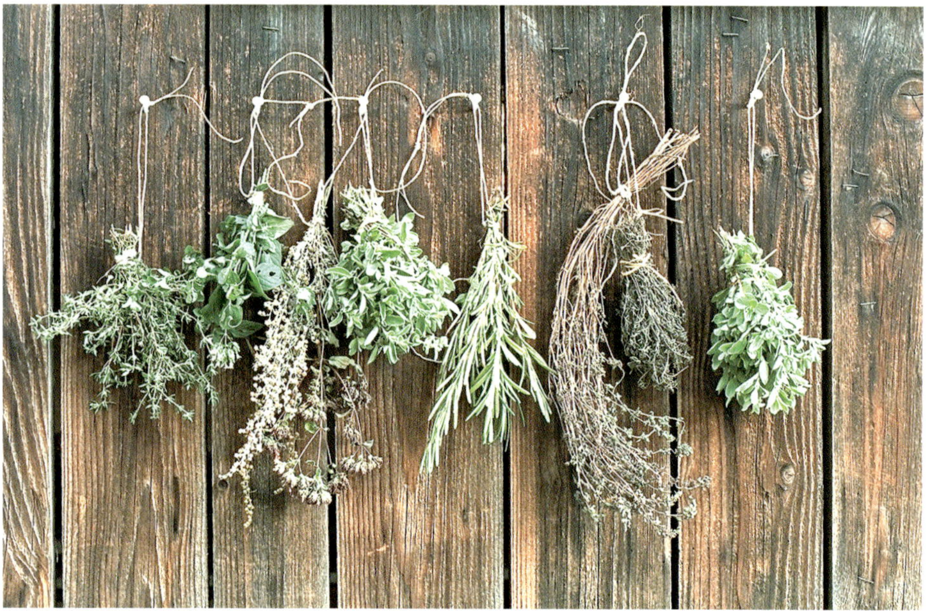

Die getrockneten Kräuter – selbst geerntet oder in der Drogerie gekauft – sind die Basis für unsere selbst gemachte Heilkosmetik. Um sie für die Verwendung vorzubereiten, gibt es je nach dem beabsichtigten Zweck drei Möglichkeiten: den alkoholischen Auszug (Tinktur) bzw. den Auszug in Essig, den Ölauszug in einem guten Pflanzenöl und den wässrigen Auszug in Form des Absuds. Die unterschiedlichen Lösungsmittel für die Wirkstoffe der Pflanzenteile sind sinnvoll. Der Großteil der Wirkstoffe lässt sich in allen Arten der Auszüge lösen. Manche sind aber nur in Alkohol löslich, andere sind fett- oder wasserlöslich.

Tinktur – der alkoholische Auszug

Die Kräutertinktur, den alkoholischen Auszug, verwendet man für Pflegeprodukte, bei denen der Alkoholgehalt erwünscht ist oder zumindest keine Nachteile mit sich bringt, also für Reinigungslotionen, Tonics und Gesichtswässer.

Besonders Harze und viele Alkaloide lösen sich nicht in Wasser, sondern am besten in Alkohol. Für viele Anwendungen ist deshalb eine Kombination aus Ölauszug oder wässrigem Auszug mit einer Tinktur eine gute Möglichkeit, möglichst viele Wirkstoffe einer Pflanze in das Pflegeprodukt zu bringen.

Weil der hochkonzentrierte Alkohol zuverlässig jede Art von Schimmelbildung und Bakterienansiedlung verhindert, kann man für die Tinktur auch frische, entsprechend zerkleinerte Pflanzenteile verwenden. Trotzdem sind getrocknete Kräuter sinnvoller und praktischer, egal ob selbst getrocknet oder in der Drogerie erworben.

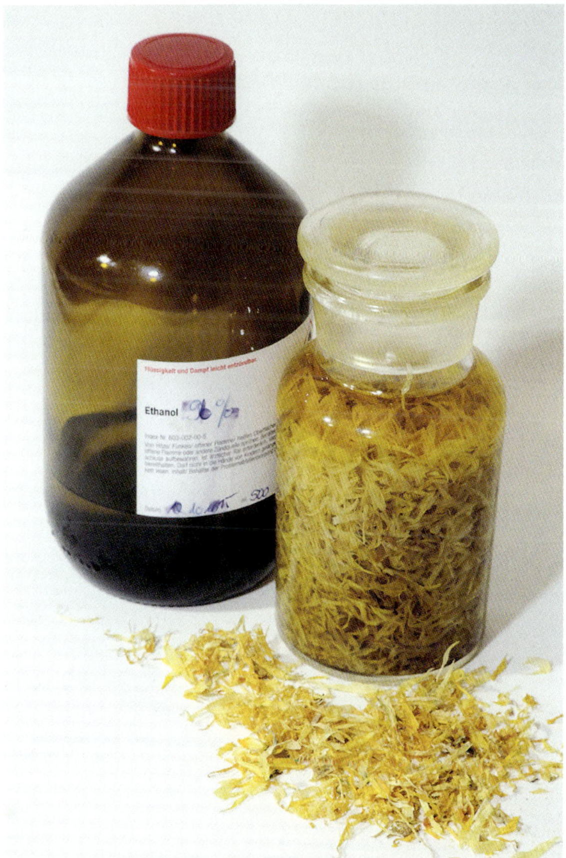

Für die Herstellung einer Tinktur braucht man neben den (getrockneten) Kräutern, Blüten oder Wurzelstücken nur noch eine Flasche 70-prozentigen Alkohol. Bei frischen Pflanzenteilen ist es wegen deren Wassergehalt sinnvoll, 96-prozentigen Alkohol zu verwenden. Man füllt ein sauberes und gut verschließbares Glas zu zwei Dritteln locker mit frischen oder zur Hälfte mit getrockneten Pflanzenteilen und gießt mit dem Alkohol bis zum Rand des Glases auf. Sorgfältig durchschütteln und dann an einen dunklen Ort mit Zimmertemperatur stellen. Für wie lange, hängt von der Art der Pflanzenteile ab.

• **Blüten** und **zarte Kräuter** bzw. zerkleinerte getrocknete Kräuter zwei bis vier Wochen.

• **Fleischige Blätter** und **kräftige Blüten**, getrocknete und zerkleinerte **Rindenstücke** drei bis fünf Wochen.

• **Getrocknete** und zerkleinerte **Wurzeln** mindestens sechs Wochen.

Während dieser Zeit sollte der Ansatz alle ein bis zwei Tage gut durchgeschüttelt werden.

Nach dieser Zeit wird der alkoholische Auszug durch einen Trichter mit einem Kaffee- oder Teefilter abgegossen. Die verbleibenden Pflanzenteile werden ausgepresst, am einfachsten, indem man sie in eine saubere Stoffserviette gibt und diese kräftig auswringt. Die noch austretende Tinktur wird ebenfalls durch den Filter gegossen.

Der alkoholische Auszug ist in einer gut verschlossenen Flasche und vor Licht und Wärme geschützt zwar nicht unbegrenzt, aber doch längere Zeit haltbar. Für Reinigungslotionen, Gesichtswässer und Tonics, also Produkte, die ohnehin meist Alkohol enthalten, ist die Tinktur eine gute Basis.

Tinkturen, die man immer brauchen kann und deshalb bei jeder Gelegenheit auf Vorrat ansetzen sollte, sind beispielsweise Birkenblättertinktur, Klettenwurzeltinktur, Melissenblättertinktur, Kamillenblütentinktur, Lavendelblütentinktur oder Ringelblumentinktur.

Wenn Sie und Ihre Haut keinen Alkohol vertragen, können Sie eine Tinktur auch durch den Auszug in einem guten Apfelessig herstellen. Dafür sollten Sie aber nur getrocknete Kräuter verwenden, diese locker bis knapp unter den Rand in ein gut verschließbares Glas füllen und mit dem Essig aufgießen. Wegen der Essigsäure sollte man das Glas nicht mit einem Metalldeckel verschließen, sondern mit einem aus Plastik oder Kork. Bestens geeignet sind die Apothekergläser mit Glasstöpsel.

Im Gegensatz zum alkoholischen Auszug darf der Ort, an den Sie den Auszug stellen, auch etwas wärmer sein, und die für den alkoholischen Auszug angegebenen Zeiten sollte man zumindest um die Hälfte verlängern. Die weitere Vorgehensweise ist wie beim alkoholischen Auszug: Öfters gut durchschütteln, schließlich durch einen Filter abgießen, vor Licht geschützt und kühl aufbewahren.

Der Ölauszug

Ölauszüge sind schon für sich allein wertvolle Pflegeprodukte. Sie sind aber auch maßgeblicher Wirkstoffträger für Salben, Cremen und Lotionen. Man braucht sie deshalb immer und auf jeden Fall. Die Herstellung eigener Pflegeprodukte beginnt also mit den Ölauszügen.

Grundsätzlich kann man Ölauszüge sowohl von frischen wie auch von getrockneten Pflanzenteilen herstellen. Unbedingt frisch müssen nur die Johanniskrautblüten verwendet werden. Spitz- und Breitwegerich und die verschiedenen Wurzeln können frisch wie getrocknet angesetzt werden. Bei allen anderen Kräutern und Blüten, beispielsweise Ringelblumen- oder Kamillenblüten, Lavendel oder Rotklee, ist die Verwendung der getrockneten Pflanzenteile jedoch weitaus vorteilhafter. Und zwar aus einem einfachen Grund: Die getrockneten Kräuter und Blüten enthalten kein Wasser, so kommt es während des Auszugs auch zu keinem Wasseraustritt in das Öl. Damit ist die Gefahr der Schimmelbildung weitgehend gebannt und die Haltbarkeit des Ölauszugs wesentlich verbessert.

Für Ölauszüge kann man grundsätzlich jedes gute Pflanzenöl verwenden. Es ist aber sinnvoll, ein Öl zu wählen, das von sich aus schon Wirkstoffe enthält, die gut zu Ihrem Hauttyp passen. Im Kapitel über Öle finden Sie die in Frage kommenden Öle als Entscheidungshilfe aufgelistet und beschrieben.

Die Herstellung der Ölauszüge ist denkbar einfach. Füllen Sie die zerkleinerten und bis auf die angeführten Ausnahmen getrockneten Kräuter, Blätter, Blüten oder Wurzelteile locker in ein Glas oder eine Flasche mit weitem Hals. Wer sich am Gewicht orientieren will: Ungefähr 100 Gramm auf einen halben Liter Öl sind ein guter Richtwert.

Einfacher ist es aber, das Glas locker und ohne jede Pressung mit den getrockneten Pflanzenteilen zu füllen und diese dann so mit dem Öl zu übergießen, dass sie völlig und reichlich damit bedeckt sind. Das Öl sollte bis zum Rand des Glases stehen. So kommt möglichst wenig Luft mit der Oberfläche des Öls in Berührung. Öl nimmt Sauerstoff aus der Luft auf und neigt dadurch verstärkt zum Ranzigwerden. Und wenn ölige Pflanzenteile mit der Luft in Berührung kommen, ist der Schimmelpilz nicht mehr weit.

Das gut verschlossene Glas wird für vier bis sechs Wochen an einen warmen Ort gestellt, aber besser nicht in die pralle Sonne. Wenn das Öl zumindest tagsüber etwa 30 Grad Celsius warm wird, ist das ideal. Alle ein bis zwei Tage sollte das Glas behutsam, aber kräftig geschüttelt werden. Schließlich wird der Ölauszug durch ein sehr feines Sieb, etwa ein Teesieb, abgegossen. Auch die öligen Pflanzenteile werden in einem Tuch ausgewrungen und das dabei noch austretende Öl ebenfalls durch das Sieb gegossen.

Der gewonnene Ölauszug enthält die Wirkstoffe der Pflanzenteile in einer maximalen Bandbreite und kann sowohl direkt als Körper- oder Massageöl oder zur Weiterverarbeitung in Salben, Cremen und Lotionen verwendet werden. Der Ölauszug ist bei kühler und lichtgeschützter Lagerung etwa ein Jahr haltbar.

Ölauszug – die Herstellung Schritt für Schritt:

- **1** Das Glas locker mit getrockneten Pflanzenteilen füllen und mit Öl bis zum Rand aufgießen.
- **2** Das Glas für vier bis sechs Wochen an einen warmen Platz stellen.
- **3** Alle ein bis zwei Tage ausgiebig durchschütteln.
- **4** Durch ein feines Sieb abseihen.
- **5** Gut verschlossen, kühl und lichtgeschützt aufbewahren.

Sollten Sie dringend einen Ölauszug für die rasche Weiterverarbeitung bei der Herstellung von Salben oder Cremen benötigen und nicht mindestens vier Wochen darauf warten können, gibt es eine Möglichkeit, den Ölauszug innerhalb eines Tages herzustellen.

Man gibt die getrockneten Pflanzenteile in ein Schraubdeckelglas und übergießt sie mit dem Öl. Allerdings darf in diesem Fall das Glas nicht bis zum Rand gefüllt werden, sondern nur zu drei Vierteln. Das verschlossene Glas stellt man in ein Wasserbad mit möglichst genau 75 Grad Celsius und lässt den Auszug darin mindestens eine Stunde ziehen. Während dieser Zeit kontrolliert man die Temperatur des Wasserbads in kurzen Abständen mit Hilfe eines Küchenthermometers. Die Temperatur sollte möglichst konstant bei 75 Grad Celsius bleiben. Dann nimmt man das Glas aus dem Wasserbad, lässt den Ölauszug abkühlen und sodann noch etwa einen Tag lang nachziehen. Schließlich filtert man den Ölauszug durch ein feines Sieb und kann ihn sofort zur Herstellung von Salben und Cremen verwenden.

Ölauszug – die Herstellung Schritt für Schritt

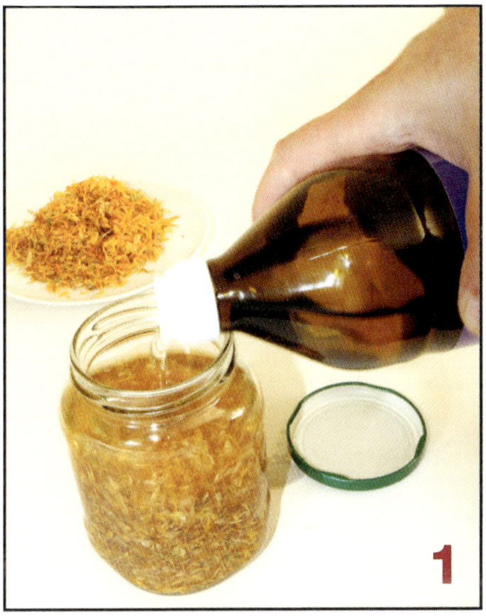

1

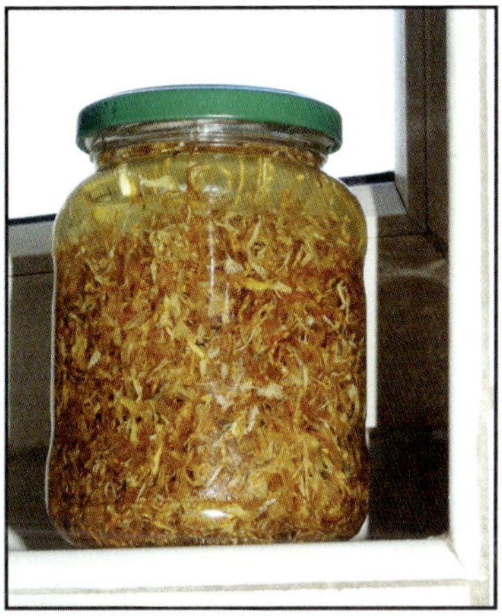

2

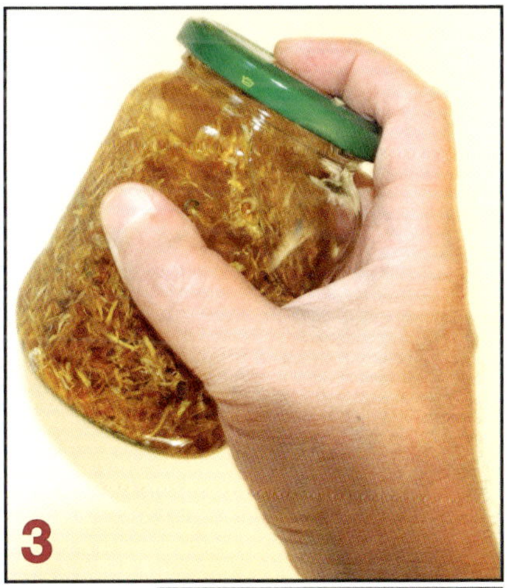

3

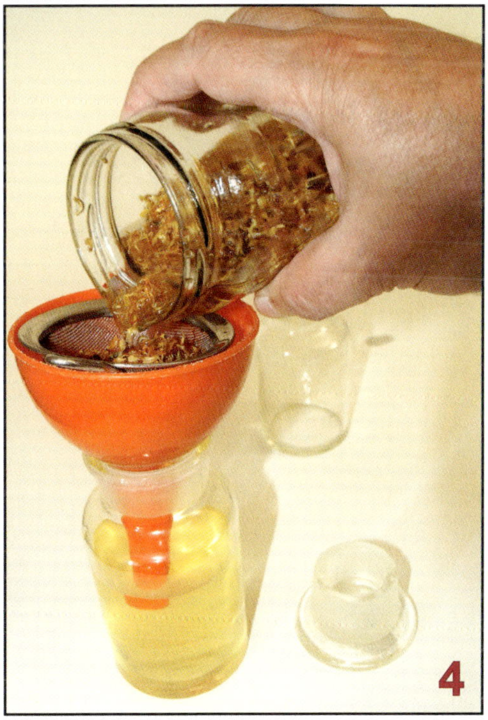

4

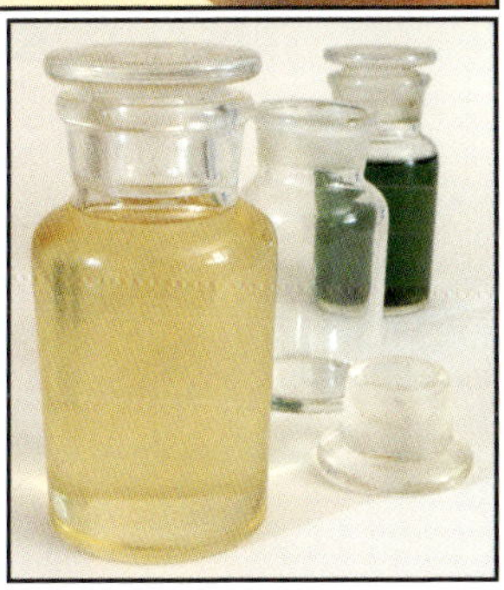

5

Infus – der wässrige Auszug

Die Wirkstoffe aus frischen oder getrockneten aromatischen Blüten, Kräutern und Blättern können durch einen Aufguss mit kochendem Wasser extrahiert werden. Dieses Infus ist also das, was man üblicherweise Teekochen nennt. Allerdings mit einer deutlich höheren Menge an Pflanzenmaterial, als wir für einen Kräutertee verwenden. Der wässrige Auszug oder Aufguss ist quasi ein sehr starker Tee.

Der zweite Unterschied zum Kräutertee – neben der Menge des Pflanzenmaterials – ist der Umstand, dass der Aufguss unter Luftabschluss ziehen soll. Man gibt also die Kräuter, Blüten oder Blätter in ein ausreichend großes Schraubdeckelglas. Bei getrockneten Kräutern oder Blüten füllt man es damit locker zu etwa einem Drittel, bei frischen zur Hälfte. Dann gießt man mit kochendem Wasser bis zum Rand des Glases auf und verschließt es sofort mit dem Schraubdeckel. Gut geeignet sind für das Infus neben Schraubdeckelgläsern übrigens auch die Marmeladengläser mit dicht schließendem Glasdeckel und Drahtbügel. Das Ziehen unter Luftabschluss sollte je nach Art der Kräuter oder Blüten zwischen 30 und 40 Minuten dauern. Feine Blüten brauchen weniger, feste Stängel- und Blattteile mehr Zeit. Der Vorteil von Infus ist, dass die Kräuter in einem luftdicht verschlossenen Glas ihre Wirkstoffe leichter und konzentrierter abgeben und zudem leicht flüchtige Inhaltsstoffe nicht verdunsten können. Nach dem Ende der Ziehzeit öffnet man das Glas und gießt das Infus durch ein feines Teesieb in ein anderes Glas ab.

Durch das kochende Wasser werden neben anderen Wirkstoffen auch gewisse Mengen der in den Pflanzenteilen enthaltenen ätherischen Öle gelöst. Deshalb zeichnet sich das Infus meist durch einen angenehm dezenten Duft aus. Es ist für die sofortige Verwendung oder Weiterverarbeitung in Cremen, Lotionen oder Tonics gedacht.

Cremen

Die Haut hat von Natur aus einen Schutzmantel aus Talg und Schweiß, also aus Fett und Wasser. Normalerweise lassen sich Fett und Wasser nicht dauerhaft miteinander mischen. Gießt man Öl in Wasser, so trennt sich das Öl selbst nach langem Rühren rasch wieder vom Wasser und bildet auf dessen Oberfläche einen Ölfilm. Beim Hautfett erfolgt diese Vermischung aber trotzdem und ständig aufs Neue, wenn die Talgdrüsen Fett und die Schweißdrüsen die wässrigen Bestandteile abgeben. Das Geheimnis liegt in einem Stoff, den man Emulgator nennt. Die dauerhafte Vermengung von Öl und Wasser heißt demgemäß Emulsion. So ist die Hydrolipidschicht der Haut eine Emulsion und jede Creme, die ja der Hydrolipidschicht entsprechen soll, muss ebenfalls eine Emulsion sein.

An sich unterscheidet man bei den Emulsionen zwei Arten: Wasser-in-Öl- und Öl-in-Wasser-Emulsionen. Der Unterschied: Bei Öl-in-Wasser-Emulsionen umschließt der wässrige Anteil den öligen. Milch beispielsweise ist eine Öl-in-Wasser-Emulsion. Bei Wasser-in-Öl-Emulsionen ist es umgekehrt, der ölige Anteil umschließt den wässrigen.

Damit die Umschließung jedoch stattfinden kann, benötigen Öl und Wasser einen Emulgator. Mit dem Wollwachs der Schafe, dem Lanolin anhydrid, haben wir einen natürlichen Emulgator, den man einerseits in jeder Apotheke oder Drogerie bekommt und der andererseits für jeden Hauttyp gut verträglich ist und auch von der Haut bestens aufgenommen wird.

Gewonnen wird Lanolin anhydrid im Zuge der Entfettung der Schafwolle. Es hat, obwohl es ein Fett ist, die Fähigkeit, ein Mehrfaches seines Gewichts an Wasser aufzunehmen. Das ist der Grund dafür, dass die Schafe auch bei strömendem Regen eine trockene Haut unter dem Wuschelpelz behalten und sich nicht ständig verkühlt über die Weide schleppen müssen. Für uns ist wichtig: Lanolin macht es möglich, Wasser- und Fettphase einer Creme dauerhaft miteinander zu verbinden.

Weil nun die beiden Begriffe Wasserphase und Fettphase bereits gefallen sind, befinden wir uns schon mitten in der Praxis der Cremeherstellung. An Geräten benötigt man dazu einen größeren Topf, zwei hitzefeste Bechergläser, idealerweise mit Messskala, eine ausreichend große hitzefeste Glasschüssel, ein Küchenthermometer und einen Rührstab, am besten aus Glas. Und natürlich Tiegel oder kleine Schraubdeckelgläser mit einem Fassungsvermögen von maximal 30 Millilitern zum Abfüllen der fertigen Creme.

Fettphase

Die Fettphase besteht aus Bienenwachs als Konsistenzgeber, Öl oder Ölauszug und dem Emulgator. Ein Ölauszug des für die Creme verwendeten Krauts (oder bei mehreren Kräutern des dominierenden Krauts) ist in den meisten Fällen vorteilhafter als pures Öl, weil durch den Ölauszug die Wirkstoffe in höherer Konzentration in die Creme eingebracht werden können.

Wasserphase

Die Wasserphase ist, von vereinzelten Ausnahmen abgesehen, ein Infus, ein konzentrierter Kräuteraufguss. Es wird, wie zuvor beschrieben, hergestellt, bevor Sie mit der Cremeherstellung beginnen.

Cremeherstellung

Im Kochtopf wird Wasser auf eine Temperatur von 70 Grad Celsius erhitzt. Diese Temperatur sollte dann gehalten werden. In die hitzefeste Glasschüssel kommen Bienenwachs und Lanolin und werden im Wasserbad geschmolzen. In eines der beiden Bechergläser kommt der Ölauszug. Sobald in der Schüssel eine klare gleichmäßige Schmelze entstanden ist, fügt man langsam unter ständigem Rühren den Kräuterölauszug hinzu. Diese Mischung bleibt unter gelegentlichem Umrühren im Wasserbad, bis sie sich auf die Temperatur des Wassers – 70 Grad Celsius – erwärmt hat.

Daneben füllt man das abgeseihte und abgekühlte Kräuterinfus in das zweite Becherglas und stellt es in das Wasserbad. Die Absicht ist, dass Fett- und Wasserphase genau die gleiche Temperatur haben sollen.

Ist dieses Ziel erreicht, nimmt man die Schüssel mit der Fettphase aus dem Wasserbad. Nun wird die Wasserphase in die Fettphase eingerührt. Und weil das so wichtig ist, zusammengefasst noch einmal:

- Es wird immer die **Wasserphase in die Fettphase** eingebracht, nie das Fett in das Wasser!
- Fettphase und Wasserphase müssen die **gleiche Temperatur** (70 Grad Celsius) haben!

Die Wasserphase wird tropfenweise und unter ständigem Rühren der Fettphase zugegeben. Sind beide Phasen gut miteinander verrührt, rührt man langsam weiter und prüft zwischendurch mit dem Küchenthermometer die Temperatur der Creme. Liegt Sie bei 40 Grad Celsius oder knapp darunter, kann man je nach Wunsch ätherische Öle und/oder Blütenessenzen, Propolistinktur oder Aloe-vera-Gel beigeben und dann weiterrühren, bis die Creme auf Zimmertemperatur abgekühlt ist.

Schließlich füllt man die fertige Creme in die Tiegel oder Schraubdeckelgläser ab. Deren Fassungsvermögen sollte zwischen 10 und 30 Millilitern betragen und möglichst nicht darüber liegen. Das kommt der Haltbarkeit der Creme zugute. Sooft Sie nämlich den Finger in den Cremetiegel tauchen, gelangen Bakterien und Keime in die Creme. Je geringer die Menge der Creme im Tiegel ist, umso wahrscheinlicher ist, dass Sie sie verbraucht haben, bevor dieser Umstand Auswirkungen auf die Creme zeigen kann.

Wenn Ihre Haut keine Probleme mit einem sehr geringen Alkoholgehalt in der Creme hat, können Sie eine Kräutertinktur als gehaltvolles Konservierungsmittel nutzen. Rühren Sie einfach zehn bis zwölf Tropfen der Tinktur der gleichen Kräuter, deren Ölauszug Sie in der Creme verarbeitet haben, in das abgekühlte Produkt ein.

Die Haltbarkeit einer Creme hängt zum wesentlichen Teil von der Sauberkeit bei der Herstellung und der richtigen Lagerung ab. Sie sollte an einem kühlen, aber nicht

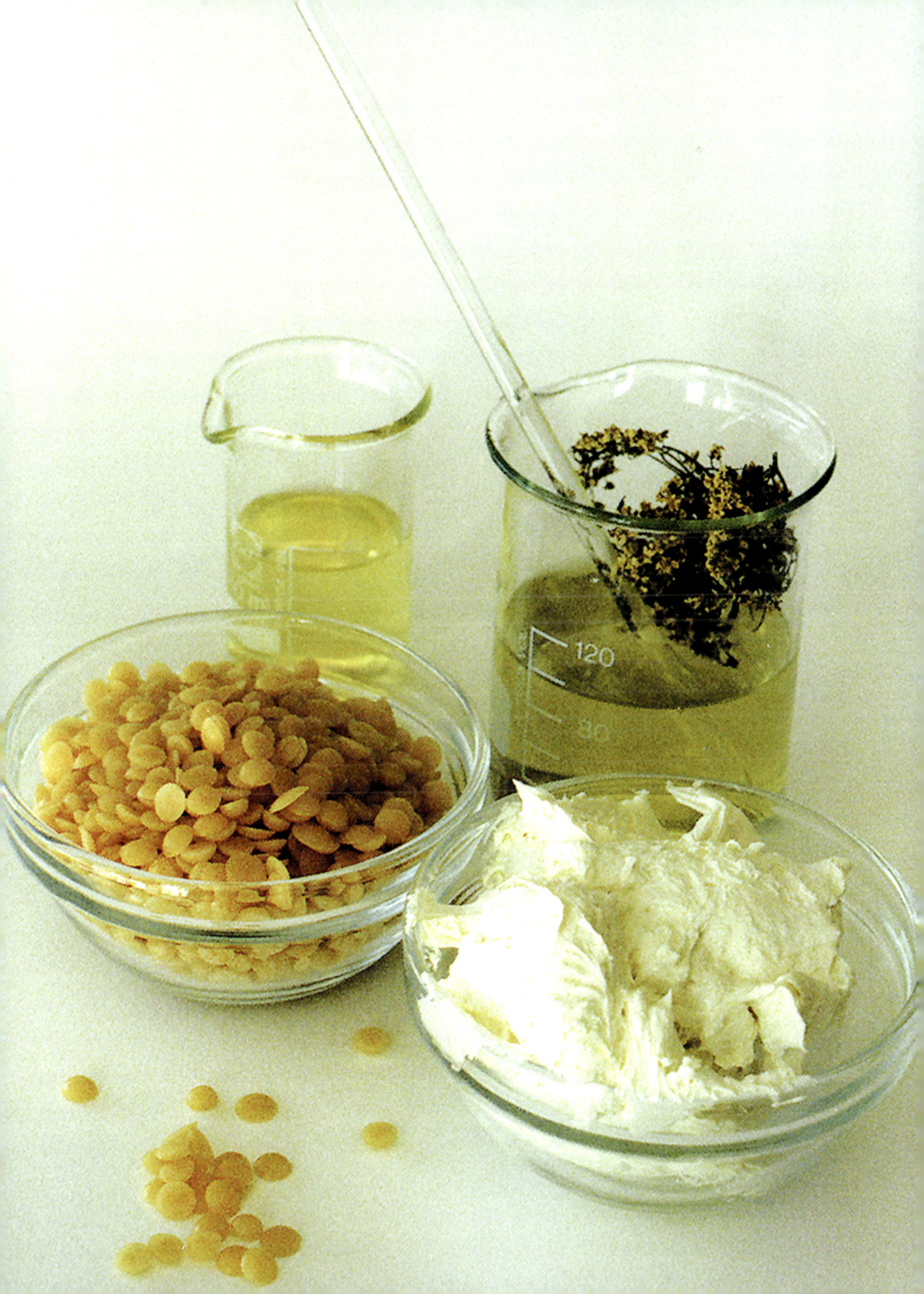
120
80

kalten Ort aufbewahrt werden. Ein Schrank im Keller ist gut, das oberste – weil wärmste – Fach im Kühlschrank tut es auch.

Creme – die Herstellung Schritt für Schritt:

- **1** Bienenwachs und Lanolin in eine hitzefeste Schüssel geben …
- **2** … und im Wasserbad schmelzen.
- **3** Langsam unter ständigem Rühren den Kräuterölauszug hinzufügen. Diese Fettphase auf die Temperatur des Wasserbads (70 Grad Celsius) erwärmen.
- **4** Die ebenfalls auf 70 Grad Celsius erwärmte Wasserphase (Kräuterinfus) tropfenweise zugeben und unterrühren.
- **5** Ständig weiterrühren bis zum Abkühlen. Bei etwa 40 Grad Celsius je nach Wunsch ätherisches Öl, Blütenessenz, Propolistinktur oder Aloe-vera-Gel beigeben.
- **6** In kleine Tiegel oder Schraubdeckelgläser mit höchstens 30 Milliliter Inhalt abfüllen.

Creme: Basisrezept

Die Herstellung einer Creme für Gesicht, Dekolleté und Hände folgt immer dem gleichen Ablauf. Sie können deshalb mit einem Blick auf das folgende Basisrezept Ihre ganz individuelle Creme rühren: Aus den Kräutern und Blüten, die Sie wollen und die genau zu Ihnen und Ihrer Haut passen, und mit den ätherischen Ölen und den Blütenessenzen, nach denen Ihre aktuelle emotionale Verfassung verlangt. Eine noch gezielter auf Ihre ganz persönlichen Bedürfnisse abgestimmte Creme gibt es nicht!

Als Zutaten für etwa 100 Milliliter Creme brauchen Sie:

- 5 Gramm **Bienenwachs** (in Plättchen)
- 15 Gramm **Lanolin anhydrid**
- 40 Milliliter **Ölauszug** von Kräutern, Blüten, Blättern oder Wurzelteilen
- 40 Milliliter **Infus** von Kräutern, Blüten, Blättern oder fein zerkleinerten Wurzeln

Aus diesen Zutaten stellen Sie die Creme, wie zuvor beschrieben, her.

Die ätherischen Öle und die Blütenessenzen sind Zugaben, die Sie wie die Kräuter und Blüten für die Creme ganz nach Ihrem eigenen Wunsch wählen (oder auch weglassen) können. Wichtig ist allerdings die Menge, die Sie der fertigen Creme unterrühren:

- **Ätherische Öle** (ein einzelnes oder zwei verschiedene): insgesamt 5 bis 7 Tropfen je 100 ml Creme.

Creme – die Herstellung Schritt für Schritt

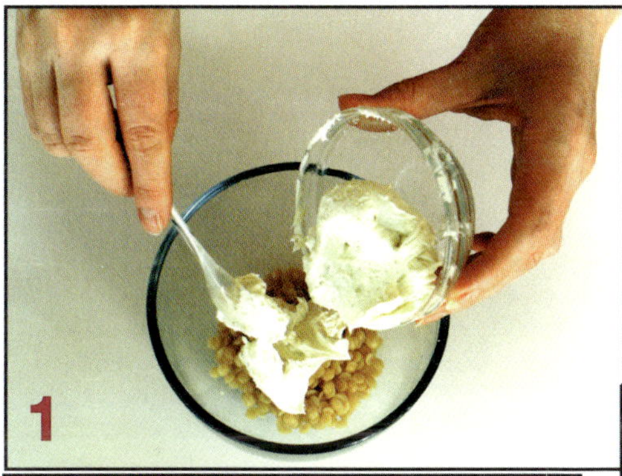

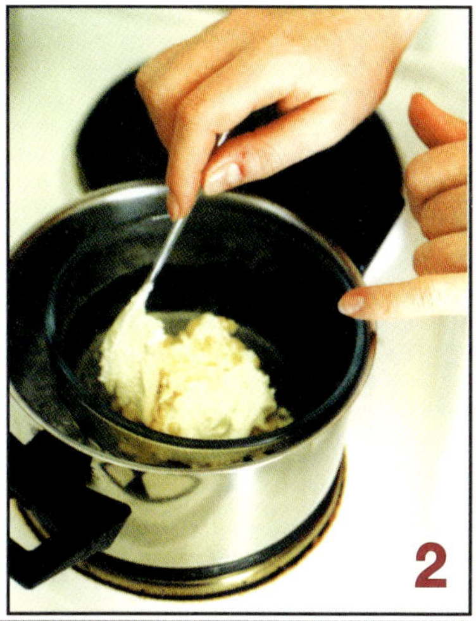

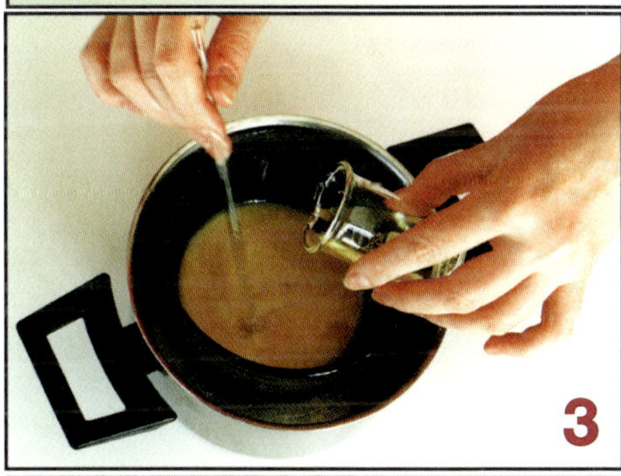

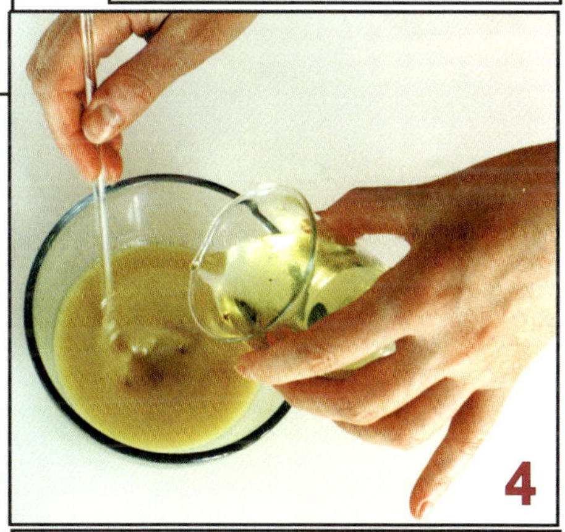

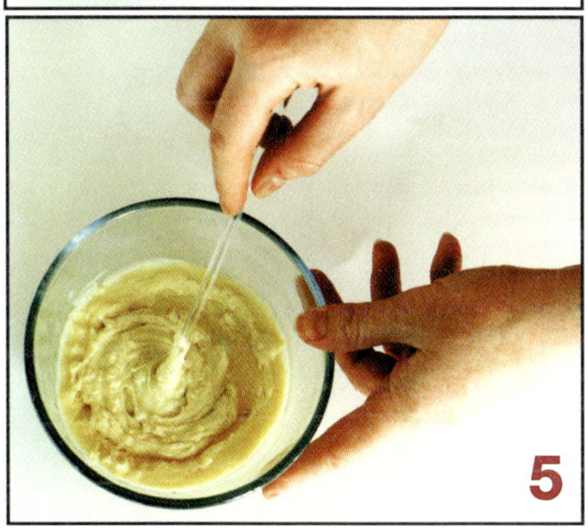

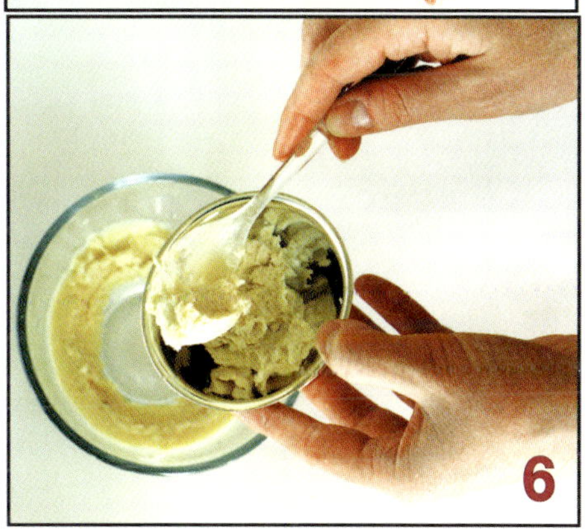

• **Blütenessenzen** (möglichst nur eine einzige; Mischungen von zwei bis drei verschiedenen nur, wenn Sie wirklich einen guten Grund dafür haben): insgesamt 10 bis 12 Tropfen je 100 ml Creme.

Die folgenden Rezepte sollen einerseits zeigen, welche wert- und gehaltvollen Cremen Sie mit wenig Aufwand selber machen können. Andererseits können sie auch Ihre Fantasie zu eigenen Kreationen anregen.

Empfehlungen für die Beigabe von ätherischen Ölen und Blütenessenzen finden Sie bei jedem Rezept angeführt. Wobei die Empfehlungen für Blütenessenzen nur beispielhaft und mit Vorbehalt gelten. Sie betreffen nur Ihr Hautbild. Viel wichtiger ist aber Ihr emotionaler Zustand. Den kennen nur Sie selbst und deshalb können auch nur Sie selbst die für Sie richtige Blütenessenz auswählen!

Rosen-Weihrauch-Creme

Wertvolle Pflegecreme für reifere, ermüdete Haut; stärkt, regeneriert, strafft, kann die Faltentiefe vermindern und auch kleine Falten glätten.

Zutaten:

- 5 g Bienenwachs
- 15 g Lanolin anhydrid
- 40 ml Weihrauchöl
- 40 ml Rosenblüten-Infus

Ätherisches Öl:
z. B. Rose, Sandelholz

Blütenessenz:
z. B. Königskerze, Löwenzahn

Zubereitung, wie zuvor beschrieben.

Holunderblütencreme

Mild adstringierende Creme für Mischhaut und normale Haut.

Zutaten:

- 5 g Bienenwachs
- 15 g Lanolin anhydrid
- 40 ml Holunderblüten-Ölauszug
- 40 ml Holunderblüten-Infus

Ätherisches Öl:
z. B. Orange, Wacholder, Weihrauch

Blütenessenz:
z. B. Flieder, Holunder

Zubereitung, wie zuvor beschrieben.

Rosencreme

Duftende Creme für normale, trockene und empfindliche Haut.

Zutaten:

- 5 g Bienenwachs
- 15 g Lanolin anhydrid
- 40 ml Ölauszug von Rosenblütenblättern
- 40 ml Rosenblütenblätter-Infus

Ätherisches Öl:
z. B. Rose, Sandelholz

Blütenessenz:
z. B. Schafgarbe, Tausendgüldenkraut

Zubereitung, wie zuvor beschrieben.

Thymiancreme

Ideal für fettige und unreine Haut. Wirkt desinfizierend und deshalb mildernd bei Pickeln und Mitessern.

Zutaten:

- 5 g Bienenwachs
- 15 g Lanolin anhydrid
- 40 ml Thymian-Ölauszug
- 40 ml Thymian-Infus

Ätherisches Öl:
z. B. Palmarosa, Rosmarin

Blütenessenz:
z. B. Gundelrebe, Ringelblume

Zubereitung, wie zuvor beschrieben.

Lindenblüten-Propolis-Creme

Klärende, pflegende und desinfizierende Creme für fette Problemhaut mit Pickeln und Mitessern sowie für die empfindliche, zu Reizungen neigende Mischhaut und normale Haut.

Zutaten:

- 5 g Bienenwachs
- 15 g Lanolin anhydrid
- 40 ml Lindenblüten-Ölauszug
- 40 ml Lindenblüten-Infus
- 5 g Propolis (Pulver, fein gemahlen)

Ätherisches Öl:
z. B. Pfefferminze, Salbei

Blütenessenz:
z. B. Schlehe, Melisse

Zubereitung, wie zuvor beschrieben. Sobald die Creme auf unter 40 Grad Celsius abgekühlt ist, das fein gemahlene Propolispulver unterrühren.

Kräutercreme

Wirkt beruhigend auf jede Haut, die zu Unreinheiten neigt, pflegt, regelt die Talgproduktion und wirkt leicht desinfizierend.

Zutaten:
- 5 g Bienenwachs
- 15 g Lanolin anhydrid
- 40 ml Salbei-Ölauszug
- 40 ml Infus von Thymian, Pfefferminze, Salbei und Rosmarin

Ätherisches Öl:
z. B. Palmarosa, Karotte

Blütenessenz:
z. B. Engelwurz, Heckenrose

Zubereitung, wie zuvor beschrieben.

Schafgarbencreme

Pflegende und klärende Creme für Mischhaut und normale Haut.

Zutaten:
- 5 g Bienenwachs
- 15 g Lanolin anhydrid
- 40 ml Schafgarben-Ölauszug
- 40 ml Schafgarben-Infus

Ätherisches Öl:
z. B. Eisenkraut, Bitterorange

Blütenessenz:
z. B. Flieder, Schafgarbe

Zubereitung, wie zuvor beschrieben.

Brennnesselcreme mit Aloe vera

Wirkt durchblutungsfördernd, straffend und glättend und kann sogar kleine Fältchen zum Verschwinden bringen!

Zutaten:
- 5 g Bienenwachs
- 15 g Lanolin anhydrid
- 40 ml Brennnessel-Ölauszug
- 40 ml Brennnessel-Infus
- 10 g Aloe-vera-Gel

Ätherisches Öl:
z. B. Orange, Weihrauch

Blütenessenz:
z. B. Holunder, Königskerze

Zubereitung, wie zuvor beschrieben. Nach dem Abkühlen auf unter 40 Grad Celsius das Aloe-vera-Gel langsam unterrühren und weiterrühren, bis die Creme auf Zimmertemperatur abgekühlt ist.

Gänseblümchencreme

Klärende, pflegende und heilungsfördernde Creme für schlaffe, altersmüde, entzündete oder unreine Haut mit Pickeln und Mitessern.

Zutaten:

- 5 g Bienenwachs
- 15 g Lanolin anhydrid
- 40 ml Gänseblümchen-Ölauszug
- 40 ml Gänseblümchen-Infus

Ätherisches Öl:
z. B. Iris, Melisse

Blütenessenz:
z. B. Quitte, Johanniskraut

Zubereitung, wie zuvor beschrieben.

Frauenmantelcreme

Straffende und klärende Creme, auch für fettige Haut mit Pubertätsakne.

Zutaten:

- 5 g Bienenwachs
- 15 g Lanolin anhydrid
- 40 ml Frauenmantel-Ölauszug
- 40 ml Frauenmantel-Infus

Ätherisches Öl:
z. B. Palmarosa, Pfefferminze

Blütenessenz:
z. B. Ringelblume, Schlehe

Zubereitung, wie zuvor beschrieben.

Kamillencreme

Pflegt und beruhigt nervöse, gerötete und empfindliche Haut, klärt unreine Haut, unterstützt die Abheilung von Pusteln und Ekzemen.

Zutaten:

- 5 g Bienenwachs
- 15 g Lanolin anhydrid
- 40 ml Kamillenblüten-Ölauszug
- 40 ml Kamillenblüten-Infus

Ätherisches Öl:
z. B. Eisenkraut, Eukalyptus

Blütenessenz:
z. B. Baldrian, Engelwurz

Zubereitung, wie zuvor beschrieben.

Weihrauch-Kamillen-Creme

Reiche Pflegecreme für trockene, entzündliche, reife Haut; klärt, strafft und regeneriert.

Zutaten:
- 5 g Bienenwachs
- 15 g Lanolin anhydrid
- 40 ml Weihrauchöl
- 40 ml Kamillenblüten-Infus

Ätherisches Öl:
z. B. Sandelholz, Karotte

Blütenessenz:
z. B. Löwenzahn, Königskerze

Zubereitung, wie zuvor beschrieben.

Königskerzen-Weihrauch-Creme mit Aloe vera

Pflegt, nährt, strafft und glättet nervöse Haut, unterstützt die Regeneration bei müder und alternder Haut, dämpft die Neigung zu entzündlichen Hautpartien und kann diese auch zum Abheilen bringen.

Zutaten:
- 5 g Bienenwachs
- 15 g Lanolin anhydrid
- 40 ml Weihrauchöl
- 40 ml Königskerzen-Infus
- 10 g Aloe-vera-Gel

Ätherisches Öl:
z. B. Eisenkraut, Pfefferminze

Blütenessenz:
z. B. Eisenkraut, Heckenrose

Zubereitung, wie zuvor beschrieben.
Nach dem Abkühlen der Creme auf unter 40 Grad Celsius langsam das Aloe-vera-Gel unterrühren und weiterrühren, bis die Creme Zimmertemperatur erreicht hat.

Heckenrosencreme mit Aloe vera

Reguliert die natürlichen Hautfunktionen, nährt und strafft, beruhigt allergische und anspruchsvolle Haut.

Zutaten:
- 5 g Bienenwachs
- 15 g Lanolin anhydrid
- 40 ml Heckenrosen-Ölauszug
- 40 ml Heckenrosen-Infus
- 10 g Aloe-vera-Gel

Ätherisches Öl:
z. B. Eukalyptus, Rose

Blütenessenz:
z. B. Schafgarbe, Steinklee

Zubereitung, wie zuvor beschrieben.

Rosmarincreme

Hemmt Entzündungen und reinigt fettige Haut mit Pickeln und Mitessern, strafft und fördert die Durchblutung.

Zutaten:

- 5 g Bienenwachs
- 15 g Lanolin anhydrid
- 40 ml Rosmarin-Ölauszug
- 40 ml Rosmarin-Infus

Ätherisches Öl:
z. B. Cistrose, Rosmarin

Blütenessenz:
z. B. Engelwurz, Ringelblume

Zubereitung, wie zuvor beschrieben.

Storchschnabelcreme mit Propolis

Wirkt pflegend, straffend und entzündungshemmend bei unreiner Haut mit schlecht abheilenden Pusteln und Ekzemen.

Zutaten:

- 5 g Bienenwachs
- 15 g Lanolin anhydrid
- 40 ml Storchschnabel-Ölauszug
- 40 ml Storchschnabel-Infus
- 2 g Propolispulver

Ätherisches Öl:
z. B. Eukalyptus, Karotte

Blütenessenz:
z. B. Melisse, Ringelblume

Zubereitung, wie zuvor beschrieben.
Nach dem Abkühlen der Creme auf unter 40 Grad Celsius das Propolispulver langsam unterrühren und weiterrühren, bis die Creme auf Zimmertemperatur abgekühlt ist.

Distelcreme

Pflegende und straffende Creme für reifere Mischhaut und normale Haut.

Zutaten:

- 5 g Bienenwachs
- 15 g Lanolin anhydrid
- 40 ml Gänsedistel-Ölauszug
- 40 ml Gänsedistel-Infus

Ätherisches Öl:
z. B. Eisenkraut, Sandelholz

Blütenessenz:
z. B. Löwenzahn, Taubnessel

Zubereitung, wie zuvor beschrieben.

Thymiancreme mit Aloe vera

Eine klärende Creme für fette, unreine und gereizte Haut. Wirkt auch mildernd bei Akne, Pickeln und Mitessern.

Zutaten:

- 5 g Bienenwachs
- 15 g Lanolin anhydrid
- 40 ml Thymian-Ölauszug
- 40 ml Thymian-Infus
- 10 g Aloe-vera-Gel

Ätherisches Öl:

z. B. Kamille, Palmarosa

Blütenessenz:

z. B. Engelwurz, Apfelbaum

Zubereitung, wie zuvor beschrieben. Nach dem Abkühlen auf unter 40 Grad Celsius das Aloe-vera-Gel langsam einrühren und weiterrühren, bis die Creme auf Zimmertemperatur abgekühlt ist.

Lilienwurzelcreme

Wertvolle Creme zur Verfeinerung, Pflege und Straffung von trockener, spröder und altersmüder Haut.

Zutaten:

- 5 g Bienenwachs
- 15 g Lanolin anhydrid
- 40 ml Lilienwurzel-Ölauszug
- 40 ml Infus von 50 g getrockneter Lilienwurzel

Ätherisches Öl:

z. B. Cistrose, Jasmin

Blütenessenz:

z. B. Königskerze, Baldrian

Zubereitung, wie zuvor beschrieben.

Pfefferminzcreme

Pflegende und erfrischende Creme für großporige, unreine und schlecht durchblutete Haut.

Zutaten:

- 5 g Bienenwachs
- 15 g Lanolin anhydrid
- 40 ml Pfefferminz-Ölauszug
- 40 ml Pfefferminz-Infus

Ätherisches Öl:

z. B. Bitterorange, Eisenkraut

Blütenessenz:

z. B. Holunder, Wegwarte

Zubereitung, wie zuvor beschrieben.

Gundelreben-Brennnessel-Creme

Wirkt sanft durchblutungsfördernd und straffend, ist für jeden Hauttyp geeignet.

Zutaten:

- 5 g Bienenwachs
- 15 g Lanolin anhydrid
- 40 ml Gundelreben-Ölauszug
- 40 ml Brennnessel-Infus

Ätherisches Öl:
z. B. Ingwer, Lemongras

Blütenessenz:
z. B. Schafgarbe, Taubnessel

Zubereitung, wie zuvor beschrieben.

Kamillen-Blutwurz-Creme

Reinigt die Haut und macht sie glatt und geschmeidig.

Zutaten:

- 5 g Bienenwachs
- 15 g Lanolin anhydrid
- 40 ml Blutwurz-Ölabsud
- 40 ml Kamillenblüten-Infus

Ätherisches Öl:
z. B. Lavendel, Orange

Blütenessenz:
z. B. Flieder, Löwenzahn

Für den Blutwurz-Ölabsud werden 30 g getrocknete, klein gehackte Blutwurzstücke in einem emaillierten Gefäß mit 50 ml Öl übergossen und bis zum Sieden erhitzt.

30 Minuten sieden, dann abkühlen lassen und durch ein feines Sieb abgießen. Weitere Zubereitung, wie zuvor beschrieben.

Melissencreme

Erfrischende, pflegende und leicht straffend wirkende Creme für Mischhaut und normale Haut.

Zutaten:

- 5 g Bienenwachs
- 15 g Lanolin anhydrid
- 40 ml Melissen-Ölauszug
- 40 ml Melissen-Infus

Ätherisches Öl:
z. B. Ingwer, Lemongras

Blütenessenz:
z. B. Löwenzahn, Schafgarbe

Zubereitung, wie zuvor beschrieben.

Gänseblümchen-Blutwurz-Creme mit Aloe vera

Beruhigt gereizte Haut, wirkt gegen Pickel und Mitesser, klärt und strafft, verbessert allgemein das Hautbild.

Zutaten:
- 5 g Bienenwachs
- 15 g Lanolin anhydrid
- 40 ml Blutwurz-Ölauszug oder -Ölabsud
- 40 ml Gänseblümchen-Infus
- 10 g Aloe-vera-Gel

Ätherisches Öl:
z. B. Cistrose, Iris

Blütenessenz:
z. B. Apfelbaum, Melisse

Zubereitung, wie zuvor beschrieben. Sobald die Creme auf unter 40 Grad Celsius abgekühlt ist, das Aloe-vera-Gel behutsam einrühren und weiterrühren, bis die Creme Zimmertemperatur erreicht hat.

Lindenblüten-Jiaogulan-Creme

Klärende, pflegende, regenerierende und mild desinfizierende Creme für fette Problemhaut mit Pickeln und Mitessern.

Zutaten:
- 5 g Bienenwachs
- 15 g Lanolin anhydrid
- 40 ml Lindenblüten-Ölauszug
- 40 ml Jiaogulan-Infus

Ätherisches Öl:
z. B. Eisenkraut, Pfefferminze

Blütenessenz:
z. B. Gundelrebe, Ringelblume

Zubereitung, wie zuvor beschrieben.

Johanniskrautcreme

Pflegende und beruhigende Creme für gereizte Haut. Sie erhöht allerdings die Lichtempfindlichkeit vor allem von heller Haut!

Zutaten:
- 5 g Bienenwachs
- 15 g Lanolin anhydrid
- 40 ml Johanniskrautöl
- 40 ml Johanniskraut-Infus

Ätherisches Öl:
z. B. Eukalyptus, Sandelholz

Blütenessenz:
z. B. Apfelbaum, Gänseblümchen

Zubereitung, wie zuvor beschrieben.

Frauenmantel-Hopfenblüten-Creme

Straffende Creme für reife Haut, auch mit Altersflecken, für Mischhaut und normale Haut.

Zutaten:
- 5 g Bienenwachs
- 15 g Lanolin anhydrid
- 40 ml Frauenmantel-Ölauszug
- 40 ml Hopfenblütenwasser

Zubereitung, wie zuvor beschrieben.

Ätherisches Öl:
z. B. Karotte, Rose

Blütenessenz:
z. B. Quitte, Veilchen

Hopfenblütenwasser erhält man, indem man die frisch geöffneten Hopfenblüten mit (nicht erwärmtem) destilliertem Wasser übergießt und gut 24 Stunden ausziehen lässt. Man kann es zur Zeit der Hopfenblüte auch auf Vorrat herstellen.

Weihrauch-Jiaogulan-Creme

Eine Creme speziell für die reife und alternde Haut. Regeneriert, strafft das Bindegewebe, vermindert die Faltentiefe und kann kleine Falten glätten.

Zutaten:
- 5 g Bienenwachs
- 15 g Lanolin anhydrid
- 40 ml Weihrauchöl
- 40 ml Jiaogulan-Infus

Ätherisches Öl:
z. B. Bitterorange, Lavendel

Blütenessenz:
z. B. Königskerze, Quitte

Zubereitung, wie zuvor beschrieben.

Schafgarben-Jiaogulan-Creme

Pflegende, regenerierende und klärende Creme für Mischhaut und normale Haut.

Zutaten:
- 5 g Bienenwachs
- 15 g Lanolin anhydrid
- 40 ml Schafgarben-Ölauszug
- 40 ml Jiaogulan-Infus

Ätherisches Öl:
z. B. Lavendel, Orange

Blütenessenz:
z. B. Flieder, Löwenzahn

Zubereitung, wie zuvor beschrieben.

Schachtelhalmcreme mit Honig

Strafft die Haut, wirkt gegen Hautunreinheiten und lässt große Poren kleiner werden.

Zutaten:

- 5 g Bienenwachs
- 15 g Lanolin anhydrid
- 40 ml Schachtelhalm-Ölauszug
- 40 ml Schachtelhalm-Infus
- 5 g Bienenhonig

Ätherisches Öl:

z. B. Iris, Wacholder

Blütenessenz:

z. B. Flieder, Nachtkerze

Zubereitung, wie zuvor beschrieben. Nach dem Abkühlen auf unter 40 Grad Celsius den Honig unterrühren und die Creme weiterrühren, bis sie Zimmertemperatur erreicht hat.

Wegerichcreme

Mild pflegende Creme für sehr empfindliche Haut.

Zutaten:

- 5 g Bienenwachs
- 15 g Lanolin anhydrid
- 40 ml Wegerich-Ölauszug
- 40 ml Wegerich-Absud
- einige Tropfen Zitronensaft

Man kann sowohl Spitz- als auch Breitwegerich verwenden!

Ätherisches Öl:

z. B. Iris, Rose

Blütenessenz:

z. B. Blutwirz, Gänseblümchen

Der Wegerich-Absud wird hergestellt, indem man frische Wegerichblätter mit einigen Tropfen Zitronensaft in Wasser zum Köcheln bringt und sie für gut 20 Minuten in diesem Zustand belässt. Dann abkühlen lassen und abseihen. Weitere Zubereitung, wie zuvor beschrieben.

Jiaogulan-Propolis-Creme

Regenerierende Creme für strapazierte Haut mit entzündeten Unreinheiten.

Zutaten:

- 5 g Bienenwachs
- 15 g Lanolin anhydrid
- 40 ml Jiaogulan-Ölauszug
- 40 ml Jiaogulan-Infus
- 2 g Propolispulver

Ätherisches Öl:

z. B. Eukalyptus, Sandelholz

Blütenessenz:

z. B. Baldrian, Gundelrebe

Zubereitung und Zugabe von Propolis, wie zuvor beschrieben.

Lilienwurzelcreme mit Aloe vera

Eine antioxidativ, straffend und verfeinernd wirkende Creme für trockene, spröde und altersmüde Haut, kann auch kleine Fältchen verschwinden lassen.

Zutaten:

- 5 g Bienenwachs
- 15 g Lanolin anhydrid
- 40 ml Lilienwurzel-Ölauszug
- 40 ml Lilienwurzel-Infus
- 10 g Aloe-vera-Gel

Ätherisches Öl:

z. B. Orange, Rose

Blütenessenz:

z. B. Holunder, Königskerze

Zubereitung, wie zuvor beschrieben. Nach dem Abkühlen auf unter 40 Grad Celsius das Aloe-vera-Gel langsam einrühren und weiterrühren, bis die Creme auf Zimmertemperatur abgekühlt ist.

Birkencreme mit Honig

Straffende und klärende Creme für Mischhaut und normale Haut.

Zutaten:

- 5 g Bienenwachs
- 15 g Lanolin anhydrid
- 40 ml Birkenblätter-Ölauszug
- 40 ml Birkenblätter-Infus
- 10 g Bienenhonig

Ätherisches Öl:

z. B. Eisenkraut, Ingwer

Blütenessenz:

z. B. Schafgarbe, Taubnessel

Zubereitung, wie zuvor beschrieben. Sobald die Creme auf unter 40 Grad Celsius abgekühlt ist, den Honig beigeben und weiterrühren, bis die Creme Zimmertemperatur erreicht hat.

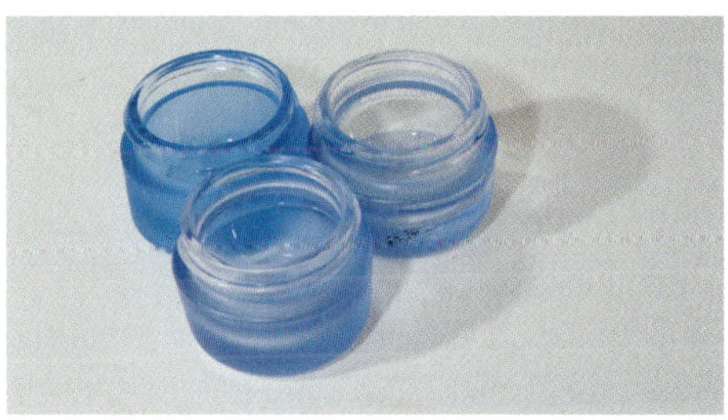

Fett- und Nährcremen

Ihren Schönheitsschlaf können Sie nutzen, um Ihre Gesichtshaut ausgiebig zu füttern. Die folgenden Cremen sind deshalb ausschließlich Nachtcremen. Sie werden nicht generell nach dem Muster der vorangegangenen Rezepte hergestellt, sondern verwenden auch frische Zutaten.

Für die Zugabe von ätherischen Ölen und Blütenessenzen gilt das schon vor den Creme-Rezepten Gesagte: Sie finden Empfehlungen, aber nur mit beispielhaftem Charakter. Die für Sie passenden und richtigen ätherischen Öle und vor allem Blütenessenzen können nur Sie selbst auswählen!

Goldnesselfettcreme

Nährende und hautklärende Nachtcreme für trockene und normale Haut.

Zutaten:

- 500 g frische Goldnesselblätter
- 30 g Bienenwachs
- 100 ml Öl

Ätherisches Öl:
z. B. Apfelbaum, Flieder

Blütenessenz:
z. B. Eisenkraut, Melisse

Goldnesselblätter, Bienenwachs im Öl in einer emaillierten Pfanne auf kleiner Flamme erhitzen, bis das Wachs vollständig geschmolzen ist. Dann eine Stunde stehen lassen, noch einmal erhitzen und etwa zehn Minuten leicht sieden lassen. Dann auf unter 40 Grad Celsius abkühlen lassen, abseihen, ätherisches Öl bzw. Blütenessenz unterrühren und in Schraubdeckelgläser füllen.

Ringelblumenfettcreme

Als Nachtcreme macht sie die Haut weich und glatt und beseitigt Hautunreinheiten.

Zutaten:

- 200 g Ringelblumenblüten
- 200 ml Weingeist
- 200 ml Öl
- 20 g Bienenwachs

Ätherisches Öl:
z. B. Eisenkraut, Iris

Blütenessenz:
z. B. Löwenzahn, Schlehe

Frische Ringelblumenblüten werden in einem Glas mit Weingeist übergossen. Das Glas wird für eine Woche in die Sonne gestellt und regelmäßig zweimal täglich gut geschüttelt. Dann die Tinktur abseihen. Das Öl wird in einer emaillierten Pfanne erhitzt, das

Bienenwachs darin geschmolzen. Von der Kochplatte nehmen und die Ringelblumentinktur langsam zugießen. Gut durchrühren, auf unter 40 Grad Celsius abkühlen lassen, je nach Wunsch ätherisches Öl und/oder Blütenessenz unterrühren und vor dem Erkalten in Schraubdeckelgläser abfüllen.

Apfelnährcreme

Als Nachtcreme eine wohltuende Pflege für jeden Hauttyp und macht die Haut seidig-glatt und geschmeidig.

Zutaten:

- 200 g Fruchtfleisch von Äpfeln, in Spalten geschnitten
- 200 ml Öl
- 15 g Bienenwachs
- 10 g Lanolin anhydrid
- 100 ml Blüten-Infus

Ätherisches Öl:
z. B. Ingwer, Orange

Blütenessenz:
z. B. Taubnessel, Veilchen

Geschälte Apfelspalten werden im Mixer fein püriert. In einer emaillierten Pfanne erhitzt man sodann das Öl und schmilzt darin Bienenwachs und Lanolin. Sobald eine gleichmäßige Schmelze entstanden ist, das Apfelmus beigeben, gut durchrühren und dann von der Platte nehmen. Nach dem Abkühlen auf 70 Grad unter fortgesetztem Rühren langsam das im Wasserbad auf 70 Grad erwärmte Blüten-Infus (Apfelblüten-Infus ist ideal, es kann aber auch Rosen-, Flieder- oder Holunderblüten-Infus sein) zugeben. Gut durchrühren, durch ein Sieb passieren, nach dem Abkühlen auf unter 40 Grad Celsius ätherisches Öl und/oder Blütenessenz beigeben, noch einmal gut durchrühren und in Gläser abfüllen.

Knoblauchnährcreme

Wirkt als Nachtcreme mild adstringierend, hautklärend und pflegend für trockene, empfindliche und zu Rötungen neigende Haut. Keine Bange – sie riecht nicht so streng, wie Sie vielleicht vermuten!

Zutaten:

- 10 Knoblauchzehen
- 250 ml Öl
- 30 g Bienenwachs

Ätherisches Öl:
z. B. Iris, Rose

Blütenessenz:
z. B. Baldrian, Quitte

In einer emaillierten Pfanne die fein zerdrückten Knoblauchzehen im Öl erwärmen, aber keinesfalls rösten. Dann von der Platte nehmen und vier Stunden stehenlassen. Durch ein feines Sieb passieren, den Ölauszug wieder erwärmen und das Bienenwachs darin schmelzen. Sobald eine klare und gleichmäßige Schmelze entstanden ist, vom Herd nehmen, gut durchrühren, nach dem Abkühlen auf unter 40 Grad Celsius ätherisches Öl bzw. Blütenessenz unterrühren und in Schraubdeckelgläser abfüllen. Erst nach dem Erkalten verschließen!

Wegerichnährcreme

Nachtcreme, die von jeder Haut gut vertragen wird und jede Haut dabei unterstützt, glatt und weich zu werden.

Zutaten:

- 100 g Wegerichblätter
- je 50 g Blätter von Eberraute, Johannisbeere und Engelwurz
- 250 ml Öl oder Wegerich-Ölauszug
- 20 g Bienenwachs

Ätherisches Öl:
z. B. Karotte, Wacholder

Blütenessenz:
z. B. Flieder, Spitzwegerich

Alle Kräuter klein schneiden und durchmischen. In einer emaillierten Pfanne mit dem Öl bzw. Wegerich-Ölauszug übergießen, erhitzen und 30 Minuten lang ziehen lassen. Dann durch ein Sieb abgießen. Das Öl erneut erwärmen und das Bienenwachs darin schmelzen. Sobald eine klare und gleichmäßige Schmelze entstanden ist, von der Platte nehmen, gut durchrühren, auf unter 40 Grad Celsius abkühlen lassen und dann ätherisches Öl bzw. Blütenessenz unterrühren und in kleine Schraubdeckelgläser füllen. Nach dem Erkalten die Gläser verschließen. Für diese Nährcreme sind Spitz- und Breitwegerich gleichermaßen geeignet.

Fruchtige Frisch-Creme mit Marillen

Nachtcreme mit pflegender und nährender Wirkung für trockene, rissige oder von der Sonne ausgedörrte Haut.

Zutaten:

- 200 g Fruchtfleisch von Marillen (Aprikosen)
- 200 ml Öl
- 15 g Bienenwachs
- 5 ml Weingeist

Ätherisches Öl:
z. B. Iris, Jasmin

Blütenessenz:
z. B. Gänseblümchen, Steinklee

Die geschälten Marillen werden im Mixer fein püriert. In einer emaillierten Pfanne erhitzt man sodann das Öl und schmilzt darin das Bienenwachs. Sobald eine gleichmäßige Schmelze entstanden ist, das Marillenmus beigeben, gut durchrühren und dann von der

Platte nehmen. Durch ein feines Sieb passieren, auf unter 40 Grad Celsius abkühlen lassen, den Weingeist, ätherisches Öl und/oder Blütenessenz unterrühren und in Schraubdeckelgläser abfüllen. Nach dem Erkalten die Gläser verschließen.

Ringelblumen-Gurken-Nährcreme

Ein wahres Kraftfutter für jede Haut! Sie spendet Feuchtigkeit, erfrischt und glättet.

Zutaten:
- 15 g Bienenwachs
- 45 g Lanolin anhydrid
- 125 ml Ringelblumen-Ölauszug
- 125 ml Gurkensaft

Ätherisches Öl:
z. B. Orange, Weihrauch

Blütenessenz:
z. B. Schafgarbe, Taubnessel

Zwei frische Salatgurken schälen, halbieren und entkernen, in kleine Stücke schneiden und im Mixer pürieren. Das Gurkenpüree durch ein sehr feines Sieb streichen, damit man einen klaren Gurkensaft erhält. Für die Creme braucht man davon genau einen Achtelliter.

Bienenwachs und Lanolin im Wasserbad schmelzen, langsam das Ringelblumenöl zugeben. Sobald sich die Fettphase auf 70 Grad Celsius erwärmt hat, den Gurkensaft – ebenfalls auf 70 Grad erwärmt – tropfenweise zugeben und unterrühren. Abkühlen und setzen lassen, bei unter 40 Grad Celsius ätherisches Öl bzw. Blütenessenz unterrühren, dann noch einmal durchrühren und abfüllen.

Salben

Was Salben von Cremen unterscheidet, ist das Fehlen der Wasserphase. Alles, was eine Salbe an Wirkstoffen der Kräuter und Blüten enthält, bekommt sie durch den Ölauszug. Man benötigt deshalb auch keinen Emulgator. Salben geben der Haut keine Feuchtigkeit, sondern dienen vor allem pflegenden und heilenden Zwecken. Sie sind dann besonders sinnvoll, wenn ein Wirkstoff lange auf der Haut verbleiben soll, um kontinuierlich einzuwirken.

Salben bestehen aus Bienenwachs – oder veganen Alternativen – als Konsistenzgeber und dem Kräuter-Ölauszug als Wirkstoffträger. Weil sie in der Herstellung einfach sind, bieten sie sich für den Einstieg in das Selbermachen von kosmetischen Produkten an.

Bevor man an die Herstellung einer Salbe geht, benötigt man einen Ölauszug jener Pflanzen oder Pflanzenteile, deren Wirkstoffe die Salbe beinhalten soll, z. B. Lavendelöl, Ringelblumenöl, Johanniskrautöl, Rosenblütenöl usw., oder auch Weihrauchöl, den Ölauszug des Harzes.

Hat man die benötigten Öle vorrätig, kann man sich an die Herstellung der Salbe machen. Dazu wird das Bienenwachs in einer hitzefesten Schüssel im Wasserbad bei 65 bis 70 Grad Celsius geschmolzen. Daneben erwärmt man die benötigte Menge des Ölauszugs in einem hitzefesten Becherglas ebenfalls im Wasserbad auf die gleiche Temperatur. Bildet das Bienenwachs eine gleichmäßige Schmelze, rührt man langsam den Ölauszug unter die Wachsschmelze. Gut durchrühren, dann aus dem Wasserbad nehmen und unter häufigem Durchrühren abkühlen lassen.

Hat die Salbe eine Temperatur von unter 40 Grad Celsius erreicht, können Sie sowohl Propolis oder Aloe-vera-Gel als auch ätherische Öle und/oder Blütenessenzen beigeben. Bei den Rezepten finden Sie dazu Vorschläge, allerdings mit dem schon bekannten Vorbehalt. Denn die ätherischen Öle und vor allem die Blütenessenzen müssen zu Ihrer ganz individuellen Neigung passen und mit Ihrem emotionalen Zustand korrespondieren. Darüber wissen nur Sie selbst Bescheid und deshalb können auch nur Sie selbst diese Entscheidung treffen.

Hinsichtlich der Menge der zuzugebenden ätherischen Öle und Blütenessenzen können Sie sich an diese Empfehlung halten:

- **Ätherische Öle:** 5 bis 10 Tropfen je 100 ml Salbe (auch in Summe, wenn Sie mehrere ätherische Öle verwenden).
- **Blütenessenzen:** 10 bis 15 Tropfen je 100 ml Salbe (auch in Summe bei mehreren Essenzen, mehr als zwei sind aber nicht sinnvoll).

Nach der Beigabe der ätherischen Öle und/oder der Blütenessenzen rühren Sie die Salbe schön glatt, bis sie Zimmertemperatur erreicht hat. Dann füllen Sie sie in kleine Tiegel oder Schraubdeckelgläser ab.

Weil Salben kein Wasser enthalten, sind sie im verschlossenen Glas bei kühler und lichtgeschützter Lagerung mindestens ein Jahr haltbar. Man kann Salben also durchaus auf Vorrat produzieren. Die in den Rezepten angegebenen Mengen beziehen sich auf etwa 100 Milliliter fertige Salbe. Wenn Sie mehr herstellen wollen, vervielfachen Sie einfach die angegebenen Mengen je nach Ihren Wünschen.

Ein wichtiger Hinweis: Salben wirken am besten, wenn sie auf die zuvor mit Wasser befeuchtete (Gesichts-)Haut aufgetragen werden!

Lavendelsalbe

Beruhigt leicht reizbare Haut.

Zutaten:
- 5 g Bienenwachs
- 100 ml Lavendel-Ölauszug

Ätherisches Öl:
z. B. Eukalyptus, Rose

Blütenessenz:
z. B. Apfelbaum, Quitte

Zubereitung, wie zuvor beschrieben.

Weihrauchsalbe

Mildert Anzeichen der Hautalterung, fördert die Regeneration und die Spannkraft des Gewebes.

Zutaten:
- 5 g Bienenwachs
- 100 ml Weihrauchöl

Ätherisches Öl:
z. B. Bitterorange, Rose

Blütenessenz:
z. B. Flieder, Holunder

Zubereitung, wie zuvor beschrieben.

Blutwurzsalbe

Hilft bei unreiner, rauer oder rissiger Haut.

Zutaten:
- 5 g Bienenwachs
- 100 ml Blutwurz-Ölauszug

Ätherisches Öl:
z. B. Cistrose, Sandelholz

Blütenessenz:
z. B. Apfelbaum, Baldrian

Zubereitung, wie zuvor beschrieben.

Löwenzahnwurzelsalbe

Für unreine Mischhaut sehr gut geeignet.

Zutaten:
- 5 g Bienenwachs
- 100 ml Löwenzahnwurzel-Ölauszug

Ätherisches Öl:
z. B. Eisenkraut, Iris

Blütenessenz:
z. B. Schafgarbe, Veilchen

Zubereitung, wie zuvor beschrieben.

Rosenblütensalbe

Sehr wertvolle Pflege für trockene, empfindliche Haut.

Zutaten:
- 5 g Bienenwachs
- 100 ml Rosenblüten-Ölauszug

Ätherisches Öl:
z. B. Eukalyptus, Jasmin

Blütenessenz:
z. B. Apfelbaum, Baldrian

Zubereitung, wie zuvor beschrieben.

Melissensalbe

Für fette, empfindliche und unreine Haut gut geeignet.

Zutaten:
- 5 g Bienenwachs
- 100 ml Melissenblätter-Ölauszug

Ätherisches Öl:
z. B. Melisse, Rosmarin

Blütenessenz:
z. B. Gundelrebe, Schlehe

Zubereitung, wie zuvor beschrieben.

Weihrauch-Rosen-Salbe

Für trockene, altersmüde Haut mit Fältchen. Glättet, strafft und fördert die Regeneration.

Zutaten:
- 5 g Bienenwachs
- 50 ml Weihrauchöl
- 50 ml Rosenblüten-Ölauszug

Ätherisches Öl:
z. B. Karotte, Lavendel

Blütenessenz:
z. B. Königskerze, Holunder

Zubereitung, wie zuvor beschrieben.

Wegerichsalbe

Eine Wohltat für empfindliche, trockene Haut.

Zutaten:
- 5 g Bienenwachs
- 100 ml Wegerich-Ölauszug (Spitz- und Breitwegerich sind gleichermaßen geeignet)

Ätherisches Öl:
z. B. Iris, Sandelholz

Blütenessenz:
z. B. Johanniskraut, Steinklee

Zubereitung, wie zuvor beschrieben.

THYMIANSALBE

Wirkt bei Akne, unreiner und fettiger Haut pflegend und entzündungshemmend.

Zutaten:

- 5 g Bienenwachs
- 100 ml Thymian-Ölauszug

Ätherisches Öl:
z. B. Eisenkraut, Eukalyptus

Blütenessenz:
z. B. Engelwurz, Heckenrose

Zubereitung, wie zuvor beschrieben.

ARNIKASALBE

Gut geeignet für unreine und fettige Haut.

Zutaten:

- 5 g Bienenwachs
- 100 ml Arnika-Ölauszug

Ätherisches Öl:
z. B. Kamille, Melisse

Blütenessenz:
z. B. Gundelrebe, Spitzwegerich

Zubereitung, wie zuvor beschrieben.

RINGELBLUMENSALBE MIT PROPOLIS

Ein bewährtes Mittel bei Akne, unreiner, fettiger und entzündeter Haut; wirkt auch lindernd bei Juckreiz.

Zutaten:

- 5 g Bienenwachs
- 100 ml Ringelblumen-Ölauszug
- 20 ml Propolis-Tinktur

Ätherisches Öl:
z. B. Palmarosa, Pfefferminze

Blütenessenz:
z. B. Engelwurz, Heckenrose

Zubereitung, wie zuvor beschrieben.

HOLUNDERBLÜTENSALBE

Wirkt lindernd bei unreiner, reizbarer, trockener Haut.

Zutaten:

- 5 g Bienenwachs
- 100 ml Holunderblüten-Ölauszug

Ätherisches Öl:
z. B. Eisenkraut, Iris

Blütenessenz:
z. B. Apfelbaum, Löwenzahn

Zubereitung, wie zuvor beschrieben.

Lilienwurzelsalbe mit Aloe vera

Pflegt unreine, raue und rissige Haut und macht sie glatt und rein.

Zutaten:

- 5 g Bienenwachs
- 100 ml Lilienwurzel-Ölauszug
- 20 g Aloe-vera-Gel

Ätherisches Öl:
z. B. Cistrose, Iris

Blütenessenz:
z. B. Baldrian, Gänseblümchen

Zubereitung, wie zuvor beschrieben.

Rosen-Wegerich-Salbe mit Aloe vera

Für empfindliche, trockene und reizbare Haut ein Balsam!

Zutaten:

- 5 g Bienenwachs
- 50 ml Wegerich-Ölauszug
- 50 ml Rosenblüten-Ölauszug
- 20 g Aloe-vera-Gel

Ätherisches Öl:
z. B. Eukalyptus, Iris

Blütenessenz:
z. B. Apfelbaum, Blutwurz

Zubereitung, wie zuvor beschrieben.

Weihrauch-Gänseblümchen-Salbe

Für trockene, gereizte und schuppige Haut. Strafft, glättet und regelt die Talgproduktion.

Zutaten:

- 5 g Bienenwachs
- 50 ml Weihrauchöl
- 50 ml Gänseblümchen-Ölauszug

Ätherisches Öl:
z. B. Cistrose, Wacholder

Blütenessenz:
z. B. Gänseblümchen, Steinklee

Zubereitung, wie zuvor beschrieben.

Eisenkrautsalbe mit Aloe vera

Eine regenerierende Salbe für gestresste, müde und alternde Haut. Strafft und glättet.

Zutaten:

- 5 g Bienenwachs
- 100 ml Eisenkraut-Ölauszug
- 20 g Aloe-vera-Gel

Ätherisches Öl:
z. B. Bitterorange, Karotte

Blütenessenz:
z. B. Brennnessel, Flieder

Zubereitung, wie zuvor beschrieben.

HECKENROSENSALBE

Besonders für trockene, anspruchsvolle Haut mit Neigung zu Rötungen und geplatzten Äderchen.

Zutaten:
- 5 g Bienenwachs
- 100 ml Heckenrosenblüten-Ölauszug

Ätherisches Öl:
z. B. Cistrose, Eukalyptus

Blütenessenz:
z. B. Blutwurz, Johanniskraut

Zubereitung, wie zuvor beschrieben.

WEIHRAUCH-ROTKLEE-SALBE

Glättet schrundige Gesichtshaut, strafft und regeneriert, gibt ein frisches Aussehen.

Zutaten:
- 5 g Bienenwachs
- 50 ml Weihrauchöl
- 50 ml Rotkleeblüten-Ölauszug

Ätherisches Öl:
z. B. Bitterorange, Eisenkraut

Blütenessenz:
z. B. Holunder, Königskerze

Zubereitung, wie zuvor beschrieben.

KLETTENWURZELSALBE MIT PROPOLIS

Hilft bei der Abheilung von Akne und stark geröteter oder entzündeter Haut.

Zutaten:
- 5 g Bienenwachs
- 100 ml Klettenwurzel-Ölauszug
- 20 ml Propolis-Tinktur

Ätherisches Öl:
z. B. Cistrose, Weihrauch

Blütenessenz:
z. B. Apfelbaum, Heckenrose

Zubereitung, wie zuvor beschrieben.

VEILCHENSALBE MIT ALOE VERA

Gibt jedem Hauttyp eine frische und zarte Erscheinung, beruhigt, glättet und strafft.

Zutaten:
- 5 g Bienenwachs
- 50 ml Veilchenblüten-Ölauszug
- 50 ml Veilchenwurzel-Ölauszug
- 20 g Aloe-vera-Gel

Ätherisches Öl:
z. B. Bitterorange, Lavendel

Blütenessenz:
z. B. Schafgarbe, Veilchen

Zubereitung, wie zuvor beschrieben.

Königskerzensalbe mit Aloe vera

Pflegt, nährt, strafft und glättet nervöse, müde und alternde Haut.

Zutaten:
- 5 g Bienenwachs
- 100 ml Königskerzenblüten-Ölauszug
- 20 g Aloe-vera-Gel

Ätherisches Öl:
z. B. Eisenkraut, Pfefferminze

Blütenessenz:
z. B. Eisenkraut, Heckenrose

Zubereitung, wie zuvor beschrieben.

Wegwartensalbe

Nährende und aufbauende Salbe für anspruchsvolle, trockene und müde Haut, klärt, strafft und glättet.

Zutaten:
- 5 g Bienenwachs
- 100 ml Wegwarten-Ölauszug

Ätherisches Öl:
z. B. Eisenkraut, Sandelholz

Blütenessenz:
z. B. Flieder, Löwenzahn

Zubereitung, wie zuvor beschrieben.

Reinigungscremen und Peeling

Reinigungscremen sind, genaugenommen, keine Cremen, sondern Salben. Sie dienen dazu, Make-up, Reste von Gesichtscremen und fettlöslichen Schmutz von der Gesichtshaut zu entfernen. Sie reinigen gründlich und verhindern, dass die Poren durch fettige Reste verstopft werden. Der Nachteil von Reinigungscremen ist, dass sie nicht mit Wasser abgewaschen werden können.

Die richtige Anwendung von Reinigungscremen sieht so aus, dass die Reinigungscreme mit den Fingern gut und mit kreisenden Bewegungen in die Haut eingerieben wird. Anschließend wird sie gemeinsam mit den gelösten Make-up- und Schmutzpartikeln mit einem weichen Papiertuch oder mit Abschminkpads entfernt. Anschließend wird das Gesicht gründlich mit warmem Wasser gewaschen.

Reinigungscremen werden auf die gleiche Art hergestellt wie Salben. Als Öl wird man etwas Frischduftiges verwenden, wie beispielsweise Zitronenmelissenöl oder Minzenöl. Aber wie bei allen Kompositionen ist das eine Frage des persönlichen Geschmacks.

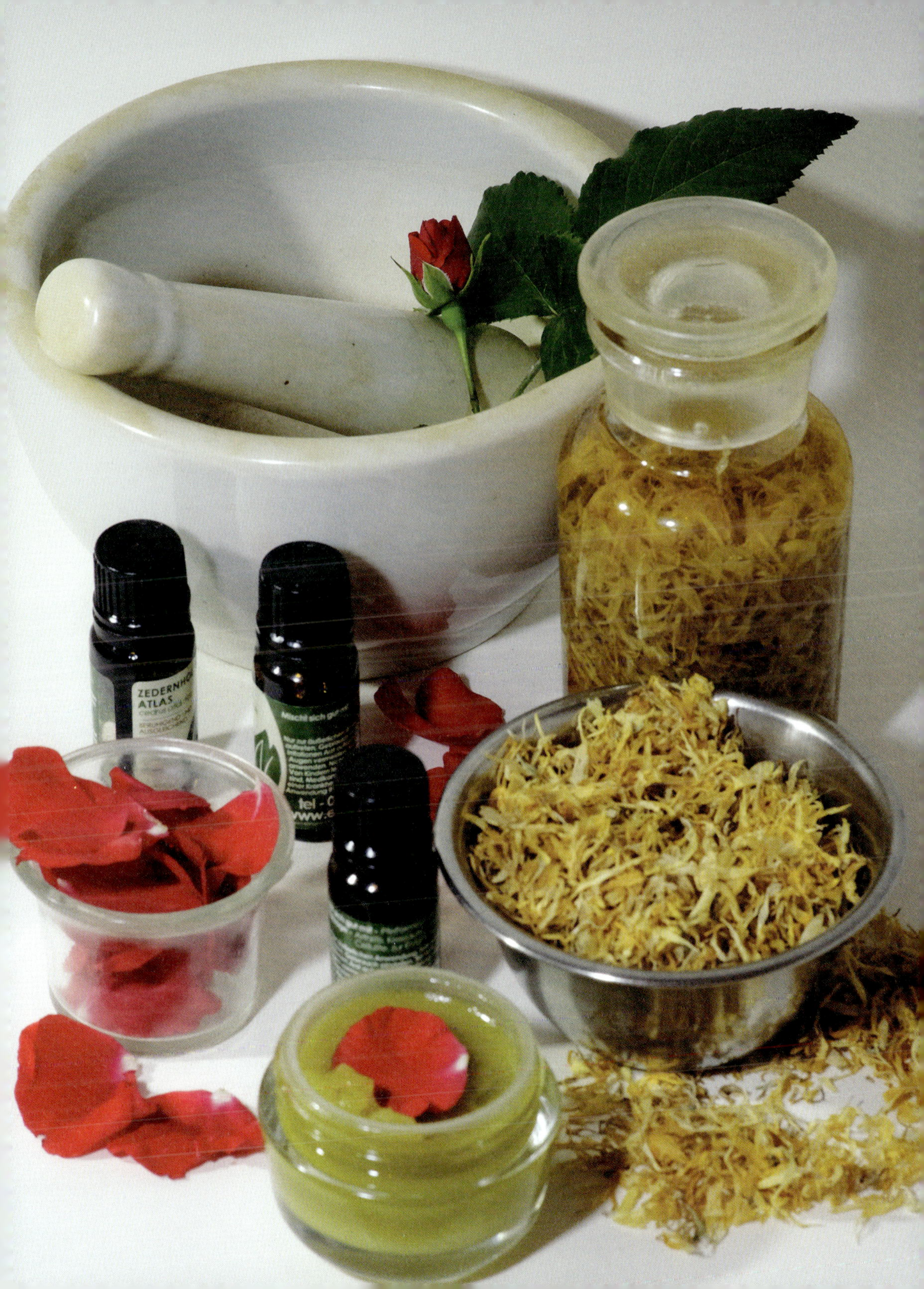
ATLAS

Falls Sie zu fettiger oder entzündlicher Haut neigen, können Sie die Reinigung mit etwas Pflege verbinden, indem Sie Kamillenöl verwenden.

Sollen mit dem Reinigen und Abschminken auch verhornte Hautzellen entfernt werden, ist ein Peeling genau richtig. Das Einmassieren wird durch die enthaltenen Körnchen – fein gemahlene Mandeln, Walnussschalen, Birkenrinde – zu einem richtigen Wegrubbeln der verhornten Hautzellen.

Reinigungsmilch enthält zusätzlich zur Ölphase auch eine Wasserphase. Sie benötigt also einen Emulgator, kann aber, im Gegensatz zu einer Creme, ohne Konsistenzgeber auskommen. Hergestellt wird sie wie eine Creme, jedoch wird nur Lanolin im Wasserbad geschmolzen, diesem das Öl zugefügt und anschließend die Wasserphase tropfenweise eingerührt. Die Reinigungsmilch hat gegenüber der Reinigungscreme den Vorteil, dass sie auch wasserlösliche Partikel von der Haut und aus den Poren entfernt.

Die Beigabe von ätherischen Ölen ist, wie schon erwähnt, möglich, jene von Blütenessenzen bringt nicht viel, weil sie nur eine zu kurze Zeit auf die Haut einwirken können.

Fette Abschminkcreme

Zutaten:

- 5 g Bienenwachs
- 100 ml Öl oder Ölauszug von Minze oder Melisse
- 3 Tropfen ätherisches Öl nach Geschmack

Bienenwachs im Wasserbad schmelzen, Öl oder Ölauszug hinzufügen und weiter erwärmen, bis eine gleichmäßige Schmelze entstanden ist. Dann aus dem Wasserbad nehmen, kalt rühren und ätherisches Öl beigeben.

Kamillen-Reinigungsmilch

Für normale und trockene Haut geeignet. Sie wirkt auf gereizte Haut besänftigend.

Zutaten:

- 5 g Bienenwachs
- 15 g Lanolin anhydrid
- 100 ml Öl oder Kamillenblüten-Ölauszug
- 250 ml Kamillenblüten-Infus

Bienenwachs und Lanolin im Wasserbad schmelzen. Sobald eine gleichmäßige Schmelze entstanden ist, Öl bzw. Kamillenblüten-Ölauszug beigeben und gleichmäßig unterrühren. Weiter erwärmen auf 70 Grad Celsius, dann das ebenfalls auf 70 Grad erwärmte Kamillenblüten-Infus tropfenweise unterrühren. Aus dem Wasserbad nehmen, gut durchrühren und abkühlen lassen.

Thymian-Reinigungsmilch

Für normale und fette Haut geeignet; reinigt nicht nur, sondern wirkt auch leicht desinfizierend.

Zutaten:
- 5 g Bienenwachs
- 15 g Lanolin anhydrid
- 100 ml Thymian-Ölauszug
- 250 ml Thymian-Infus

Bienenwachs und Lanolin im Wasserbad schmelzen. Sobald eine gleichmäßige Schmelze entstanden ist, Thymian-Ölauszug langsam beigeben und gleichmäßig unterrühren. Weiter erwärmen auf rund 70 Grad Celsius, dann das ebenfalls auf 70 Grad erwärmte Thymian-Infus tropfenweise beigeben und unterrühren. Aus dem Wasserbad nehmen, gut durchrühren und abkühlen lassen.

Gänsedistelmilch

Besonders für fette Haut mit Unreinheiten geeignet.

Zutaten:
- 100 g Stängel der Gänsedistel
- 5 g Bienenwachs
- 10 g Lanolin anhydrid
- 100 ml Gänsedistel-Ölauszug

Die klein geschnittenen Stängel der Gänsedistel in einem Viertelliter Wasser eine Viertelstunde köcheln lassen. Den so erhaltenen trüben Absud abseihen und beiseitestellen. Bienenwachs und Lanolin im Wasserbad schmelzen, Gänsedistel-Ölauszug hinzufügen, gut durchrühren und den Gänsedistelabsud tropfenweise beigeben und unterrühren. Aus dem Wasserbad nehmen, noch einmal durchrühren und abkühlen lassen.

Übrigens: Der pure Gänsedistelabsud ist ein wirkungsvolles Gesichtsbad gegen Pickel und Mitesser! Man trägt ihn mit einem Wattebausch auf die zuvor gereinigte Gesichtshaut auf und lässt ihn „Schicht für Schicht“ eintrocknen.

Gurkenmilch

Mild reinigende und pflegende Gesichtsmilch für jeden Hauttyp.

Zutaten:
- 5 g Bienenwachs
- 15 g Lanolin anhydrid
- 100 ml Öl
- 2 Gurken

Bienenwachs und Lanolin im Wasserbad schmelzen, Öl hinzufügen, weiter erwärmen, bis eine gleichmäßige Schmelze erreicht ist. Gut durchrühren und dann von der Platte nehmen. Zwei Gurken im Mixer pürieren, den Saft abseihen und tropfenweise in die noch warme Wachs-Ölschmelze einrühren.

Rosmarin-Peeling-Creme

Für jeden Hauttyp geeignet und eine duftig-rubbelige Wohltat für das Gesicht.

Zutaten:

- 5 g Bienenwachs
- 15 g Lanolin anhydrid
- 100 ml Rosmarin-Ölauszug
- 100 ml Rosmarin-Infus
- 60 g fein geriebene Mandeln

Bienenwachs und Lanolin im Wasserbad schmelzen, in die klare Schmelze den Rosmarin-Ölauszug einrühren und auf 70 Grad Celsius weiter erwärmen. Von der Platte nehmen und das ebenfalls auf 70 Grad erwärmte Rosmarin-Infus tropfenweise einrühren. Die fein geriebenen Mandeln unterrühren, abkühlen lassen und nochmals gut durchrühren. In Schraubdeckelgläser abfüllen.

Holunder-Peeling

Besonders für fette Haut mit Unreinheiten geeignet.

Zutaten:

- 5 g Bienenwachs
- 500 ml Holunderblüten-Infus
- 50 g geschabte Kernseife
- 100 ml Holunderblüten-Tinktur
- 120 g fein geriebene Mandeln

Die fein geriebenen Mandeln werden im Mörser mit 350 ml Holunderblüten-Infus übergossen und zu einem Brei verrührt. Daneben wird auf kleiner Flamme das restliche Holunderblüten-Infus erwärmt und die geschabte Kernseife darin gelöst. Dann kommt unter ständigem Rühren das Bienenwachs hinzu. Wenn eine gleichmäßige Konsistenz erreicht ist, über den Mandel-Holunderblütenbrei im Mörser gießen und gut verrühren. Dann langsam und unter ständigem Rühren die Holunderblüten-Tinktur zugeben. Abkühlen lassen, gut durchrühren und in Fläschchen abfüllen.

Anstelle von Holunderblüten kann man auch Apfelblüten, Pfirsichblüten oder Löwenzahnblüten verwenden!

Bodylotions

Bodylotions sind im Prinzip sehr flüssige Cremen. Sie enthalten eine Wasser- und eine Fettphase, brauchen also einen Emulgator, aber keinen zusätzlichen Konsistenzgeber. Sie werden genauso wie eine Creme hergestellt. Weil man aber kein Bienenwachs, sondern nur das Lanolin mit seinem Schmelzpunkt von knapp über 40 Grad Celsius schmelzen muss, genügt eine Temperatur des Wasserbads von etwa 50 Grad Celsius. Auf diese Temperatur werden alle Zutaten vor dem Vermischen erwärmt, also neben dem Lanolin auch der jeweilige Ölauszug und das Infus.

Wie bei den Cremen können Sie nach dem Abkühlen auf unter 40 Grad Celsius je nach Ihrem individuellen Bedarf oder Ihrer Neigung ätherische Öle und/oder Blütenessenzen unterrühren. Und wie schon mehrmals erwähnt: Die Vorschläge für ätherische Öle und Blütenessenzen sind nur beispielhaft und nehmen Ihnen die gut überlegte persönliche Entscheidung für ein bestimmtes ätherisches Öl und vor allem für eine bestimmte Blütenessenz nicht ab. Diese Entscheidung hängt von Ihrem emotionalen Zustand ab – und den kennen nur Sie selbst!

Die in den Rezepten angegebenen Mengen der Zutaten beziehen sich auf etwa 250 Milliliter fertige Lotion. Sie können in einem Arbeitsgang auch eine größere Menge herstellen, sollten aber bedenken, dass die Haltbarkeit auch bei kühler und dunkler Lagerung nur etwa zwei bis drei Monate beträgt. Die Zugabe von ätherischem Öl wirkt zwar konservierend, aber nicht in einem Ausmaß, das die Haltbarkeit deutlich verlängern könnte. Für die Zugabe von ätherischen Ölen und Blütenessenzen können Sie sich hinsichtlich der Menge an folgenden Empfehlungen orientieren:

- **Ätherische Öle:** 20 bis 30 Tropfen auf 250 Milliliter Lotion (auch in Summe, wenn Sie mehrere ätherische Öle beigeben wollen.
- **Blütenessenzen:** 25 bis 35 Tropfen auf 250 Milliliter Lotion (auch in Summe bei verschiedenen Essenzen, mehr als zwei verschiedene sind aber nicht sinnvoll).

Die fertige Bodylotion füllen Sie am besten in eine Glasflasche mit Bügelverschluss und einem Fassungsvermögen von 250 Millilitern. Solche Flaschen bekommen Sie in fast jedem Bau- oder Bastelmarkt um wenig Geld.

Übrigens: Die Bezeichnung Lotion für die sehr flüssige Hautpflege hat sich umgangssprachlich etabliert, auch wenn sie genau genommen nicht korrekt ist. Eine Lotion hat einen sehr hohen Wasseranteil, während die Produkte mit hohem öligen Anteil eigentlich als Bodymilk bezeichnet werden sollten. Aber der Gebrauch des Wortes Lotion hat sich eingebürgert, also bleiben auch wir dabei.

Heckenrosen-Weihrauch-Lotion

Beruhigt sensible und anspruchsvolle Haut, nährt und strafft, kann Cellulite und Dehnungsstreifen sichtbar mildern.

Zutaten:

- 40 g Lanolin anhydrid
- 130 ml Weihrauchöl
- 100 ml Heckenrosenblüten-Infus

Ätherisches Öl:
z. B. Eisenkraut, Rose

Blütenessenz:
z. B. Gänseblümchen, Steinklee

Zubereitung:
Lanolin in einer ausreichend großen Glasschüssel, Weihrauchöl und Heckenrosenblüten-Infus in Bechergläsern im Wasserbad auf etwa 50 Grad Celsius erwärmen. Das geschmolzene Lanolin durchrühren, tropfenweise das Weihrauchöl zugeben und gut einrühren. Dann das Heckenrosenblüten-Infus ebenfalls tropfenweise beigeben und unterrühren. Gut durchrühren, die Schüssel aus dem Wasserbad nehmen und weiterrühren, bis die Lotion auf unter 40 Grad Celsius abgekühlt ist. Jetzt ätherisches Öl und/oder Blütenessenz nach Ihrer Wahl beigeben und weiterrühren, bis die Lotion Zimmertemperatur erreicht hat. In passende Flaschen füllen und bis zum Gebrauch kühl und lichtgeschützt lagern.

Dieser Ablauf der Zubereitung ist bei allen Lotionen gleich und gilt auch für die folgenden Rezepte.

Gänseblümchen-Lotion

Klärende, pflegende und straffende Lotion für müde und schlaffe Haut.

Zutaten:

- 40 g Lanolin anhydrid
- 130 ml Gänseblümchen-Ölauszug
- 100 ml Gänseblümchen-Infus

Ätherisches Öl:
z. B. Iris, Jasmin

Blütenessenz:
z. B. Apfelbaum, Holunder

Zubereitung, wie zuvor beschrieben.

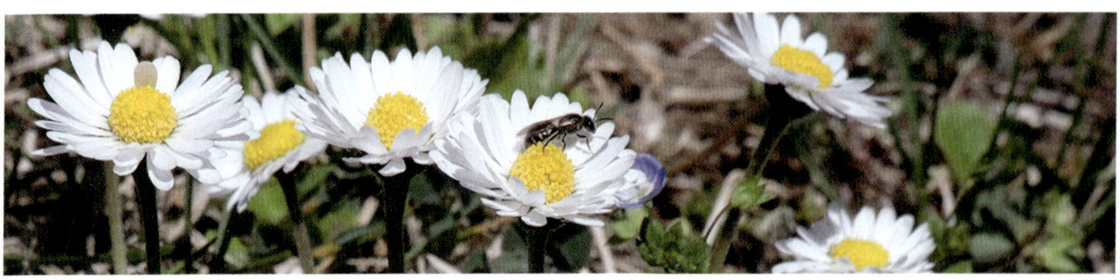

Königskerzen-Lotion

Pflegende und straffende Lotion für die reifere Haut.

Zutaten:

- 40 g Lanolin anhydrid
- 130 ml Königskerzenblüten-Ölauszug
- 100 ml Königskerzenblüten-Infus

Ätherisches Öl:
z. B. Bitterorange, Lemongras

Blütenessenz:
z. B. Königskerze, Quitte

Zubereitung, wie zuvor beschrieben.

Frauenmantel-Lotion

Straffende und klärende Lotion, auch für fettige Haut.

Zutaten:

- 40 g Lanolin anhydrid
- 130 ml Frauenmantel-Ölauszug
- 100 ml Frauenmantel-Infus

Ätherisches Öl:
z. B. Lemongras, Orange

Blütenessenz:
z. B. Löwenzahn, Schafgarbe

Zubereitung, wie zuvor beschrieben.

Kamillen-Weihrauch-Lotion

Pflegt, nährt und beruhigt nervöse, empfindliche und zu Rötungen neigende Haut.

Zutaten:

- 40 g Lanolin anhydrid
- 130 ml Weihrauchöl
- 100 ml Kamillenblüten-Infus

Ätherisches Öl:
z. B. Eukalyptus, Iris

Blütenessenz:
z. B. Blutwurz, Gänseblümchen

Zubereitung, wie zuvor beschrieben.

Rosen-Lotion

Strafft, glättet und nährt reife Haut.

Zutaten:

- 40 g Lanolin anhydrid
- 130 ml Rosenblüten-Ölauszug
- 100 ml Rosenblüten-Infus

Ätherisches Öl:
z. B. Eisenkraut, Orange

Blütenessenz:
z. B. Flieder, Holunder

Zubereitung, wie zuvor beschrieben.

Schafgarben-Lotion

Pflegende, straffende und klärende Lotion für normale Haut.

Zutaten:
- 40 g Lanolin anhydrid
- 130 ml Schafgarben-Ölauszug
- 100 ml Schafgarben-Infus

Ätherisches Öl:
z. B. Bitterorange, Weihrauch

Blütenessenz:
z. B. Schafgarbe, Veilchen

Zubereitung, wie zuvor beschrieben.

Brennnessel-Weihrauch-Lotion

Durchblutungsfördernd, straffend und glättend, kann Cellulite mildern.

Zutaten:
- 40 g Lanolin anhydrid
- 130 ml Weihrauchöl
- 100 ml Brennnessel-Infus

Ätherisches Öl:
z. B. Lemongras, Orange

Blütenessenz:
z. B. Löwenzahn, Schlehe

Zubereitung, wie zuvor beschrieben.

Thymian-Lotion

Eine straffende und klärende Lotion für fettige und gereizte Haut.

Zutaten:
- 40 g Lanolin anhydrid
- 130 ml Thymian-Ölauszug
- 100 ml Thymian-Infus

Ätherisches Öl:
z. B. Melisse, Palmarosa

Blütenessenz:
z. B. Apfelbaum, Ringelblume

Zubereitung, wie zuvor beschrieben.

Rosmarin-Lotion

Fördert die Durchblutung, strafft das Bindegewebe, klärt und mildert die Neigung zu Rötungen.

Zutaten:
- 40 g Lanolin anhydrid
- 130 ml Rosmarin-Ölauszug
- 100 ml Rosmarin-Infus

Ätherisches Öl:
z. B. Cistrose, Eisenkraut

Blütenessenz:
z. B. Heckenrose, Melisse

Zubereitung, wie zuvor beschrieben.

Spitzwegerich-Weihrauch-Lotion

Mild pflegende, straffende und glättende Lotion für sehr empfindliche Haut, kann Cellulite und Dehnungsstreifen mildern.

Zutaten:
- 40 g Lanolin anhydrid
- 130 ml Weihrauchöl
- 100 ml Spitzwegerich-Infus

Ätherisches Öl:
z. B. Iris, Sandelholz

Blütenessenz:
z. B. Blutwurz, Ringelblume

Zubereitung, wie zuvor beschrieben.

Schafgarben-Jiaogulan-Lotion

Pflegende, nährende, regenerierende und klärende Lotion für jeden Hauttyp, außer sehr trockener Haut.

Zutaten:
- 40 g Lanolin anhydrid
- 130 ml Schafgarbenblüten-Ölauszug
- 100 ml Jiaogulan-Infus

Ätherisches Öl:
z. B. Lavendel, Melisse

Blütenessenz:
z. B. Löwenzahn, Taubnessel

Zubereitung, wie zuvor beschrieben.

Rosen-Jiaogulan-Lotion

Eine pflegende, nährende und regenerierende Lotion für gestresste und alternde Haut, strafft und glättet, kann Cellulite mildern.

Zutaten:
- 40 g Lanolin anhydrid
- 130 ml Rosenblütenblätter-Ölauszug
- 100 ml Jiaogulan-Infus

Ätherisches Öl:
z. B. Jasmin, Orange

Blütenessenz:
z. B. Königskerze, Holunder

Zubereitung, wie zuvor beschrieben.

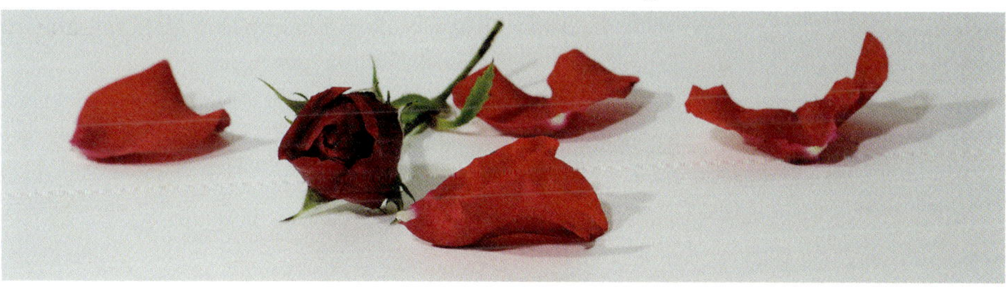

Schachtelhalm-Jiaogulan-Lotion

Regt die Durchblutung an, stärkt das Bindegewebe und kann Cellulite mildern.

Zutaten:

- 40 g Lanolin anhydrid
- 130 ml Schachtelhalm-Ölauszug
- 100 ml Jiaogulan-Infus

Ätherisches Öl:
z. B. Lemongras, Wacholder

Blütenessenz:
z. B. Schlehe, Wegwarte

Zubereitung, wie zuvor beschrieben.

Gänseblümchen-Blutwurz-Lotion

Strafft, klärt und pflegt die Haut, kann auch reifere Haut wieder glatt und geschmeidig machen.

Zutaten:

- 40 g Lanolin anhydrid
- 130 ml Blutwurz-Ölauszug
- 100 ml Gänseblümchenblüten-Infus

Ätherisches Öl:
z. B. Cistrose, Orange

Blütenessenz:
z. B. Rose, Wegwarte

Zubereitung, wie zuvor beschrieben.

Rosen-Weihrauch-Lotion

Mild pflegende, straffende und glättende Lotion für reife und alternde Haut, kann Cellulite und Dehnungsstreifen mildern.

Zutaten:

- 40 g Lanolin anhydrid
- 130 ml Weihrauchöl
- 100 ml Rosenblütenblätter-Infus

Ätherisches Öl:
z. B. Iris, Sandelholz

Blütenessenz:
z. B. Blutwurz, Ringelblume

Zubereitung, wie zuvor beschrieben.

Bei Bedarf oder Wunsch können Sie einer Lotion auch Aloe-vera-Gel (20 g je 250 ml Lotion) oder im Fall von entzündlicher Haut auch Propolis-Tinktur (30 ml je 250 ml Lotion) beigeben. Natürlich immer erst, nachdem die Lotion auf unter 40 Grad Celsius abgekühlt ist.

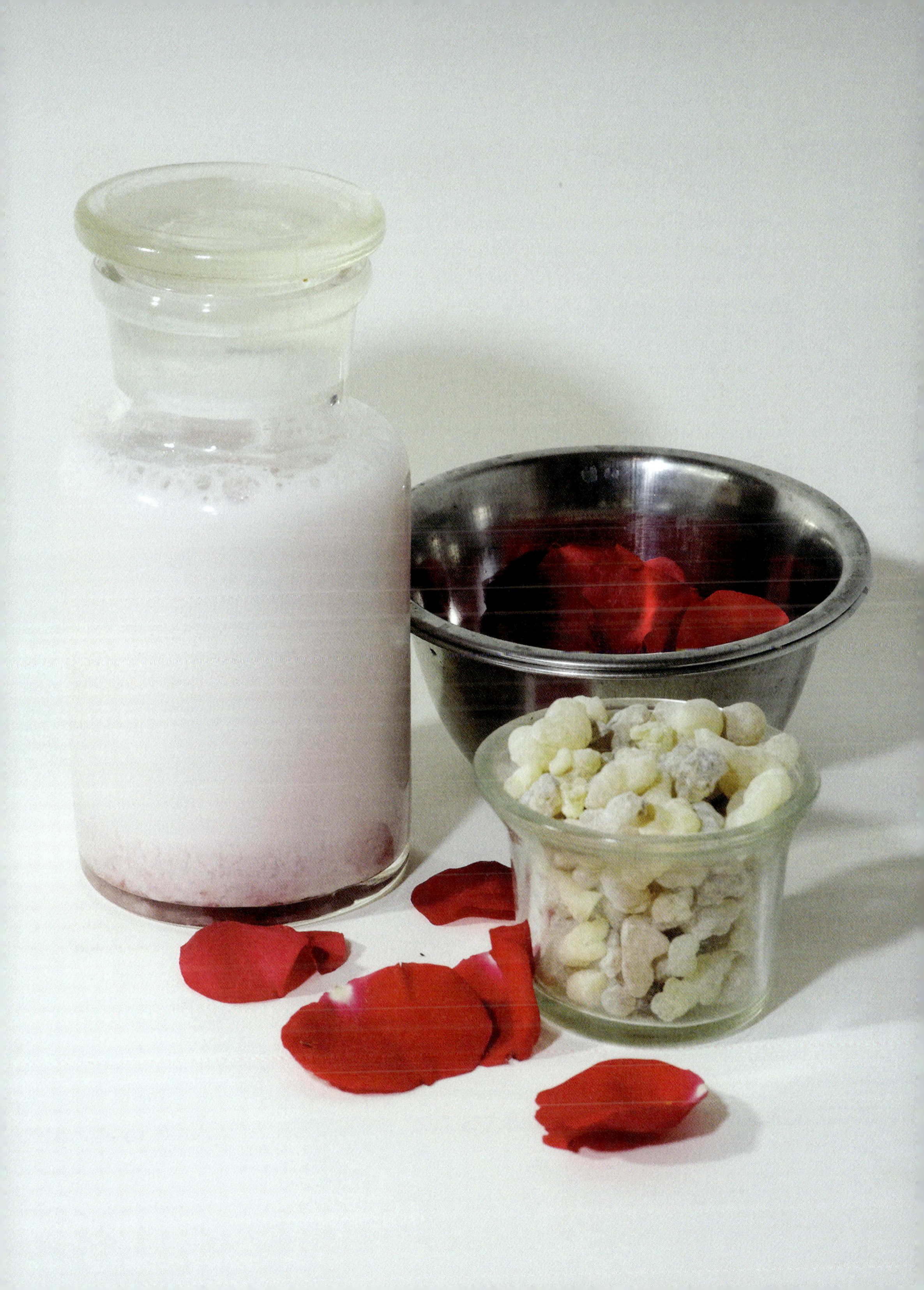

Tonics

Gesichtswasser nennt man auch Tonic. Es hat einen zweifachen Zweck. Der eine ist, dass es nach der Reinigung mit Milch oder Creme dazu dient, letzte Verunreinigungen aus den Poren zu entfernen und die Haut zu erfrischen. Der zweite, die Haut bei der Ergänzung des durch die Reinigung angegriffenen oder gar entfernten Säureschutzmantels zu unterstützen. Außerdem kommt neben der erfrischenden noch eine beruhigende Funktion für leicht gerötete, gereizte oder nervöse Haut hinzu. Gesichtswasser enthält stark verdünnten Alkohol und vornehmlich wässrige Kräuterauszüge. Bei entsprechender Auswahl der Kräuter desinfiziert das Gesichtswasser und hilft bei Hautunreinheiten, Pickeln, Mitessern und Akne. Besonders bei Akne ist es empfehlenswert, dem Gesichtswasser Propolistinktur beizufügen. Propolis ist eines der wirkungsvollsten Mittel gegen Akne. Die Tinktur besteht nur aus Alkohol und Propolis und bietet sich damit für die Zugabe zum Gesichtswasser geradezu an.

Alkoholhaltiges Gesichtswasser ist bei normaler und besonders bei unreiner, fetter Haut und bei Mischhaut empfehlenswert. Eine trockene Haut verträgt alkoholhaltiges Gesichtswasser nicht so gut, weil dieses die Haut noch mehr entfettet. Für trockene Haut empfiehlt sich die Verwendung von Kräuterauszügen in Obst- oder Weinessig oder zumindest die Zugabe einiger Tropfen Essig zum verwendeten Duftwasser. Essig in geringer Konzentration im Gesichtswasser wirkt ebenso erfrischend wie ein alkoholisches Tonic, unterstützt den Wiederaufbau des Säuremantels, lässt aber die Hautfette unangetastet.

Bei der Anwendung von Gesichtswasser wird häufig nicht richtig vorgegangen. Es ist ungünstig, das Gesichtswasser mit einem Sprühflakon auf die Haut zu sprühen und abtrocknen zu lassen. Gerade trockene Haut neigt dann dazu, rissig zu werden. Die richtige Anwendung von Gesichtswasser sieht so aus, dass man es auf einen Wattebausch oder ein Pad träufelt und damit die Haut gut ab- und einreibt.

Alle Infuse, die man als wässrige Phase für die Cremeherstellung nutzt, sind auch für Tonics bestens geeignet. Ob Rosen-, Lilien-, Thymian-, Kamillen-, Veilchen-, Rapunzel- oder Lindenblüten-Infus – die Wahl hängt vom persönlichen Geschmack und von den Bedürfnissen der Haut ab. Einige Kräuter eignen sich für Tonics besonders gut durch ihre Wirksamkeit bei den verschiedensten Hautproblemen. Darauf wird bei den einzelnen Rezepten besonders verwiesen. Gleiches gilt für die Zugabe von Honig als pflegende und nährende Substanz.

Ätherische Öle und Blütenessenzen können Sie je nach individueller Neigung und erkanntem persönlichen Bedarf untermischen. Die empfohlenen Mengen:

- **Ätherische Öle:** 5 bis 7 Tropfen je 250 Milliliter Tonic.
- **Blüttenessenzen:** 10 bis 15 Tropfen je 250 Milliliter Tonic.

Weil das Gesichtswasser für Reinigung und Pflege eine so große Bedeutung hat, hier noch einmal kurz und bündig die allgemeine Regel: Fette, unreine Haut, auch mit Pickeln und Mitessern, sowie eher fettige Mischhaut braucht ein Gesichtswasser mit Alkohol. Jugendliche Problemhaut mit Akne und ältere Haut mit hartnäckigen Pickeln oder Unreinheiten wird mit Propolistinktur im Gesichtswasser mit hoher Wahrscheinlichkeit geheilt. Trockene Haut verträgt dagegen keinen Alkohol im Gesichtswasser und bekommt stattdessen Essig. Bei normaler Haut kann man beides verwenden.

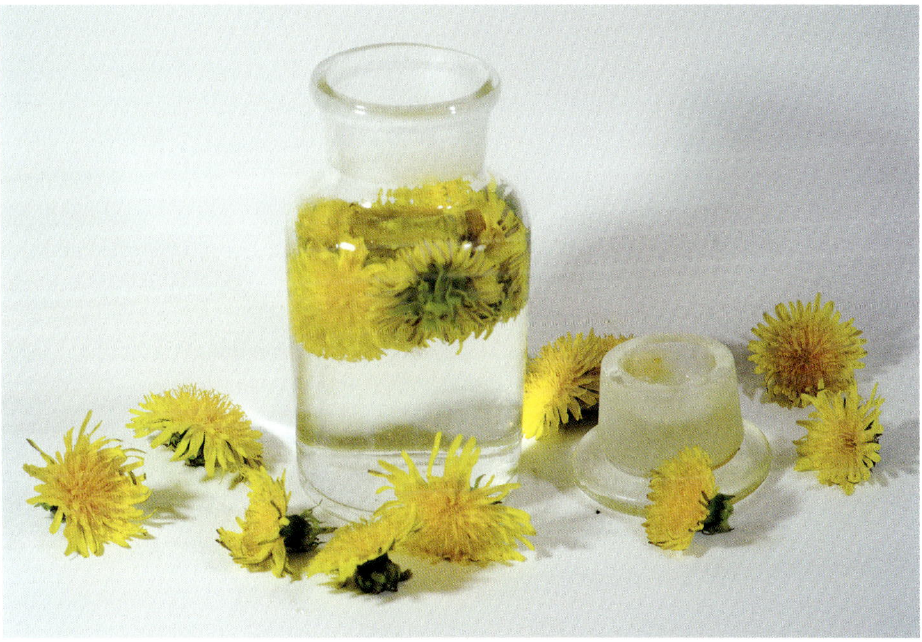

Gesichtswasser wird für längerfristigen Gebrauch hergestellt. Alkohol oder Essig wirken als natürliche Konservierungsmittel, sodass man allgemein bei kühler Lagerung der nicht angebrochenen und bis zum Rand gefüllten Flaschen von einer Mindesthaltbarkeit von einem Jahr ausgehen kann.

Lilienwurzel-Tonic

Erfrischt, glättet und fördert die Durchblutung der Haut.

Zutaten:
- 30 g getrocknete Lilienwurzel
- 10 g Bienenhonig
- 50 ml Kamillenblütentinktur
- 200 ml destilliertes Wasser

Ätherisches Öl:
z. B. Bitterorange, Eisenkraut

Blütenessenz:
z. B. Löwenzahn, Schafgarbe

Zubereitung:
Die kleingeschnittene getrocknete Lilienwurzel wird in das kochende destillierte Wasser gegeben und mit wenig Hitze eine Stunde lang schonend gesotten. Dann in eine Schüssel umfüllen und einen Tag lang ziehen lassen. Danach abseihen, auf knapp 40 Grad Celsius erwärmen und den Honig darin auflösen. Gut durchrühren, Kamillentinktur beigeben, abkühlen lassen, ätherisches Öl und/oder Blütenessenz unterrühren und in Flaschen füllen.

Lavendel-Tonic

Eine erfrischende Lotion für jeden Hauttyp.

Zutaten:
- 20 g getrocknete Lavendelblüten
- 100 ml Apfelessig
- 150 ml destilliertes Wasser

Ätherisches Öl:
z. B. Orange, Weihrauch

Blütenessenz:
z. B. Flieder, Schafgarbe

Zubereitung:
Die Lavendelblüten in ein gut verschließbares Glas füllen, mit dem destillierten Wasser und dem Essig auffüllen und eine Woche lang an einem warmen Ort ziehen lassen. Täglich gut durchschütteln. Dann abseihen, ätherisches Öl und/oder Blütenessenz unterrühren und in Flaschen füllen.

Eibisch-Tonic

Klärt unreine Haut und wirkt beruhigend auf nervöse, leicht entzündliche Haut.

Zutaten:
- 20 g getrocknete Eibischwurzel
- 250 ml destilliertes Wasser
- 10 g Bienenhonig
- 20 ml Melissentinktur

Ätherisches Öl:
z. B. Eukalyptus, Iris

Blütenessenz:
z. B. Baldrian, Quitte

Zubereitung:
Die getrocknete und klein geschnittene Eibischwurzel wird in einer Schüssel mit dem destillierten Wasser übergossen und einen Tag stehengelassen. Dann abseihen, auf knapp 40 Grad Celsius erwärmen und den Bienenhonig darin auflösen. Gut durchrühren, die Melissentinktur, das ätherische Öl und/oder die Blütenessenz beigeben, abkühlen lassen und in Flaschen abfüllen.

Die Eibischwurzel darf immer nur kalt angesetzt und nicht gekocht werden. Durch Kochen würden die wertvollen Enzyme großteils verlorengehen.

Gundelreben-Tonic

Wirkt adstringierend, klärt die Haut und kann auch Unreinheiten entfernen.

Zutaten:
- 2 Handvoll frische Pflanzen ohne Wurzeln
- 300 ml destilliertes Wasser
- 50 ml Obstessig

Ätherisches Öl:
z. B. Lavendel, Sandelholz

Blütenessenz:
z. B. Ringelblume, Wegwarte

Zubereitung:
Die ganzen frischen Pflanzen ohne Wurzeln werden mit dem kochenden destillierten Wasser übergossen und bis zum Erkalten stehengelassen. Dann abseihen und den Obstessig beigeben. Auf unter 40 Grad Celsius abkühlen lassen, ätherisches Öl und/oder Blütenessenz unterrühren, in dunkle Flaschen füllen und lichtgeschützt aufbewahren.

Rosen-Tonic

Erfrischendes und belebendes Gesichtswasser.

Zutaten:

- 1 Handvoll getrocknete Rosenblütenblätter
- 250 ml Weißwein
- 5 g Alaunpulver

Ätherisches Öl:
z. B. Ingwer, Lavendel

Blütenessenz:
z. B. Taubnessel, Veilchen

Zubereitung:

Den Weißwein auf knapp 50 Grad Celsius erwärmen und über die getrockneten Rosenblütenblätter gießen. Einen Tag zugedeckt stehen lassen, dann durch einen Kaffeefilter abgießen. Etwa 50 ml des Rosenweines erwärmen, das Alaunpulver darin vollständig auflösen und mit dem Rest des Rosenweines vermischen. Dem abgekühlten Tonic ätherisches Öl bzw. Blütenessenz unterrühren, in Flaschen füllen und gut durchschütteln.

Jiaogulan-Tonic

Für fette, unreine Haut mit Neigung zu Pickeln.

Zutaten:

- 100 g getrocknete und zerkleinerte Jiaogulan-Blätter
- 50 ml Weingeist
- 200 ml destilliertes Wasser

Ätherisches Öl:
z. B. Kamille, Melisse

Blütenessenz:
z. B. Engelwurz, Gundelrebe

Zubereitung:

Die getrockneten und zerkleinerten Jiaogulan-Blätter werden in einer Schüssel mit dem Gemisch aus Weingeist und destilliertem Wasser übergossen. Die Schüssel gut zugedeckt einen Tag stehen lassen, dann durch einen Kaffeefilter oder ein sehr feines Sieb abseihen, ätherisches Öl bzw. Blütenessenz unterrühren, in dunkle Flaschen füllen und bis zum Gebrauch lichtgeschützt aufbewahren.

Propolis-Kräuter-Tonic

Ein vorzügliches Gesichtswasser bei Akne, fetter und entzündlicher Haut, Pickeln und Mitessern.

Zutaten:

- 20 g Ehrenpreis
- 20 g Huflattichblüten
- 20 g Kamillenblüten
- 20 ml Weingeist
- 200 ml destilliertes Wasser
- 10 ml Propolistinktur

Ätherisches Öl:
z. B. Kamille, Pfefferminze

Blütenessenz:
z. B. Engelwurz, Ringelblume

Zubereitung:

Ehrenpreis, Huflattichblüten und Kamillenblüten – alle getrocknet – werden gut vermengt, in eine Schüssel gegeben und mit dem Gemisch aus destilliertem Wasser und Weingeist übergossen. Die Schüssel gut zudecken und einen Tag stehen lassen. Dann abseihen und auch die Kräuter gut ausdrücken. Am besten anschließend noch einmal durch einen Kaffeefilter gießen, um auch die feinsten Kräuterrückstände zu entfernen. Propolistinktur, ätherisches Öl bzw. Blütenessenz zugeben, durchrühren, in Flaschen füllen, gut durchschütteln und lichtgeschützt aufbewahren.

Ehrenpreis-Gesichtswasser

Fördert die Durchblutung, wirkt gegen Pickel, Mitesser und Hautjucken.

Zutaten:

- Je 1 Handvoll Ehrenpreis,
  Eibisch und Rosmarin
- 50 ml 96-prozentiger Weingeist
- 250 ml destilliertes Wasser

Ätherisches Öl:
z. B. Cistrose, Eisenkraut

Blütenessenz:
z. B. Blutwurz, Eisenkraut

Zubereitung:

Ehrenpreis, Eibisch und Rosmarin – alle getrocknet – in einem gut verschließbaren Glas mit dem Weingeist übergießen und anschließend mit dem destillierten Wasser das Glas so weit auffüllen, dass alles gut bedeckt ist. Eine Woche stehen lassen, durch einen Kaffeefilter abseihen, ätherisches Öl bzw. Blütenessenz unterrühren und in Flaschen füllen.

Petersilien-Tonic

Ein bewährtes Rezept gegen schuppige, fette Haut. Es wirkt etwas aufhellend auf den Teint, macht die Haut frisch und klar und verengt große Poren.

Zutaten:

- 250 ml wässriger Kaltauszug von 50 g Petersilie
- 50 ml alkoholischer Auszug der Petersilie
- 30 g Zitronenmelissenblätter

Ätherisches Öl:
z. B. Bitterorange, Eisenkraut

Blütenessenz:
z. B. Löwenzahn, Schafgarbe

Zubereitung:

Die Zitronenmelissenblätter in einer Schüssel mit dem als wässrigen Auszug im kalten Ansatz hergestellten Petersilienwasser übergießen. Drei bis vier Stunden stehen lassen, dann den alkoholischen Auszug der Petersilie zugeben. Gut zudecken und einen Tag ziehen lassen. Dann abseihen, auch die Melissenblätter gut ausdrücken und noch durch einen Kaffeefilter gießen, um alle Kräuterreste zu entfernen. Ätherisches Öl und/oder Blütenessenz unterrühren, in dunkle Flaschen füllen und lichtgeschützt aufbewahren.

Schachtelhalm-Tonic

Strafft die Haut, beseitigt Unreinheiten und verengt große Poren.

Zutaten:

- 2 Handvoll frische Schachtelhalm-Sprossen
- 300 ml destilliertes Wasser
- 10 g Bienenhonig
- 50 ml Apfelessig

Ätherisches Öl:
z. B. Bitterorange, Rosmarin

Blütenessenz:
z. B. Gundelrebe, Schlehe

Zubereitung:

Die frischen Sprossen des Ackerschachtelhalms werden mit dem kochenden destillierten Wasser übergossen und in einem zugedeckten Topf etwa 20 Minuten auf kleiner Flamme geköchelt. Abseihen und nach dem Abkühlen auf unter 40 Grad Celsius den Honig unterrühren. Ist der Honig vollständig aufgelöst, dann den Essig, das ätherische Öl und/oder die Blütenessenz unterrühren. In Flaschen abfüllen, kühl und dunkel aufbewahren.

Wurzelwasser mit Kräutern

Wurzelwasser mit Kräutern ist mit seiner stark adstringierenden Wirkung besonders für großporige, fette Haut geeignet.

Zutaten:

- 20 g Melissenblätter
- 20 g Salbei
- 10 g Weidenrinde
- 20 g Blutwurz
- 50 ml Weingeist
- 250 ml destilliertes Wasser
- 5 g Alaun

Ätherisches Öl:

z. B. Kamille, Melisse

Blütenessenz:

z. B. Engelwurz, Heckenrose

Zubereitung:

Die getrockneten Kräuter, getrocknete Weidenrinde und klein geschnittene getrocknete Blutwurz gut vermengen und in einer Schüssel mit dem Gemisch aus Weingeist und destilliertem Wasser übergießen. Gut zugedeckt einen Tag stehen lassen, dann abseihen und anschließend durch einen Kaffeefilter gießen. Etwa 50 ml in ein Glas geben, im Wasserbad auf etwa 50 Grad Celsius erwärmen, das Alaunsalz darin vollständig auflösen und wieder dem restlichen Wurzelwasser zugießen. Gut verrühren, ätherisches Öl bzw. Blütenessenz unterrühren, in dunkle Flaschen füllen und an einem kühlen Ort aufbewahren.

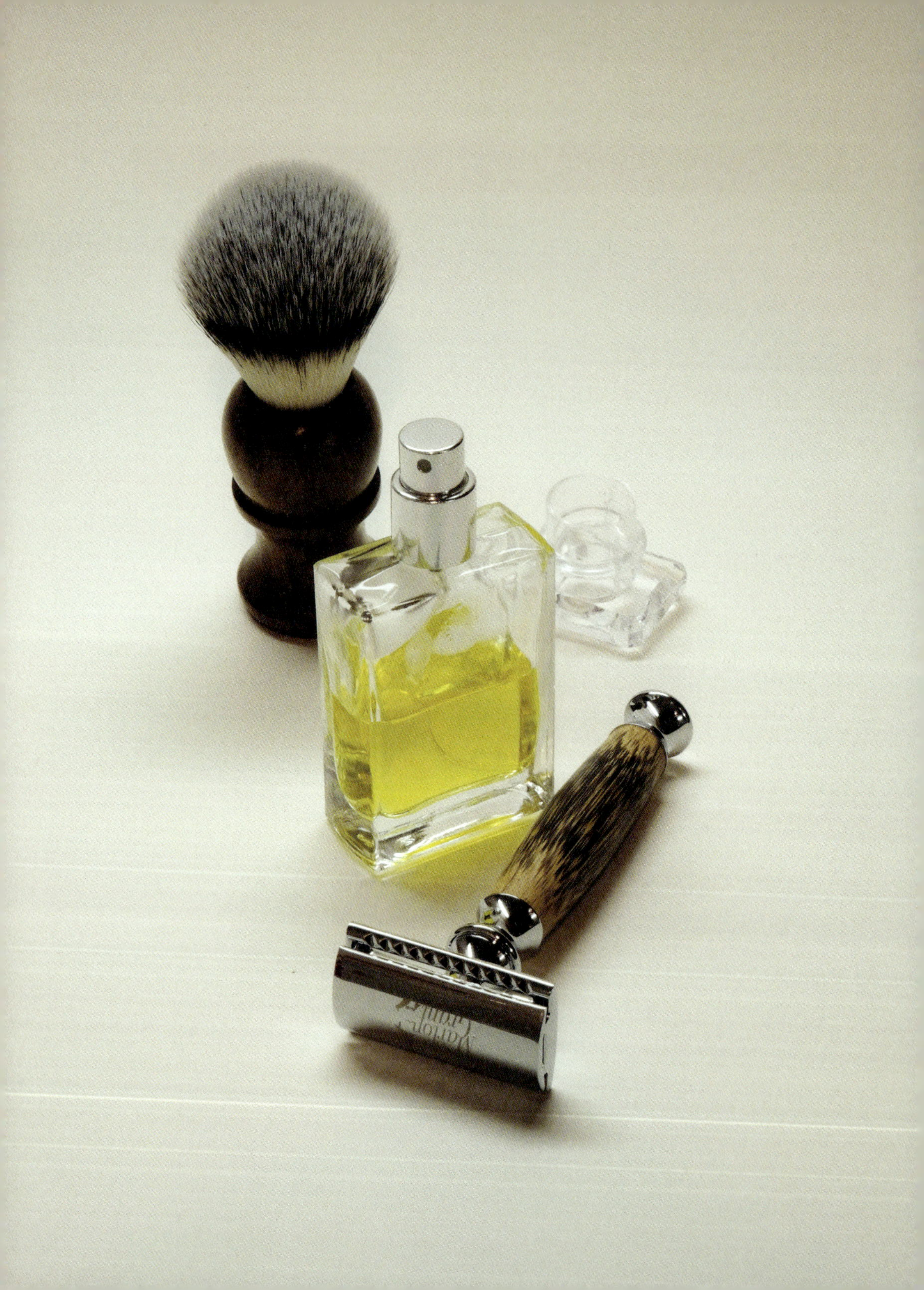

Alle Menschen haben eine Haut. Die Hälfte davon hat einen Bart.
Er wird entweder rasiert oder braucht Pflege.

Speziell für den Mann

Die meisten Hautpflegeprodukte haben an sich keine besondere geschlechtsspezifische Note. Die Haut braucht ihre Pflege, egal an welchem Körper sie sich befindet. Was Kosmetikprodukte „weiblich" oder „männlich" macht, ist ausschließlich eine ausgeprägte Duftnote bestimmten Grundcharakters. Und die geschlechtsspezifische Zuordnung nach dem Duft ist ein kulturelles Phänomen und nur aus dieser Perspektive ein kosmetisches. Männer duften eben nicht blumig, sondern markant. Sie finden sich nicht in einer sinnlich-romantischen Duftnote, sondern in einer herb-frischen.

Abgesehen davon gibt es natürlich zwei spezifisch männliche Kosmetikbereiche: Die Bartpflege für jene Männer, die einen Bart tragen, und die Rasur mit der Pflege der Haut danach für jene, die ihren Bartbewuchs täglich entfernen.

Die Haut im Gesicht und am Hals, also dort, wo sie beim Mann üblicherweise von Bart bewachsen oder vom Bart befreit ist, ist genauso wie die restliche Haut in das Netzwerk des gesamten Körpers eingebunden. Deshalb macht es aus ganzheitlicher Sicht Sinn, diesen Umstand auch für die Förderung des ganzheitlichen Wohlbefindens zu nutzen. Was in den Kapiteln über ätherische Öle und Blütenessenzen über deren Wirkung gesagt wurde, gilt auch für die speziell männlichen Pflegeprodukte.

Männer stehen oft in dem Ruf, nur ungern oder gar nicht über ihre seelische Befindlichkeit zu reden. Ob das stimmt oder nicht, mag dahingestellt bleiben. Es ist sicher genauso individuell verschieden wie die Haut. Das psychische Wohlbefinden des Mannes ist also sehr wohl ein Thema. Vor allem Stress, Ängste und depressive Verstimmungen machen Männern zu schaffen. Belastungen und Druck aus Arbeitswelt und persönlichem Umfeld gehen selten an jemandem spurlos vorüber. Und da können ätherische Öle oder Blütenessenzen, in die tägliche Rasur oder Bartpflege integriert, zumindest eine gewisse Linderung bewirken. Wenn sie nur etwas von dem Druck wegnehmen können, ist das Ganze schon sinnvoll.

Ätherische Öle verleihen der Anwendung nicht nur einen charakteristischen Duft. Ihre Wirkung geht im wahrsten Wortsinn auch in die Tiefe. Bei der Auswahl des für Sie „richtigen" ätherischen Öls – oder einer Kombination mehrerer davon – dürfen Sie sich ruhig auf Ihren Geschmack verlassen. Was für Sie angenehm duftet, enthält mit hoher Wahrscheinlichkeit auch jene Wirkstoffe, die Ihnen zugute kommen. Unser Unterbewusstsein ist an dieser Vorauswahl beteiligt. Darüber hinaus können Sie aber ätherische Öle auch nach ihrer Wirkung auswählen. Bergamotte etwa hebt die Stimmung bei einem Gefühl der Niedergeschlagenheit, Bitterorange wirkt ausgleichend bei depressiven Verstimmungen, Eisenkraut fördert die Konzentration und Motivation, Kamille beruhigt und lindert unbestimmte Angstgefühle, Melisse hilft bei Stress und emotionalen Belastungen. Nur als Beispiel – eine umfangreiche Liste finden Sie ab Seite 112.

Weil ätherische Öle die Pflanzenwirkstoffe in höchster Konzentration enthalten, sollte man sie nur in entsprechend geringer Menge verwenden. Bei Rasierwasser etwa soll der Anteil ätherischer Öle nicht mehr als 0,5 Prozent betragen. Das sind zehn Tropfen auf 100 Milliliter Rasierwasser.

Blütenessenzen tragen die Lebensenergie und Harmonie der Blüten der jeweiligen Pflanze. Die für Sie richtige Blütenessenz zu finden, erfordert Intuition und eine ehrliche Selbstanalyse, ist also etwas komplizierter als die Nutzung von ätherischen Ölen. Außerdem ist es sinnvoll, die Essenz „seiner" Blüte selbst herzustellen. Wie man das macht – und wie die Blütenessenzen wirken – erfahren Sie ab Seite 119 in diesem Buch. Als Zugabe zu Rasierwasser und -creme sind 20 Tropfen Blütenessenz auf 100 Milliliter ein Richtwert. Die Blütenessenz wird immer als letztes dem Produkt beigefügt.

Ätherische Öle und Blütenessenzen sind vor allem bei jenen Produkten sinnvoll, die längere Zeit auf der Haut wirken können, also bei Rasierwasser und Rasiercreme oder Bartbalsam und Bartpomade. Bei Rasierseife können ätherische Öle für einen angenehmen Duft sorgen, sind darüber hinaus aber weitgehend wirkungslos, weil sie nach kurzer Zeit wieder abgewaschen werden.

Bei den einzelnen Rezepten finden Sie Vorschläge für die Beigabe von ätherischen Ölen oder Blütenessenzen. Sie sind aber nur beispielhaft. Welches ätherische Öl oder welche Blütenessenz für Sie passt und Ihr ganzheitliches Wohlbefinden fördert, können Sie nur selbst herausfinden.

Rasierseife

Die Rasierseife gehört zur klassischen Nassrasur. Sie entwickelt einen relativ leichten Schaum und ist eine sinnvolle Alternative zu industriellem Rasierschaum aus der Sprühdose. Die Rasierseife soll die Haut für die Klingenrasur gleitfähig machen, sie vor Reizungen durch die schabende Klinge schützen und die Bartstoppeln möglichst gleichmäßig aufrichten. Die klassische Rasierseife ist eine dickflüssige Cremeseife, die durch kräftiges Rühren mit etwas Wasser schaumig wird – also durch „Schaumschlagen" in einem geeig-

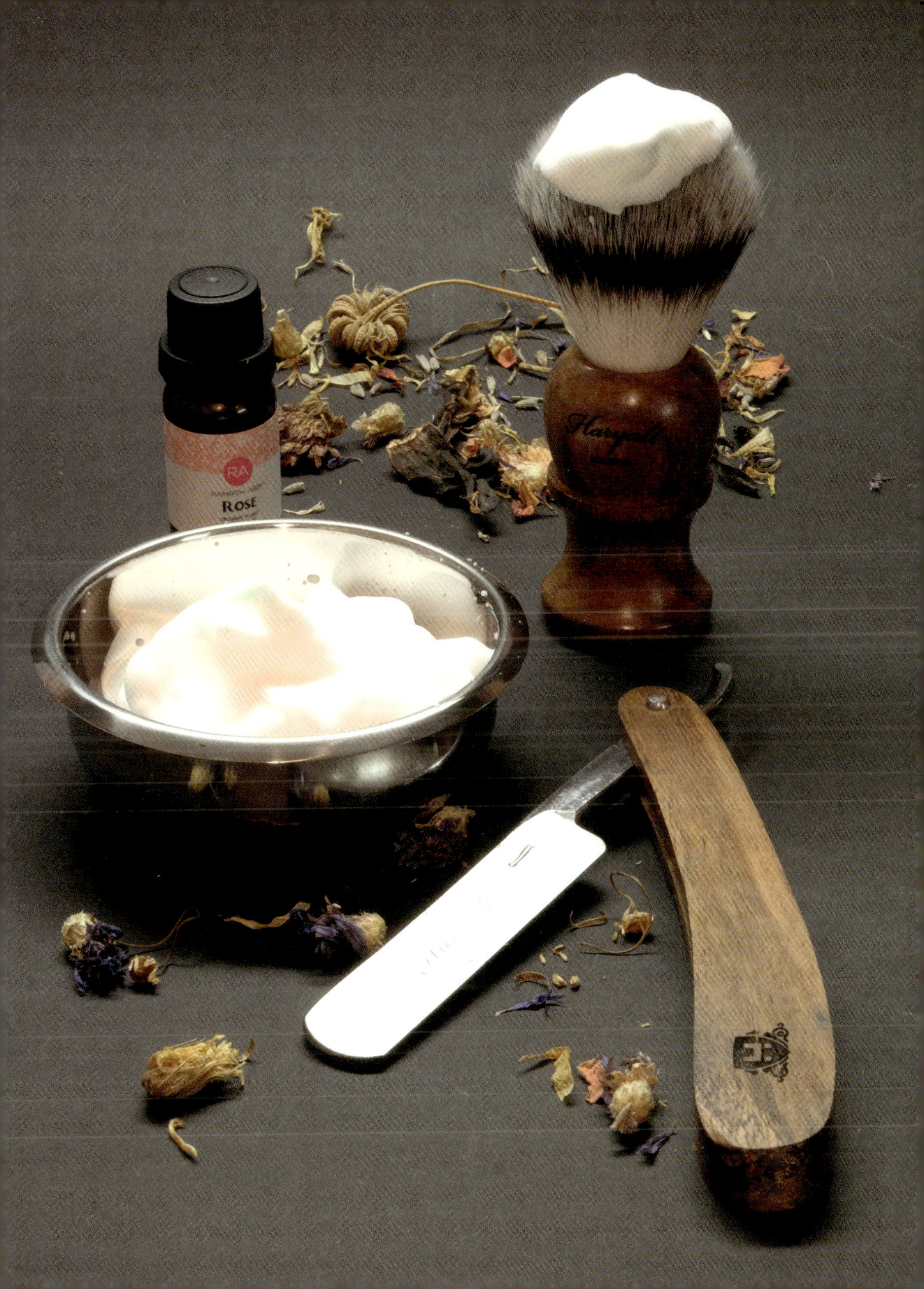
RA
ROSE

neten Gefäß, am besten in einer kleinen Schale. Der Schaum wird anschließend mit dem Rasierpinsel auf die gut angefeuchtete Gesichts- und Halshaut aufgetragen.

Rasierseife selbst herzustellen hat den Vorteil, dass man pflegende Kräuterauszüge nach eigenem Geschmack und Bedürfnis beimengen kann und nicht auf die industriellen Standard-Rasierseifen mit (meist synthetischem) Zitronen- oder Minzenduft beschränkt ist. So kann man seine individuelle Rasierseife beispielsweise mit Holunderblüten, Eisenkraut, Kamille, Rosenknospen und natürlich mit Pfefferminze oder Zitronenmelisse kreieren.

Grundrezept cremige Rasierseife

Zutaten:

- 50 g getrocknete Blüten, Blätter oder Kräuter für den Absud
- 250 ml destilliertes Wasser
- 50 g zu Flocken geschabte Kernseife
- 1 Teelöffel Honig
- Ätherische Öle nach Belieben, aber in Summe nicht mehr als zehn Tropfen

Egal welche Blüten, Blätter oder Kräuter man wählt – zuerst wird ein konzentrierter Absud aus den getrockneten oder frischen Pflanzenteilen in destilliertem Wasser hergestellt und bis zum Erkalten ziehen gelassen. Dann abseihen und den Absud wieder erwärmen. Sobald er zu sieden beginnt, die Seifenflocken darin auflösen, vorsichtig umrühren und dann ganz kurz aufkochen lassen. Vom Herd nehmen und nach dem Abkühlen auf unter 40 Grad Celsius den Honig unterrühren. Falls die Rasierseife intensiver duften soll, können Sie abschließend zehn Tropfen eines ätherischen Öls oder einer Mischung mehrerer davon beigeben und noch einmal gut durchrühren. Die Rasierseife wird in ein breites Schraubdeckelglas gefüllt, dem dann jeweils ein Spatel voll pro Rasur entnommen wird. In einer flachen Schale schlägt man die Rasierseife mit wenig Wasser schaumig und verteilt sie mit dem Rasierpinsel in kreisenden Bewegungen auf der gut angefeuchteten Haut.

Grundrezept flüssige Rasierseife

Wer den Komfort des Rasierschaums aus der Sprühdose mit den Vorteilen des selbst gemachten Rasierschaums verbinden will, kann flüssige Rasierseife in eine Pumpflasche füllen und sich den Rasierschaum vor jeder Rasur auf die Hand oder auf den Rasierpinsel pumpen. Als pflegender Zusatz bietet sich Aloe-vera-Gel an, und wer es besonders gut für die Haut haben will, kann statt des puren Öls auch einen Weihrauch-Ölauszug verwenden. Im folgenden Grundrezept sind diese beiden wertvollen Zutaten berücksichtigt; deren Herstellung ist auf Seite 92 bzw. 106 beschrieben.

Zutaten:

- 80 ml Flüssigseife (Kastilienseife)
- 40 ml Kräuterabsud
- 20 g Aloe-vera-Gel
- 20 ml Weihrauch-Ölauszug
- 10 Tropfen ätherisches Öl nach Belieben

Aus Kräutern Ihrer Wahl stellen Sie in destilliertem Wasser einen konzentrierten Kräuterabsud her und lassen ihn bis zum Abkühlen ziehen. Dann abseihen und in die Pumpflasche füllen. Flüssigseife, Aloe-vera-Gel und Weihrauch-Ölauszug beigeben, gut durchrühren und zwischendurch schütteln. Schließlich das ätherische Öl unterrühren. Vor jeder Anwendung die Pumpflasche kräftig schütteln!

Rasierwasser

Rasierwasser ist ein typisch männliches Kosmetikprodukt. Das weiß auch die Kosmetikindustrie. Das Angebot in den Drogeriemärkten ist schier unüberschaubar. Genauso unüberschaubar ist oft die Liste der Inhaltsstoffe, die nicht immer ganz unbedenklich sind. Wenn Sie genau wissen wollen, was auf Ihre Haut und über diese in Ihren Körper gelangt, hilft nur eines: Selbermachen! Das geht ganz einfach, entspricht genau Ihren Bedürfnissen und ist außerdem kostengünstig. Rasierwasser ist ja durchaus ein höherpreisiges Produkt.

Der Zweck des Rasierwassers ist klar: Es soll die Haut nach der Rasur beruhigen – nicht nur nach der Nassrasur, auch nach der trockenen mit dem elektrischen Rasierapparat –, es soll die Poren verengen und die Haut desinfizieren. Ein selbst gemachtes Rasierwasser hat den Vorteil, dass man dessen Alkoholgehalt der individuell unterschiedlichen Empfindlichkeit der Haut anpassen kann. Wer es gerne scharf hat, kann 96-prozentigen Weingeist nur mit einigen Tropfen ätherischen Öls seiner bevorzugten Duftrichtung versetzen. Soll es weniger brennen, kann man Holunderblüten-, Rosenblüten-, Kamillenblütentinktur oder die besonders pflegende Weihrauchtinktur verwenden. Wie man eine Tinktur herstellt, erfahren Sie auf Seite 139. Außerdem kann man bei speziellen Hautproblemen ausgleichende Kräuterauszüge beifügen. Für einen Blüten- oder Kräuterabsud sollte man dabei immer destilliertes Wasser verwenden. Und weil das Rasierwasser ein perfekter Träger für die ganzheitlich wirkenden ätherischen Öle und Blütenessenzen ist, sollte man diese Möglichkeit im Interesse seines Wohlbefindens nutzen. Die bei den einzelnen Rezepten angeführten ätherischen Öle und Blütenessenzen sind nur beispielhafte Vorschläge. Die für Sie Richtigen müssen Sie selbst finden.

Rasierwasser für empfindliche oder unreine Haut

Zutaten:

- 100 ml Ringelblumentinktur
- 100 ml Holunderblütenabsud
- 50 ml Kamillenblütenabsud

Ätherisches Öl:
z. B. Bergamotte, Teebaum

Blütenessenz:
z. B. Eisenkraut, Engelwurz

Alle Zutaten miteinander verrühren, in eine Vorratsflasche und aus dieser in einen kleinen Sprühflacon für den täglichen Bedarf füllen. Der Alkoholgehalt sorgt für eine gute Haltbarkeit über viele Monate hinweg.

Rasierwasser für normale Haut

Zutaten:

- 70 ml 96-prozentiger Weingeist
- 150 ml Rosenblüten- oder Holunderblütenabsud

Ätherisches Öl:
z. B. Ingwer, Melisse

Blütenessenz:
z. B. Gänseblümchen, Rose

Alle Zutaten gut miteinander verrühren und in eine Vorratsflasche füllen. Diese immer gut verschlossen und in kühler Umgebung aufbewahren, weil der enthaltene Weingeist leicht verdunstet.

Alkoholfreies Rasierwasser mit Eberraute

Zutaten:

- 3 Handvoll Blätter und Stängel der Eberraute
- 500 ml destilliertes Wasser
- 50 ml klarer Apfelessig

Ätherisches Öl:
z. B. Jasmin, Cistrose

Blütenessenz:
z. B. Schlehe, Spitzwegerich

Die Blätter und hohlen Stängel der Eberraute mit dem kochenden destillierten Wasser übergießen und zugedeckt bis zum Erkalten ziehen lassen. Abseihen, mit Apfelessig (geklärt, keinesfalls naturtrüb!) und gegebenenfalls ätherischem Öl und/oder Blütenessenz gut verrühren und in die Vorratsflasche füllen. Kühl und lichtgeschützt aufbewahren.

Dieses alkoholfreie Rasierwasser reinigt die Haut porentief, wirkt gegen Rötungen, Pickel und Mitesser und wird von jedem Hauttyp gut vertragen.

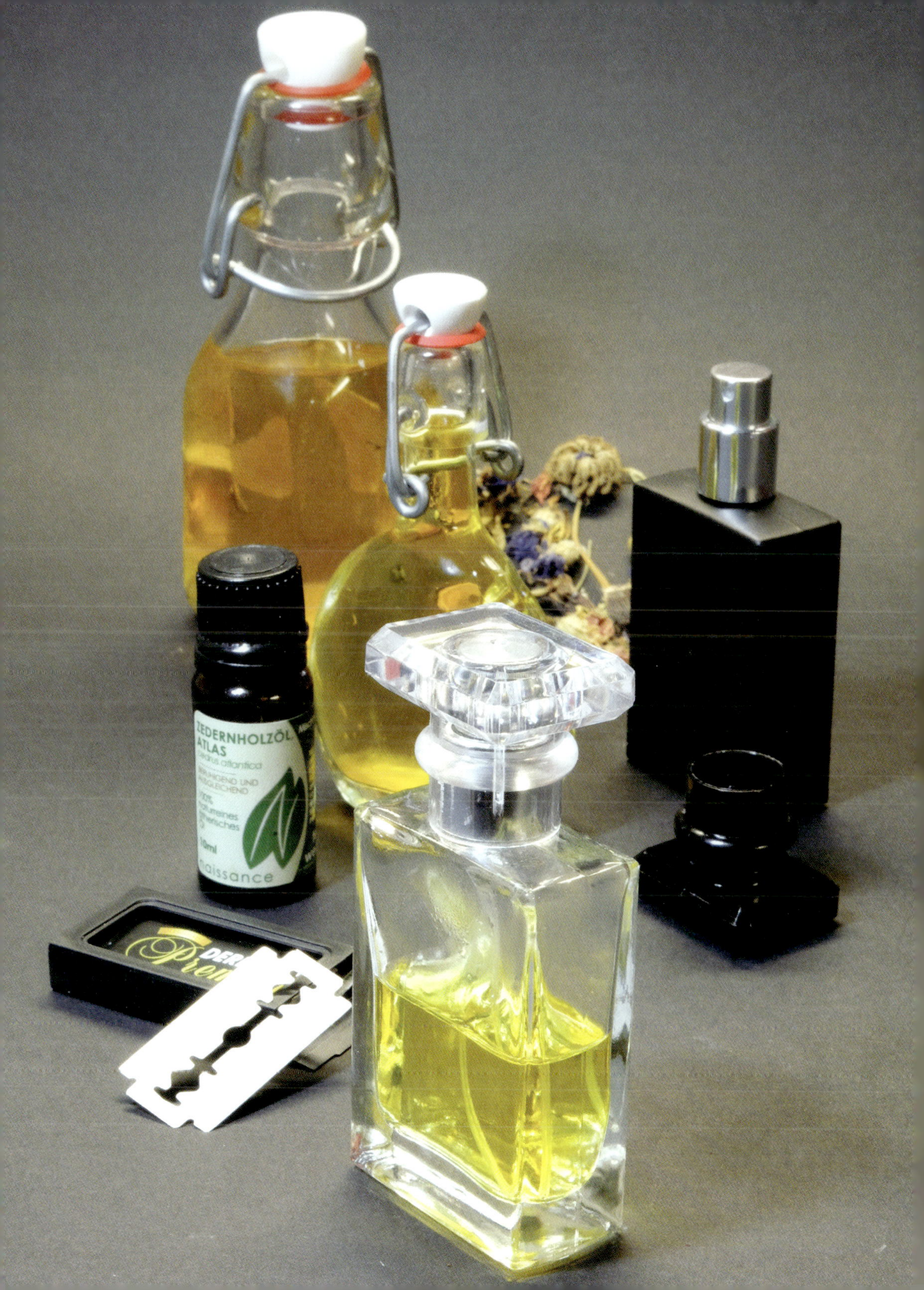
ZEDERNHOLZÖL
ATLAS
naissance

Alkoholfreies Rasierwasser für strapazierte Haut

Zutaten:
- 2 Handvoll Blütenköpfe des Wiesenklees
- 500 ml destilliertes Wasser
- 70 ml klarer Apfelessig

Ätherisches Öl:
z. B. Bitterorange, Eukalyptus

Blütenessenz:
z. B. Ringelblume, Königskerze

Die Blütenköpfe des Wiesenklees mit dem kochenden destillierten Wasser übergießen und bis zum Erkalten zugedeckt ziehen lassen. Abseihen, mit Apfelessig und je nach Wunsch und Bedürfnis mit ätherischem Öl und/oder Blütenessenz verrühren und in einer Vorratsflasche kühl und lichtgeschützt aufbewahren.

Dieses Rasierwasser beruhigt durch Wind und Sonne strapazierte Haut. Weil es keinen Alkohol enthält, trocknet es die Haut nicht aus.

Pflegendes Rasierwasser mit Weihrauch

Zutaten:
- 70 ml Weihrauchtinktur
- 150 ml Absud getrockneter Rosenblütenknospen

Ätherisches Öl:
z. B. Kamille, Sandelholz

Blütenessenz:
z. B. Ahorn, Quitte

Weihrauchtinktur kann man gut auf Vorrat herstellen und hat sie dann bei Bedarf immer verfügbar. Genaueres über den Weihrauch und welche Arten für kosmetische Zwecke geeignet sind, finden Sie ab Seite 106.

Das Weihrauchharz wird in einem Mörser zu sehr feinem Pulver vermahlen, in ein Schraubdeckelglas gefüllt und mit 96-prozentigem Alkohol vollständig übergossen. Mit einem Glasstab gut durchrühren, das Glas verschließen und an einem dunklen Ort etwa vier Wochen ziehen lassen. Täglich gut durchschütteln. Dann durch einen Kaffeefilter abgießen.

Für das Rasierwasser mit Weihrauch verrühren Sie Weihrauchtinktur, den Absud von getrockneten Rosenblütenknospen in destilliertem Wasser und je nach Wunsch ätherisches Öl und/oder Blütenessenz und füllen es in eine Vorratsflasche, die Sie kühl und lichtgeschützt aufbewahren.

Das Rasierwasser mit Weihrauch und Rosenknospenabsud pflegt besonders die reifere Haut, macht sie weniger rau und kann sogar die Faltenbildung und die Entstehung von Altersflecken hemmen oder mildern.

Rasiercreme

Wer aus irgendeinem Grund Rasierwasser nicht verträgt oder nicht mag, hat in der Rasiercreme eine Alternative zur Beruhigung und Pflege der Haut nach der Rasur – egal ob nass oder trocken. Während alkoholhaltiges Rasierwasser oft zu einer trockenen Haut führt, reguliert die Rasiercreme den Feuchtigkeitsgehalt der Haut. Ihren Duft und ihre ganzheitliche Tiefenwirkung kann man durch die Beigabe von ätherischen Ölen und Blütenessenzen beeinflussen.

Die Herstellung einer Rasiercreme entspricht jener jeder anderen Hautcreme (ab Seite 144) und orientiert sich an diesem Basisrezept. Für den Kräuterabsud sollte man destilliertes Wasser verwenden. Den Ölauszug kann man gut auf Vorrat herstellen.

Birken-Rasiercreme

Zutaten:

- 15 g Bienenwachs
- 45 g Lanolin anhydrid
- 125 ml Ölauszug junger Birkenblätter
- 125 ml Absud junger Birkenblätter
- 1 Esslöffel Honig

Ätherisches Öl:
z. B. Karotte, Zedernholz

Blütenessenz:
z. B. Baldrian, Gundelrebe

Bienenwachs und Lanolin im Wasserbad schmelzen, langsam den Birkenblätter-Ölauszug zugeben. Sobald sich diese Fettphase auf 70 Grad Celsius erwärmt hat und eine klare Schmelze entstanden ist, den konzentrierten Absud aus Birkenblättern tropfenweise zugeben und unterrühren. Abkühlen und setzen lassen, dabei immer wieder kurz durchrühren, um Luftbläschen zu entfernen. Sobald die Creme auf unter 40 Grad Celsius abgekühlt ist, den Honig und, wenn gewünscht, ätherisches Öl und/oder Blütenessenz unterrühren. Dann nochmals gut durchrühren und in kleine Schraubdeckelgläser abfüllen.

Blutwurz-Rasiercreme

Zutaten:

- 15 g Bienenwachs
- 45 g Lanolin anhydrid
- 100 g getrocknete Tormentillwurzel (Blutwurz)
- 150 ml Weizenkeimöl
- 125 ml destilliertes Wasser

Ätherisches Öl:
z. B. Bitterorange, Ingwer

Blütenessenz:
z. B. Engelwurz, Löwenzahn

100 Gramm kleingehackte Blutwurzstücke werden mit dem Weizenkeimöl übergossen und in einem emaillierten Topf bis zum Sieden erhitzt. 30 Minuten schwach sieden lassen, dann durch ein feines Sieb abgießen. Bienenwachs und Lanolin im Wasserbad schmelzen, langsam den etwas abgekühlten Blutwurz-Ölabsud zugeben. Sobald sich diese Fettphase auf 70 Grad Celsius erwärmt hat, das destillierte Wasser tropfenweise zugeben und unterrühren. Abkühlen und setzen lassen, dabei öfters umrühren, um Luftbläschen zu entfernen. Sobald die Creme auf unter 40 Grad Celsius abgekühlt ist, kann man je nach Wunsch ätherisches Öl und/oder Blütenessenz unterrühren. Noch einmal gut durchrühren und in kleine Schraubdeckelgläser abfüllen.

Bartpflege

Ob Vollbart oder nur Oberlippenbart, jeder Bart braucht Pflege. Sonst schaut er bald verwildert aus und wächst in alle Richtungen. Nur ein gepflegter Bart ist ein schöner Bart. Die nötigen Pflegeprodukte dafür sind Bartöl und Bartbalsam bzw. Bartpomade und Bartwichse. Man kann sie alle in bester Qualität und individuellen Ansprüchen entsprechend selber machen.

Bartöl

Ein gutes Bartöl verleiht dem Bart Glanz und verwandelt wilde Borsten in ein gepflegtes geschmeidiges Gesichtsfell. Es versorgt die Barthaare mit Feuchtigkeit und Nährstoffen und fördert auf diese Weise deren Gesundheit. Bartöl kann man schnell und einfach selber machen. Man braucht dafür nur ein passendes Trägeröl und ätherisches Öl. Letzteres sollte nicht nur im Hinblick auf seinen Duft, sondern auch seiner enthaltenen Wirkstoffe ausgewählt werden. In erster Linie bieten sich Bergamotte, Lemongras oder Fichtennadel an.

Das Trägeröl soll ein gutes Pflanzenöl sein. Auch seine Inhaltsstoffe nähren und pflegen den Bart. Rapsöl wirkt leicht, Olivenöl etwas schwerer, Weizenkeimöl enthält eine besondere Fülle an Nährstoffen, hat aber auch einen dezenten Eigengeruch. Und wer es besonders reichhaltig haben will, kann Jojobaöl verwenden.

Die Herstellung ist denkbar einfach. In 50 ml des Trägeröls gibt man 12 bis 15 Tropfen des ausgewählten ätherischen Pflegeöls und schüttelt die Flasche gut durch. Fertig. Wer mag und das Bedürfnis danach verspürt, kann noch einige Tropfen ätherischen Öls oder einer Blütenessenz für sein ganzheitliches Wohlbefinden beifügen. Bartöl bleibt lange mit dem Körper in Kontakt, deshalb können diese Substanzen ihre ganze Wirkung entfalten.

Noch ein Wort zur richtigen Anwendung des Bartöls: Man gibt einige Tropfen des Bartöls in die leicht mit warmem Wasser angefeuchteten Hände, verreibt es sanft zwischen den Handflächen und massiert es dann in den Bart ein. Das Öl darf dabei ruhig auch die unter dem Bart befindliche Haut benetzen.

Weil es nicht nur den einen Bart, sondern verschiedene Barttypen gibt, sind im Folgenden drei Rezepte für unterschiedliche Bärte angeführt. Ätherisches Öl bzw. Blütenessenz für das ganzheitliche Wohlbefinden sind extra angeführt. Es sind nur beispielhafte Empfehlungen. Was für Sie und Ihre persönliche Befindlichkeit passt, müssen Sie selbst herausfinden. Aber das wurde ja schon mehrfach erwähnt.

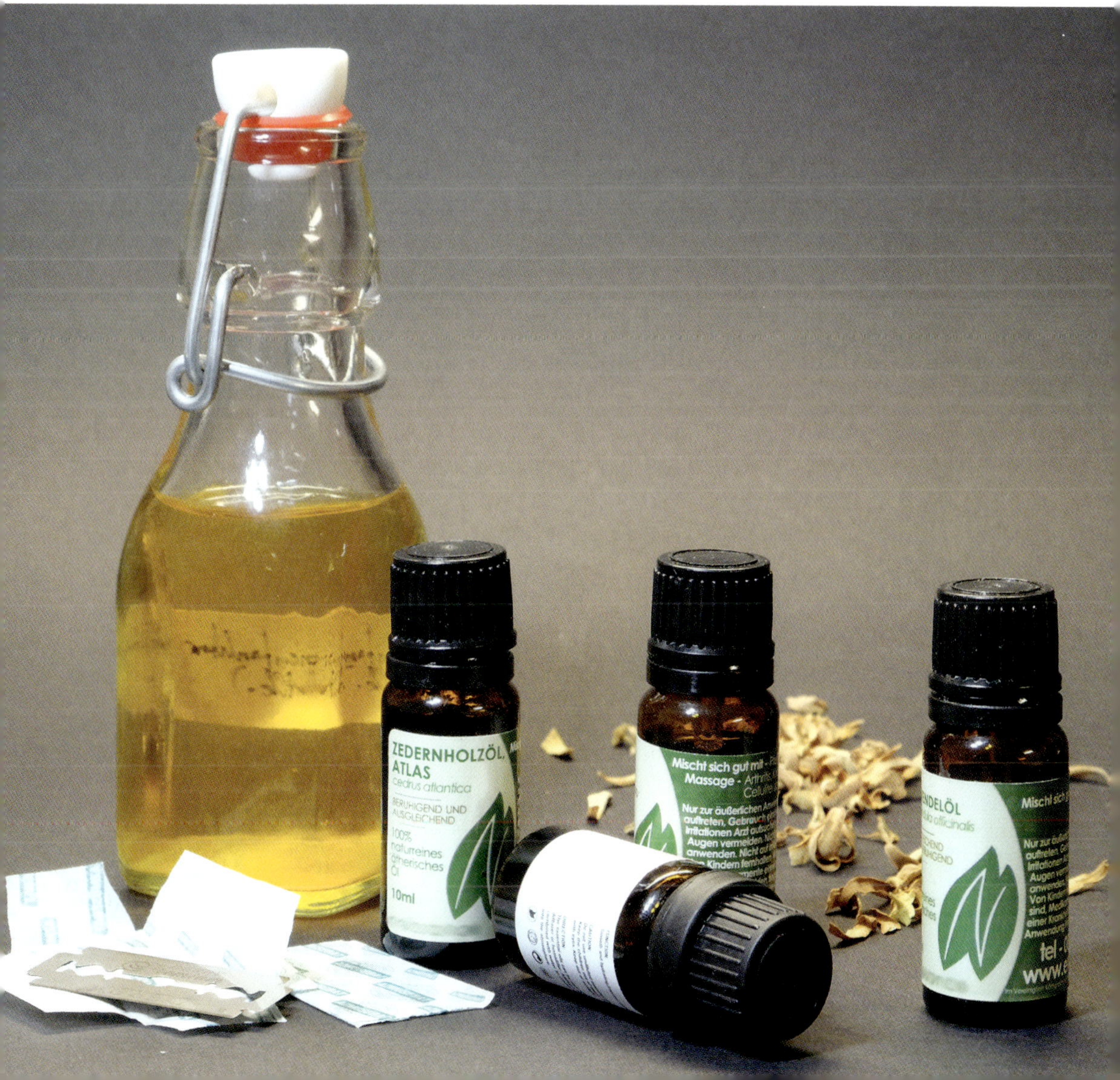

Bartöl für feines Barthaar

Zutaten:

- 50 ml gutes Pflanzenöl
- 10 Tropfen ätherisches Bergamotteöl
- 5 Tropfen ätherisches Vanilleöl

Ätherisches Öl:
z. B. Eukalyptus, Sandelholz

Blütenessenz:
z. B. Löwenzahn, Nachtkerze

Alle Zutaten in ein passendes Fläschchen füllen und miteinander verschütteln.

Feines Barthaar kann schnell fettig aussehen. Deshalb sollte man als Trägeröl ein sehr leichtes Pflanzenöl verwenden. Ideal ist Jojobaöl, das rasch einzieht und auch die Haut unter dem Bart langanhaltend vor Austrocknung schützt. Das ätherische Öl der Bergamotte liefert Nähr- und Pflegestoffe, jenes der Vanille verleiht dem Duft Tiefe und Wärme.

Bartöl für borstiges Barthaar

Zutaten:

- 50 ml Olivenöl
- 5 Tropfen ätherisches Rosmarinöl
- 5 Tropfen ätherisches Lemongrasöl
- 5 Tropfen ätherisches Pfefferminzöl

Ätherisches Öl:
z. B. Zedernholz, Wacholder

Blütenessenz:
z. B. Ahorn, Königskerze

Alle Zutaten in ein passendes Fläschchen füllen und miteinander verschütteln.

Ein borstiger Bart ist oft nur schwer in Form zu bringen. Mit diesem Bartöl sollte es aber gelingen. Das Olivenöl hält trockenes Haar und trockene Haut elastisch und wirkt zudem entzündungshemmend, etwa bei eingewachsenen Haaren unter dem Vollbart. Das ätherische Rosmarinöl regt die Durchblutung an und regelt die Talgbildung. Auch das wirkt eingewachsenen Barthaaren entgegen. Ätherisches Lemongras- und Pfefferminzöl wirken antibakteriell und verleihen dem Ganzen einen frischen Duft.

Bartöl gegen Schuppen und Juckreiz

Zutaten:

- 40 ml Mandelöl
- 10 ml Hanfsamenöl
- 5 Tropfen ätherisches Zedernöl
- 5 Tropfen ätherisches Orangenöl
- 5 Tropfen ätherisches Patchouliöl

Ätherisches Öl:
z. B. Bitterorange, Karotte

Blütenessenz:
z. B. Apfelbaum, Heckenrose

Alle Zutaten in ein passendes Fläschchen füllen und gut miteinander verschütteln.

Dieses Bartöl gegen Schuppen und Juckreiz ist auch für im Wachstum befindliches Barthaar geeignet. Gerade frisch nachwachsender Bart sorgt häufig für Juckreiz. Das Mandelöl unterstützt die Zellerneuerung und macht das Barthaar weich und geschmeidig, das Hanfsamenöl wirkt nachhaltig pflegend und entzündungshemmend. Ätherisches Zedern- und Orangenöl wirkt antibakteriell und ätherisches Patchouliöl antifungal. Alle drei miteinander verleihen dem Bartöl eine Mischung aus fruchtig-frischen und holzigen Duftnoten.

Bartbalsam, Bartpomade und Bartwichse

Für Form und Halt, Pflege und Duft des Barts können außer dem Bartöl auch Bartpomade und Bartbalsam sorgen. Die festere Bartpomade sorgt dafür, dass auch ein wild wuchernder Vollbart in Form kommt und genügend Halt und Festigkeit für den ganzen Tag bekommt. Außerdem pflegt sie den Bart und die darunterliegende Gesichtshaut und spendet die nötige Feuchtigkeit.

Der weichere Bartbalsam entspricht in seiner Funktion weitgehend jener des Bartöls und wird diesem vor allem bei kurzen Bärten oft vorgezogen. Die pflegenden Faktoren stehen im Vordergrund, Form und Halt ergeben sich bei einem kurzen Bart meist von selbst.

Bartpomade und Bartbalsam sind in ähnlicher Weise zu verwenden wie Bartöl. Man nimmt eine etwa haselnussgroße Menge aus dem Tiegel, verreibt sie zwischen den Händen und arbeitet sie gleichmäßig in den Bart ein. Wer einen längeren Vollbart in Form bringen will, kann das anschließend mit einem Kamm und eventuell etwas Wärme aus einem Haartrockner tun. Und wer einen Oberlippenbart trägt, kann diesen mit Hilfe der Bartpomade schön aufzwirbeln. Für diesen Zweck ist allerdings die Bartwichse, eine noch festere Art der Bartpomade, besonders gut geeignet.

Weil auch diese Pflegeprodukte lange einwirken und eine entsprechende Tiefenwirkung entfalten können, finden Sie bei den folgenden Grundrezepten beispielhafte Empfehlungen für die zusätzliche Zugabe von ätherischen Ölen und Blütenessenzen.

Grundrezept Bartbalsam

Zutaten:

- 20 g Lanolin anhydrid
- 30 ml Jojobaöl
- 10 g Bienenwachs
- 10 g Sheabutter
- 10 Tropfen ätherisches Rosmarinöl

Ätherisches Öl:
z. B. Weihrauch, Salbei

Blütenessenz:
z. B. Gänseblümchen, Melisse

Lanolin, Jojobaöl, Bienenwachs und Sheabutter in eine Glasschale geben und im Wasserbad erhitzen, bis eine gleichmäßige und klare Schmelze entsteht. Gut durchrühren, aus dem Wasserbad nehmen und unter öfterem Umrühren auf unter 40 Grad Ceslius abkühlen lassen. Dann das ätherische Rosmarinöl und je nach Wunsch und Bedürfnis zusätzlich das ätherische Öl und/oder die Blütenessenz für das ganzheitliche Wohlbefinden unterrühren. In einen passenden verschließbaren Tiegel abfüllen.

Grundrezept Bartpomade

Zutaten:

- 20 g Bienenwachs
- 20 g Sheabutter
- 10 g Lanolin anhydrid
- 30 ml Mandelöl
- 10 Tropfen ätherisches Wacholderöl
- 10 Tropfen ätherisches Bergamotteöl
- 5 Tropfen ätherisches Rosmarinöl

Ätherisches Öl:
z. B. Jasmin, Kamille

Blütenessenz:
z. B. Holunder, Schlehe

Bienenwachs, Sheabutter, Lanolin und Mandelöl in eine Glasschüssel geben und im Wasserbad erhitzen, bis eine klare und gleichmäßige Schmelze entstanden ist. Gut durchrühren, aus dem Wasserbad nehmen und unter häufigem Umrühren abkühlen lassen. Sobald die Temperatur der Pomade auf unter 40 Grad Celsius gesunken ist, die ätherischen Öle und gegebenenfalls die Blütenessenz unterrühren und die Pomade in einen passenden verschließbaren Tiegel abfüllen.

Grundrezept Bartwichse

Zutaten:

- 30 g Bienenwachs
- 15 ml Mandelöl
- 10 Tropfen ätherisches Zedern- oder Kiefernöl

Ätherisches Öl:
z. B. Wacholder, Teebaum

Blütenessenz:
z. B. Ahorn, Löwenzahn

Bienenwachs und Mandelöl in eine Glasschüssel geben und im Wasserbad erhitzen, bis eine klare und gleichmäßige Schmelze entstanden ist. Gut durchrühren, aus dem Wasserbad nehmen und unter öfterem Umrühren abkühlen lassen. Hat die Bartwichse unter 40 Grad Celsius, wird das ätherische Zedern- oder Kiefernöl eingerührt, ebenso zusätzliches ätherisches Öl und/oder Blütenessenz nach Wahl und Bedürfnis. In einen verschließbaren Tiegel abfüllen.

Die Bartwichse ist deutlich fester als Bartbalsam und Bartpomade. Sie dient vor allem dem Styling des Oberlippenbarts, also dem Halt des aufgezwirbelten Barts über den ganzen Tag hinweg.